Carl-Auer

»The solution focused model is easy to learn
and yet hard to apply,
not because it is complicated or difficult,
but because it requires a disziplined mindset
and skills to remain simple.«

Insoo Kim Berg

Therese Steiner

Jetzt mal angenommen …

Anregungen für die lösungsfokussierte Arbeit mit Kindern und Jugendlichen

Vierte Auflage, 2023

Umschlaggestaltung: Uwe Göbel
Umschlagmotiv: © madochab – photocase.com
Satz: Drißner-Design u. DTP, Meßstetten
Printed in Germany
Druck und Bindung: CPI books GmbH, Leck

MIX
Papier | Fördert gute Waldnutzung
FSC® C083411
www.fsc.org
CPI klimaneutral
Mehr Bäume.Weniger CO_2

Vierte Auflage, 2023
ISBN 978-3-8497-0154-3 (Printausgabe)
ISBN 978-3-8497-8424-9 (ePUB)

Bibliografische Information der Deutschen Nationalbibliothek:
Die Deutsche Nationalbibliothek verzeichnet diese Publikation
in der Deutschen Nationalbibliografie; detaillierte bibliografische
Daten sind im Internet über http://dnb.d-nb.de abrufbar.

Informationen zu unserem gesamten Programm, unseren Autoren
und zum Verlag finden Sie unter: **https://www.carl-auer.de/**
Dort können Sie auch unseren Newsletter abonnieren.

Carl-Auer Verlag GmbH
Vangerowstraße 14 • 69115 Heidelberg
Tel. +49 6221 6438-0 • Fax +49 6221 6438-22
info@carl-auer.de

Inhalt

Dank **11**
Einführung **12**
Das Milwaukee-Modell 13

1. Kommunikation **16**
Das Beratungsgespräch wirksam gestalten 16
Aufbau des lösungsfokussierten Gesprächs 16
Beschreiben statt verstehen und erklären 17
Wiederholen ein und derselben Frage 19
Tipps und Ratschläge 20
Gezielt zuhören und fokussiert fragen 21
Das Bedürfnis der Klienten, vom Problem zu sprechen 24
Beispiel 1: Ungeteilte Aufmerksamkeit für das Problem . . . 26
Beispiel 2: Mit Fragen die Problemtrance durchbrechen . . . 26
Das Gespräch rahmen und Klienten unterbrechen 27
Disziplin bei der Einstiegsfrage 28
Nützliche Vorstellungen entwickeln 30
Wertschätzung 31
Beispiel: Das Besondere im Alltäglichen wertschätzen 32
Umgang mit Gefühlen 34
Beispiel: Handlungen und Kontext bewusst machen 35
Pause und Rückmeldung 37
Anerkennen der eigenen Grenzen und Loslassen 39
Beispiel: Sein Bestes tun, Grenzen akzeptieren, loslassen . . 40
Alltagskonversation und lösungsfokussiertes Beratungsgespräch . . . 42
Das pädagogische Gespräch wirksam gestalten 43
Vermitteln von Informationen 45
Befehlen, anordnen, anweisen 45
Gemeinsames Reflektieren 46
Gesprächstypen im pädagogischen Kontext 46

2. Die Beratung erfolgreich starten **53**
Ausgangskonstellationen 54
Das Knüpfen des Supportsystems 54
Fragen an den Überweiser 55
Erstgespräch 55
Einstieg 55
Erarbeiten von Zielvorstellungen 56
Zielkonflikt 57

Mediationsgespräch 59
Die divergierenden Wünsche und Anliegen explorieren 59
Flexibilität der einzelnen Teilnehmenden eruieren 59
Interaktioneller Aspekt 60
Veränderung um eine Stufe auf der Skala 60
Erkennen, Benennen und Hervorheben von gemeinsamen Anliegen 60
Rückmeldung 60
Beispiel: Selbstbestimmung versus Forderungen der Eltern 60
Getrenntes Setting zum Erarbeiten von Zielvorstellungen 66
Erster Veränderungsschritt 67
Autonomie der Kinder und Jugendlichen beachten 68
Beispiel: Comics als Kooperationsform 69
Wenn Kinder oder Jugendliche gefährdet sind 71
Überprüfungskriterien 71

3. Erfolgreich gestartet, was nun? **73**
Beispiel: Spielerisch lernen, Anweisungen zu befolgen 75
Anregungen für gemeinsame Aktivitäten 76
Aktivitäten, die das Teamplay und das Einhalten von Absprachen fördern 76
Aktivitäten, welche die Kooperation und das Sichabwechseln in der Führungsposition fördern 77

4. Spezielle Kommunikationstechniken **79**
Ressourceninterview 79
Vorgehen 80
Beispiel: Andere respektieren und dabei seiner Art treu bleiben 80
Externalisierung 83
Die Lösung nimmt Gestalt an 84
Wann soll die Lösung Gestalt annehmen? 84
Vorgehen 85
Beispiel: Die Wahl des Symbols als wesentlicher Informationhinweis 86
Externalisierung und Visualisierung des Unlösbaren 87
Beispiel: Der gelbgetupfte Problemkloß 88
Timeline 91
Timeline in der lösungsfokussierten Beratung 91
Außenposition 92
Beispiel 1: Die Beschreibung eines positiven Selbstbildes aus der Außenposition 92
Beispiel 2: Anorexie – Anschlußlösung nach dem Klinikaufenthalt 94
Lösungen (er)finden leicht gemacht 95
Beispiel 1: Symptom: Nasenbohren, Lösung: Kaffeegeruch 97
Beispiel 2: Ängste und Blockaden überwinden nach

sexuellem Missbrauch 98
Gedanken zu diesem Vorgehen 101
Ambivalenz 102
Vorgehen 102
Beispiel: Die passende Schule für ein behindertes Kind 102
Das Reflecting Team 103
Reflecting Team im lösungsfokussierten Gespräch 103
Wenn Klienten sich ins Wort fallen 104
Anordnung 105
Verlauf 105
Wem wird die Rolle des Zuhörers zugewiesen, wer wird interviewt? 106
Beispiel 1: Computerspiel und hilflose Eltern 106
Beispiel 2: Lehrerinnen suchen Lösungswege 111

5. Was tun, wenn ...? **113**
Unverhandelbare Regeln 113
Vorgehen 114
Beispiel 1: Auch ein intelligenter Gymnasiast muss sich an die Schulordnung halten 115
Beispiel 2: Vorteile und Nachteile reflektieren 119
Unfreiwilligkeit 123
Vorgehen 124
Beispiel 1: Ein Vermittlungsgespräch mit der Mutter anbahnen 125
Nützliches in fremden Ideen 127
Beispiel 2: Realität und Traum: Der Einritt in eine geschlossene Institution 128
Konflikte zwischen Kindern 130
Erste Ebene 130
Zweite Ebene 130
Dritte Ebene 131
Zur Reflexionsebene nach einem Konflikt 131
Vorgehen 131
Beispiel: Heimalltag – Gespräch mit zwei 12-Jährigen 133
Konstellation Täter/Opfer 138
Einzelgespräch mit dem Opfer mit folgendem Fokus 138
Einzelgespräch mit dem Täter 139
Regelüberschreitungen 139
Vorgehen 139
Strafen 140
Das Anliegen hinter der Regelüberschreitung explorieren 141
Beispiel: Regelüberschreitung als Selbstheilungsversuch 142
Rückfälle 144
Vorgehen 146

Beispiel 1: Martin besiegt ein Wutmonster ... 147
Beispiel 2: Das Stehlen in den Griff bekommen ... 150
Wenn Kinder stehlen und lügen ... 153
Vorgehen ... 155
Beispiel: Auf angemessene Art Anerkennung finden ... 156
Stehlen bei Jugendlichen ... 159
Beispiel: Stehlen als Überlegenheitsbeweis ... 159
Geheimnisse ... 161
Geheimnisse im Beratungsrahmen ... 162
Fragen zur Konstruktion »Geheimnis« ... 162
Beispiel: Die Schwangerschaft geheimhalten? ... 164
Zusammenfassung ... 167
Fehlende Motivation ... 167
Was ist ausschlaggebend dafür, dass sich Menschen anstrengen und etwas verändern wollen? ... 168
Vorgehen ... 169
Das Leben in zehn Jahren ... 169
Mangelnde Motivation bei materiellem Überfluss ... 170
Beispiel: Der Gesprächsfokus verschiebt sich ... 171

6. Herausfordernde Situationen ... **177**
Fachwissen vermitteln – Fachwissen und das Expertentum der Klienten ... 177
Vorgehen ... 178
Beispiel: Den günstigen Zeitpunkt für Fachinformation finden ... 179
Klienten aus anderen Kulturen ... 183
Beispiel: Erschwerter Spracherwerb aus Loyalität ... 184
Die Beratung ist ins Stocken geraten – Gespräche wieder in Gang bringen ... 187
Ist die Fragestellung hilfreich? ... 187
Was empfand die Klientin bis anhin als hilfreich? ... 189
Wurde das Problem genügend honoriert? ... 189
Hat die Klientin genügend Zeit zum Nachdenken? ... 189
Wurden genügend Kompetenzen erfragt? ... 190
Ist das Ziel klar und für den Klienten noch relevant? ... 190
Ist das Ziel wohlgeformt? ... 191
Bin ich bereit, das formulierte Ziel zu unterstützen? ... 191
Wurden alle drei Teile der Wunderfrage gestellt? ... 191
Sucht der Berater angestrengt Lösungen? ... 194
Sind zusätzliche Unterstützungen mobilisierbar? ... 194
Wurden kulturelle Aspekte genügend beachtet? ... 195
Ist die Kommunikationsform adäquat? ... 195
Habe ich die Lösungssprache benutzt? ... 196
»Ich weiß nicht ... « – diese Antwort nutzen ... 197

Schwierige Mitteilung übermitteln 199
Beispiel 1: »Bei ihrem Kind liegt eine Debilität vor. Es handelt sich nicht bloß um eine Entwicklungsverzögerung.« 200
Beispiel 2: Thema Übergewicht 203

7. Eltern **206**
Eltern in Überforderungssituationen 206
Ressourcen finden 207
Beispiel: Gefährdungsmeldung oder Kooperation 209
Erfahrungen aus der Kindheit der Eltern utilisieren 211
Eltern wollen ihre Kinder vor Dritten schützen 212
Fokussieren auf das Gelingen im pädagogischen Alltag 213
Beispiel: Herausfinden, welche Unterstützung hilft 215

8. Selbstwirksamkeit **221**
Denken 222
Motivation 222
Emotionen 223
Wahl des Lebenskontextes und der Aktivitäten 223
Selbstwirksamkeit und der lösungsfokussierte Ansatz 223
Veränderungen sind unumgänglich 223
Markieren 224
Skala 225
Bewältigungsfragen 225
Fragen nach einer gut gemeisterten Schwierigkeit 225
Wohlgeformtes Ziel 226
Zusammenfassung 227

9. Spielen **228**
Allgemeine Bemerkungen 228
Auswahlkriterien für ein Spiel 229
Beispiel 1: Unbeliebte Aufforderungen erfüllen 230
Beispiel 2: Mutiger werden 231
Spielbälle 232
Fragen nach positiven Veränderungen 233
Aktivitäten 233
Fragen nach Ressourcen 234
Veränderungswünsche 234
Fragen nach der Befindlichkeit 234
Das Unerlaubte 234
Kinder entwickeln Spiele 235
Beispiel: Ein Spielball löst Lernprozess aus 235
Der Wirkung des Spiels vertrauen 236
Versteckte Zettel 236

Tandemzeichnen 237
Wegwerfgeschichten 238
Kommunikation mit dem Stift oder Pinsel 239
Kommunikation mit der Stimme oder mit Instrumenten 240
Modelliermasse 240
Das Wasserexperiment 241

Literatur 243
Index 246
Über die Autorin 249

Dank

Herzlich danken möchte ich meiner Mentorin Insoo Kim Berg und meinem Mentor Steve de Shazer. Beide haben mich in ihrer offenen, großzügigen Art auf ganz unterschiedliche Weise an ihrem Wissen und ihrer großen Erfahrung teilhaben lassen und mit ihrer Freundschaft mein Leben bereichert.

Vieles, was in diesem Buch steht, verdanke ich den Kindern und Jugendlichen, die mir in der Therapie immer wieder eindrücklich gezeigt haben, was für sie nützlich ist, damit sie kooperieren können, und die durch ihre kreativen Lösungen mein Vertrauen in das Expertentum des Einzelnen bestärkt haben.

Angeregt wurde ich auch durch alle Kolleginnen und Kollegen, die den lösungsfokussierten Ansatz mit viel Engagement im therapeutischen Kontext und im pädagogischen Alltag umsetzen und wertvolle Erfahrungen mit mir teilen.

Meiner Tochter Ursula, die ebenfalls von Steve de Shazer und Insoo Kim Berg als Therapeutin geschult wurde, möchte ich ganz herzlich danken für die kritische Durchsicht einiger Kapitel. Vielen Dank auch meinem Mann für die große Geduld und seine Unterstützung bei meinen technischen Schwierigkeiten am Computer. Ohne ihn wäre dieses Buch nie entstanden.

Danke auch an das Team des Carl-Auer Verlags, das mich auf erfrischende Weise unterstützt hat.

Einführung

> *»Schläft ein Lied in allen Dingen,*
> *die da träumen fort und fort,*
> *und die Welt hebt an zu singen,*
> *triffst du nur das Zauberwort.«*
> v. Eichendorff

Seit vielen Jahren arbeite ich mit dem lösungsfokussierten Ansatz vorwiegend mit Kindern und Jugendlichen in meiner kinderpsychiatrischen Praxis. Im *Handbuch lösungsorientiertes Arbeiten mit Kindern* haben Insoo Kim Berg und ich (Steiner u. Berg 2005) beschrieben, wie dieser Ansatz den Bedürfnissen der Kinder entgegenkommt und wie sie auf einfache und spielerische Weise in den Veränderungsprozess miteinbezogen werden können, auch wenn die sprachlichen Fähigkeiten noch nicht so differenziert sind.

In den letzten Jahren war ich zunehmend auch als Beraterin tätig im Kontext von stationärer Jugendarbeit sowie im südlichen Afrika als Ausbilderin von Jugendlichen, die andere Jugendliche und Kinder begleiten (Steiner u. Berg 2010).

Das vorliegende Buch stellt eine Sammlung von Gedanken und methodischen Vorgehensweisen dar, die ich seit dem Erscheinen des *Handbuchs lösungsorientiertes Arbeiten mit Kindern* (Steiner u. Berg 2005) zusätzlich ausprobiert und entwickelt habe. Für mich ist es schmerzlich, meine Erfahrungen diesmal nicht in Zusammenarbeit und ohne die Anregungen von Insoo Kim Berg und Steve de Shazer zu schreiben. In ihrem Andenken habe ich mich bemüht, möglichst viele Metaphern meiner Mentoren zu zitieren und die von ihnen mündlich überlieferten Gedanken festzuhalten.

Der Zugang zum lösungsfokussierten Denken und Handeln kann auf ganz verschiedene Arten beschrieben werden, und mit jeder neuen Beschreibung eröffnen sich zusätzliche und nützliche Aspekte. In diesem Sinne hoffe ich, dass dieses Buch Beratende unterstützt, Klienten aller Altersstufen und ihre Eltern und Bezugspersonen auf hilfreiche und nachhaltige Weise anzuregen, ihr Leben zu verbessern.

Das Milwaukee-Modell

Die lösungsfokussierte Therapie wurde von Steve de Shazer und Insoo Kim Berg anfangs der 80er-Jahre gemeinsam mit anderen Teammitgliedern im BFTC (Brief Family Therapy Center) in Milwaukee entwickelt. Als sie die Arbeit in ihrem Institut aufnahmen, teilten sie den bereits niedergelassenen Psychiatern und Therapeuten mit, dass sie vor allem an Klienten interessiert seien, bei denen sich trotz intensiver Bemühungen keine Veränderungen einstellten. Wir alle kennen aus unserer eigenen Tätigkeit Situationen, in denen sich wenig bis nichts bewegt. Dies geschieht oft bei Menschen, die als chronisch krank und nicht therapierbar bezeichnet werden. Meist leben diese Klienten in einem komplexen und belastenden Kontext, leiden an somatischen Krankheiten und haben oft bereits viele traumatische Erfahrungen gemacht. Insoo Kim Berg und Steve de Shazer kamen aufgrund ihrer Ausschreibung mit vielen Menschen dieser Art in Kontakt, bei denen die üblichen Therapieverfahren zumindest aus der Sicht der Betroffenen zu wenig Entlastung gebracht hatten. Die Therapeuten des Milwaukee-Teams waren also gefordert, etwas anderes, etwas Neues zu tun.

Der lösungsfokussierte Ansatz wurde im Gegensatz zu vielen anderen Therapiemodellen nicht durch ein deduktives, analysierendes Vorgehen entwickelt.

Minutiöse Beobachtungen und Analysen von Beratungen ließen das Milwaukee-Team nach einer gewissen Zeit die folgenden Grundannahmen formulieren:

1. Wenn etwas funktioniert, tue mehr davon, wenn es nicht funktioniert, tue etwas anderes.
2. Kleine Schritte können zu großen Veränderungen führen.
3. Die Lösung ist nicht unbedingt direkt mit dem Problem verbunden.
4. Kein Problem ist permanent in gleichem Ausmaß vorhanden; es gibt immer Ausnahmen, die genutzt werden können. Ausnahmen deuten auf Lösungen hin.
5. Die Beschreibung und die Sprache, die wir für das Problem benutzen, sind andere als die, die man benötigt, um die Lösung zu beschreiben.

6. Die Zukunft ist konstruier- und verhandelbar.
7. If it's not broken, don't fix it. Wenn vom Klienten etwas als intakt wahrgenommen wird, soll der Berater es nicht zu reparieren suchen.
8. Jeder Mensch hat Ressourcen, um in seinem Leben positive Veränderungen zu erwirken.

Das Milwaukee-Modell beschreibt ein bestimmtes methodisches Vorgehen. In der Anwendung erkennt man jedoch allmählich, dass dieses Modell zur erfolgreichen Umsetzung eine bestimmte innere Haltung voraussetzt.

Jedem Therapiemodell liegen grundsätzliche Annahmen darüber zugrunde, wie Menschen sich verändern. Die Annahmen des lösungsfokussierten Modells stehen vielen Annahmen anderer Therapieansätze diametral entgegen. Dies, weil im lösungsfokussierten Ansatz davon ausgegangen wird, dass es nicht notwendig ist, das Problem zu verstehen, um Veränderungen zu initiieren, und weil das Expertentum der Klienten stets respektiert werden soll. Ist man von dieser Grundannahme nicht überzeugt, ist es schwierig, lösungsfokussiert zu beraten. Anderseits ist es ebenso herausfordernd, ein anderes Modell zu verwenden, wenn man überzeugt ist, dass sich Veränderungen schneller initiieren lassen, indem man auf das erwünschte Ziel und auf Ausnahmen vom problematischen Verhalten fokussiert.

In der alltäglichen Arbeit fällt es oft schwer, in komplexen Situationen das Expertentum der Betroffenen zu respektieren. Die Gefahr, als Fachperson zu viel Verantwortung zu übernehmen, ist groß. Entsprechend fällt die Enttäuschung aus, wenn trotz aller fachlichen Bemühungen keine Verbesserung eintritt und die Klienten nicht kooperieren. Oft spricht man dann vom Widerstand der Klienten. Der lösungsfokussierte Ansatz kennt das Konzept des Widerstands nicht (de Shazer 1984).

Steve de Shazer pflegte zu sagen: »Jede Reaktion eines Klienten stellt die zum gegebenen Zeitpunkt bestmögliche Kooperationsform dar. Wenn Fachleute die Reaktion der Klienten auf ihre Bemühungen nicht als nützlich erachten, ist es die Aufgabe der Fachleute, den Prozess so zu gestalten, dass eine konstruktive Arbeit möglich wird.«

Nach meiner Erfahrung stellt gerade dies oft eine sehr große Herausforderung dar. Als Beraterin bin ich aufgefordert, für jeden spezifischen Klienten das zu finden, was für diesen Menschen nützlich sein kann. Was tue ich da mit meinem Fachwissen? Wo und wie übernehme ich die Führung, und wo und wie lasse ich mich vom Expertentum der Klienten leiten? Fragen über Fragen.

In diesem Buch erhält die Leserin Anregungen, wie sie eine hilfreiche Balance finden kann zwischen Respekt vor dem Expertentum des Klienten und dem Einbringen von Fachwissen und wie sie auch in komplexen Situationen fokussiert bleiben kann. Das Buch soll die Möglichkeit zum Nachschlagen bieten, wenn man sich Anregungen holen will, was vom lösungsfokussierten Denken her in einer herausfordernden Situation getan werden kann. Es ist ähnlich wie bereits das erste Buch als Handbuch konzipiert, bei dem auch nur einzelne Kapitel gelesen werden können. In allen Kapiteln werden die angeregten Überlegungen und Möglichkeiten mit transkribierten Interviews aus der Praxis illustriert. Da die Gesprächsführung das wichtigste Arbeitsinstrument darstellt, nehmen die verschiedenen Aspekte der lösungsfokussierten Kommunikation viel Raum ein und sollten bei jeder Fragestellung beachtet werden.

Es scheint mir wichtig, die hier beschriebenen Vorgehensweisen als eine unter vielen zu betrachten. Ich bin der Meinung, jede Fachperson muss selbst evaluieren und herausfinden, was sich für sie und ihre Klienten bewährt.

Oft werde ich gefragt, wie sich meiner Meinung nach der lösungsfokussierte Ansatz weiterentwickeln wird. Diese Frage löst ein Zögern aus. Ich erinnere mich an den Ausspruch: Lösungsfokussiert arbeiten heißt nicht, viele verschiedene Dinge tun, sondern die Dinge verschieden tun. Damit rückt meines Erachtens eine andere Frage in den Vordergrund: Was kann ich tun, um mein Denken und Handeln jeden Tag neu von den lösungsfokussierten Grundannahmen leiten zu lassen? Wie kann ich als Berater neugierig und offenbleiben, damit ich Menschen darin unterstütze, passende Lösungen zu finden? Was ist nützlich dafür, dass man in komplexen Situationen das Einfache und Funktionierende im Auge behält?

Ich hoffe, dieses Buch gibt Anregungen dafür, wie wir Klienten helfen können, ihr Zauberwort zu finden, damit ihre Welt zu singen anhebt.

1. Kommunikation

Das Beratungsgespräch wirksam gestalten

Methode und Technik eines Beratungsansatzes werden geprägt von den Ideen und Annahmen, die darüber gemacht werden, wie Menschen sich verändern können und wie man sie darin unterstützen kann, ihre Lebenssituation zu verbessern (Hargens 2004).

Der Leitgedanke, der dem lösungsfokussierten Modell zugrunde liegt, besagt: Der Klient ist der Experte für das, was sich verändern soll, und dafür, wie dies zu geschehen hat. Die Beratenden sind vor allem die Experten für die Gesprächsführung. Daher ist es zentral wichtig, die Kommunikationsregeln des lösungsfokussierten Gesprächs genau zu kennen. Sie stellen die Kernkompetenzen des lösungsfokussierten Beraters dar.

Aufbau des lösungsfokussierten Gesprächs

- Es wird ein Ziel definiert.
- Es werden Momente im Leben des Klienten exploriert, in denen das erwünschte Verhalten und die angestrebten Kompetenzen bereits ein wenig zum Vorschein kommen, sogenannte Ausnahmen vom Problemverhalten.
- Es werden Ressourcen gesucht, die der Klient hat, um das Ziel zu erreichen.
- Es wird auf einer Skala von 0 bis 10 skaliert, wo sich der Prozess in Hinblick auf das angestrebte Ziel befindet.
- Es wird beschrieben, woran alle Beteiligten merken werden, dass sich die Situation um einen Schritt verbessert hat.
- Basierend auf dieser Beschreibung, wird der erste kleine Aktionsschritt formuliert.

So einfach dieser Aufbau auch ist, manches blieb mir über längere Zeit verborgen. Vor allem den kleinen Nuancen in der Gesprächsführung habe ich zu wenig Beachtung geschenkt, die wesentlich dazu beitragen, dass ein Gespräch mit einem Klienten hilfreich wird.
Nachfolgend ein Überblick der wichtigen Elemente, die nach meinem momentanen Verständnis, ein lösungsfokussiertes Gespräch auszeichnen und effektvoll machen.

Beschreiben statt verstehen und erklären

Steve de Shazer hat immer wieder betont, dass die lösungsfokussierte Therapie auf einer gemeinsam erarbeiteten Beschreibung einer angestrebten Lebenssituation beruht. Es geht also darum, mit dem Klienten, ausgehend von seiner aktuellen Lage, seine Veränderungswünsche zu besprechen und dabei eine möglichst genaue Beschreibung von dem zu erhalten, was an die Stelle des Problems treten soll. Bei diesem Vorgehen besteht unser Beitrag mehrheitlich aus dem Stellen von möglichst nützlichen Fragen. Damit die Fragen nützlich sein können, sollten sie auf der Antwort basieren, die uns der Klient auf die jeweils vorangegangene Frage gegeben hat. Es können also nicht im Vorhinein Fragen vorbereitet und ausgedacht werden. Genaues Zuhören ist erforderlich, und der Beratende lässt sich leiten durch das, was der Klient berichtet, durch dessen Gedanken und Wahrnehmungen. Es werden auch keine Hypothesen gebildet, die durch Fragen verifiziert werden. Die Fragen werden ganz und gar bestimmt durch das, was der Klient berichtet, und durch die Veränderung, die er in seinem Leben anstrebt.

Was hat es denn auf sich mit diesem Beschreiben?

Steve de Shazer hat für diese beschreibende Art der Kommunikation eine Metapher gebraucht. Er forderte die Beratenden auf, sich so zu verhalten wie ein Wesen, das vom Mars kommt und zum Beispiel ein Fußballspiel beobachtet. Dieses Wesen würde das, was es sieht, zunächst zu beschreiben versuchen, ohne genau zu verstehen, worum es sich handelt. Es würde also einfach vorurteilslos festhalten, ohne zu vergleichen und zu kategorisieren. Es würde viele Beobachtungen machen und, falls möglich, Fragen stellen und sich langsam ein Bild machen.

Eine Beschreibung fragt nicht nach kausalen Zusammenhängen, sondern fordert lediglich zur Beobachtung auf. So wird es mithilfe der beschreibenden Sprache für den Klienten möglich, eine andere, oft ergänzende Sicht der aktuellen Situation erarbeitet und dadurch eine neue Realität kreiert, die wegweisend sein kann für die Zukunft. Steve de Shazer: »Describe means see once more.« (»Beschreiben heißt, ein weiteres Mal hinsehen.«)

Er meinte außerdem, die Fähigkeit, die ich als Berater brauche, um eine solche Beschreibung entstehen zu lassen, hat zu funktionieren wie einen Resonanzkörper: »Lass die Worte, die der Klient spricht, durch dich hindurchgehen, wie durch ein Instrument, und kreiere gemeinsam mit dem Klienten eine neue Melodie. Und vergiss nie: Befass dich mit den Worten, während der Klient spricht, versuche, jedes kleinste Detail zu erhaschen. Dies ist etwas ganz anderes, als sich darauf zu konzentrieren, zu verstehen, was mit diesen Worten gemeint ist.«

Dank neu entdeckter Aspekte können Klienten alte Wahrnehmungsmuster auflockern oder verändern; Neues rückt in den Mittelpunkt der Wahrnehmung und hilft, andere Reaktionsweisen und Handlungen zu initiieren.

Ich erinnere mich in diesem Zusammenhang an eine Frau, die Insoo Kim Berg in Milwaukee interviewte. Auf die Frage, woran sie merken würde, dass das Wunder geschehen ist, antwortete sie: »Mein Mann wäre gestorben, und ich könnte meinen Sohn in Texas besuchen, wann und wie oft ich wollte.« In der Nachfolgesitzung fragte Insoo wie üblich: Was ist besser, was hat sich in die richtige Richtung verändert? »Nun«, antwortete die Frau, »ich habe meinen Sohn in Texas besucht.« Insoo Kim Berg stand auf und kondolierte der Frau mit den Worten: »Es tut mir so leid wegen ihres Gatten.« Darauf lächelte die Frau und meinte: »Wissen Sie, als ich in den letzten Stunden Ihnen so beschrieb, was ich denn tun würde nach dem Wunder, wurde mir auf dem Heimweg plötzlich klar, dass ich eigentlich gar nicht warten muss und will, bis mein Mann gestorben ist, um meinen Sohn zu besuchen. Ich habe mich einfach entschlossen zu gehen, und es war gut für mich, meinen Sohn und meinen Mann.«

Um noch einmal ein Bild zu gebrauchen: Das Beschreiben ermöglicht eine Umgehung des eigenen Hauses, des Hauses, das dem Klienten schon so lange vertraut ist, das er jedoch bis heute nur durch den Haupteingang betreten hat und somit von der Hinterseite her gar nicht kennt. Im lösungsfokussierten Gespräch lädt der Berater den Klienten ein, das Haus von allen Seiten kennenzulernen und dabei auch ganz bewusst die Umgebung wahrzunehmen und die Art und Weise, wie das Gebäude in der Relation zu anderen Gebäuden und wie es in der Landschaft steht. Der Berater fordert den Klienten auf zu beobachten, wie das Ganze sich verändert, je nachdem von welchem Blickwinkel er schaut. So wird eine neue Art ermöglicht, über eine Situation und ihre Lösung nachzudenken.

Will man als Berater eine möglichst hilfreiche neue Beschreibung ermöglichen, ist es nützlich, von Natur aus eine sehr neugierige Person zu sein. Dabei fällt mir eine Frage aus dem Fragenkatalog von

Max Frisch ein. »Wenn Sie an einen Verstorbenen denken, wünschten Sie, dass der Verstorbene zu Ihnen spricht, oder möchten sie lieber dem Verstorbenen noch etwas sagen?« Als lösungsfokussierter Berater müsste man die Antwort geben: »Ich möchte wissen, was ihm widerfahren ist.« Das neugierige Zuhören ist weit wichtiger als das eigene Sprechen. Neugierde wird in der lösungsfokussierten Gesprächsführung zur Tugend und lohnt sich. Es sind die Neugierde und das Interesse für die Einzigartigkeit jeder Situation, die spezifischen Eigenheiten der Klienten, die helfen, immer weitere Fragen zu stellen und sich kein Detail entgehen zu lassen.

Wiederholen ein und derselben Frage

Im lösungsfokussierten Gespräch wiederholt der Beratende oft dieselbe Frage. Dieses Vorgehen mag befremden und nicht geeignet scheinen, eine Beratung möglichst kurz und effizient zu gestalten. Die Erfahrung im lösungsfokussierten Gespräch zeigt etwas anderes.

Es hat sich herausgestellt, dass Klienten auf Wiederholungen ein und derselben Frage angewiesen sind, weil sie sich in der Regel zuvor nie im Detail Gedanken gemacht haben, was sie und andere tun werden, wenn das Problem, das sie in die Beratung gebracht hat, gelöst ist. Die Wiederholung der Frage geschieht im gleichen Wortlaut oder mit leicht abgeänderten Formulierungen. Es werden keine Vorschläge gemacht. Solche Wiederholungen der Fragen geben den Klienten Zeit, nach und nach eine Beschreibung der erwünschten Lösung anzufertigen.

Erhebungen bei Klienten nach lösungsfokussierten Interviews haben ergeben, dass die Mehrheit die vielen Fragen als hilfreich empfindet und sie sich oft gar nicht dessen bewusst sind, dass sie wiederholt dasselbe gefragt wurden. Es war für mich äußerst nützlich zu wissen, dass eine bereits gestellte Frage zu wiederholen viel mehr eine Schwierigkeit für mich war als für meine Klienten.

Beratende argumentieren oft, dass sie als respektvolle Gesprächspartner ihr Gegenüber doch mit dem Wiederholen von Fragen nicht langweilen wollen, oder sie fürchten auch, als begriffsstutzig und langsam wahrgenommen zu werden. Mit solchen Bedenken kreisen ihre Befürchtungen jedoch eher um ihre eigene Person als um die ihrer Klienten. Die Bedenken sind verständlich, wurden wir doch während unserer Ausbildungen oft über Jahre hinweg darauf trainiert, Wissende zu werden und möglichst schnell Zusammenhänge zu erfassen. Dieses Wissen ist ohne Zweifel nützlich und spielt im lösungsfokussierten Gespräch auch immer wieder eine Rolle (siehe Kap. 6). Beim Erarbeiten einer neuen Beschreibung ist es jedoch nicht zielführend.

Das soeben dargelegte Vorgehen stellt einen wichtigen Teil dessen dar, was im Milwaukee-Modell das »leading from one step behind« genannt wird. Diese Metapher gibt sehr präzise wieder, welches die Haltung der lösungsfokussierten Beraterin ist. Sie stellt sich nicht vor den Klienten und zieht ihn in die Richtung, die sie als die nützliche erachtet, sie gibt keine Ratschläge und sagt auch nicht, was zu tun ist. Die Beratende stellt sich hinter den Klienten und versucht, gleichsam durch seine Augen zu schauen und zu erkennen, was zum Erreichen des gewünschten Ziels in seinem spezifischen Fall nützlich sein könnte.

Tipps und Ratschläge

Wenn Eltern von der Beraterin gefragt werden, was *sie* tun können, um ihrem Kind zu helfen, sich so zu verhalten, wie sie es wünschen, ist dies eine Herausforderung. Die Frage fokussiert auf die Veränderung des Verhaltens der Eltern. Dies ist sinnvoll, da die einzige Möglichkeit, Einfluss nehmen zu können, darin besteht, als Eltern etwas zu verändern. Viele Eltern suchen uns jedoch in der Hoffnung auf, sie würden erfahren, wie sie *das Kind* ändern können. Sie möchten von uns Ratschläge, wie sie dies machen können.

Der lösungsfokussierte Ansatz geht von der Annahme aus, dass jeder Klient Experte für sein Leben ist und damit auch für die ganz spezifische Art, wie er eine Schwierigkeit meistert. Bei einer solchen Grundannahme Ratschläge zu erteilen ergibt keinen Sinn.

Beispiel

Reto, ein achtjähriger Bub, wurde wegen ausgeprägter Schlafstörungen zu mir gebracht. Zuvor hatten die Eltern verschiedene Fachleute konsultiert, und es waren ihnen viele Tipps gegeben und Veränderungsvorschläge gemacht worden, die jedoch keine nachhaltige Verbesserung brachten.

Aufgrund der oben erwähnten Annahme, dass die Klienten Experten sind für eigene Angelegenheiten, fragte ich Reto im Erstinterview, was er denn meine, was ihm helfen könnte, besser einzuschlafen. Seine Antwort kam ohne Zögern: »Ich will auch so in einem Sack am

Bett angebunden werden wie meine Schwester.« Die Schwester war nach einer Enzephalitis schwerbehindert und musste abends jeweils in ihrem Bett fixiert werden. Retos Idee brachte die Veränderung. Sein Lösungsvorschlag lag nicht auf der Hand und kann natürlich nicht bei allen Kindern mit Schlafstörungen angewendet werden. Für ihn war es jedoch das genau Passende.

Gezielt zuhören und fokussiert fragen

Klienten brauchen Zeit, sich das Neue vorzustellen. Es ist also sinnvoll, dem Drang zu widerstehen, eine andere neue Frage zu stellen, wenn auf eine Frage nicht sofort eine Antwort kommt. Das Schweigen der Klienten kann ein Hinweis darauf sein, dass wir eine außergewöhnliche Frage gestellt haben, die Denken anregt. Es gibt das Sprichwort: »Wer schnell sein will, muss langsam gehen!« Dies trifft auch für das lösungsfokussierte Gespräch zu.

Vom gezielten Zuhören

Fast alle Fachpersonen, die in der Beratung tätig sind, nehmen sich als gute Zuhörer wahr. Beim präzisen Nachfragen stellt sich oft heraus, dass diese Personen die Fähigkeit haben, den Klienten geduldig zuzuhören, was auch immer sie zu erzählen haben. Dies ist eine wichtige Fähigkeit, jedoch nicht das, was im lösungsfokussierten Gespräch als *gezieltes* Zuhören bezeichnet wird. Gezieltes Zuhören heißt, alles zu registrieren und wachsam aufzunehmen, was im Zusammenhang mit dem zu Beginn der Beratung definierten Ziel relevant ist. Dabei fokussiert der Berater auf die Wortwahl des Klienten, die von ihm benutzen Metaphern und auf die Ausnahmen, also Zeiten, in denen das vorgebrachte Problem weniger oder nicht vorhanden ist.

Gezielt zuzuhören heißt, sehr aufmerksam zu sein und auch die Gabe zu haben, Dinge zu überhören, die nicht zielführend sind.

Steve de Shazer hat auch hier eine Metapher angeboten: Er beschrieb ein lösungsfokussiertes Interview wie das Fahren von A nach B auf einer Autobahn. Es gibt auf dem Weg von A nach B viele Ausfahrten. Sie führen zum Teil in interessante Gegenden, stellen jedoch einen Umweg dar und verlängern klar die Fahrzeit von A nach B. Wenn der Fahrer nicht achtsam ist, kann es sogar geschehen, dass er gar nie in B ankommt, weil er sich von seinem ursprünglichen Ziel ablenken ließ. Genau dies geschieht, wenn wir einfach zuhören und nicht achtsam nur die für das definierte Ziel geäußerten Aussagen aufnehmen und vertiefen.

Zwei kleine Ausschnitte aus Videobändern von Steve de Shazer[1] und Insoo Kim Berg[2] verdeutlichen das, was mit fokussiertem Zuhören gemeint ist.

De Shazer: Zuerst einmal möchte ich Ihnen danken, dass Sie hierher gekommen sind. Ich hoffe, es wird auf irgendeine Art nützlich sein. Es gibt keine Garantie dafür, aber ich werde mein Bestes tun, und ich bin sicher, auch Sie werden das so halten. Und wir werden sehen, was geschieht. So, was machen Sie? Wie verbringen Sie Ihren Tag?
Klient: Nicht viel. Ich mache meine Morgenroutine, und dann bin ich auswärts.
De Shazer: Ja, was machen Sie auswärts?
Klient: Nicht viel. Ich geh zur Arbeit.
De Shazer: Was tun Sie?
Klient: Ich unterrichte.
De Shazer: Was unterrichten Sie?
Klient: Ich unterrichte kleine Kinder.
De Shazer: Ist das irgendwie gut für Sie? Sind Sie gut in diesem Job? [Schaut auf den Rollstuhl.] Als Ihre Mutter anrief, sagte sie, es war vor acht Monaten.
Klient: Vor sechs Monaten.
De Shazer: Die Mutter hat Sorgen um Sie. Hat sie gute Gründe, sich um Sie zu sorgen?
Klient: Ja, ich denke schon.
De Shazer: Lassen Sie mich zurückgehen zu dieser Morgenroutine. Was tun Sie?

Es gibt verschiedene Möglichkeiten, mit der Tatsache umzugehen, dass ein junger Mann im Rollstuhl sitzt. Die einen mögen denken, dass dies unbedingt als wichtiges Thema zur Sprache kommen muss, indem Fragen über die Behinderung gestellt werden. Nicht so in der lösungsfokussierten Therapie. Es ist der Klient, der bestimmt, was im Gespräch erörtert werden soll.

In den ersten zwei Minuten des Interviews wird klar, dass der Mann auf Anraten der Mutter da ist. Sie macht sich angeblich zu Recht Sorgen, da ihr Sohn sechs Monate zuvor einen Unfall erlitten hat. Noch ist jedoch nicht klar, was aus der Sicht des jungen Mannes das

---

1 Steve de Shazer: aus dem Videoband *I want to want.* Ein Interview mit einem jungen Mann im Rollstuhl – Beginn der Sitzung.

2 Insoo Kim Berg: *So what else is better?* Therapiesitzung mit einem drogenabhängigen jungen Mann.

Ziel des Gesprächs sein soll. Steve de Shazer nimmt daher in seiner gewohnten Art mit dem Klienten Kontakt auf, indem er ihn fragt, wie er seinen Tag verbringt.

Um im Bild der Autometapher zu sprechen, ist das Ziel B noch nicht bekannt. Würde man zu diesem Zeitpunkt des Gesprächs weiter gehende Fragen zum Unfall stellen, also in die Ausfahrt »Unfall« abbiegen, wäre es für den Beratenden nicht möglich, dazu sinnvolle Fragen zu stellen, da das Ziel des Gespräches noch nicht bekannt ist. Fragen zum Unfall wären einfach ein Einholen von Informationen ohne engeren Fokus.

KIM BERG: Und wie alt bist du, Kendrick?
KLIENT: 21.
KIM BERG: 21, aha … und … ich frage mich gerade … wie kann ich helfen? … was muss passieren dadurch, dass du hierher kommst?
KLIENT: O. k., ich nehme Drogen … dadurch gerate ich in eine Menge Schwierigkeiten.

Fünf Minuten nach Beginn des Interviews stellt Insoo Kim Berg die Wunderfrage. Unter anderen Antworten hört sie das Folgende:

KIM BERG: Also, du wachst also auf und denkst an …?
KLIENT: Schule.
KIM BERG: Schule.
KLIENT: Eine Arbeit finden.
KIM BERG: Eine Arbeit finden.
KLIENT: Mir einen Ort zum Leben finden.
KIM BERG: O. k. … das ist, was du denken wirst.
KLIENT: Ja.
KIM BERG: Was sonst?
KLIENT: Meine Familie zurückgewinnen. Wissen Sie, ich habe drei Kinder.
KIM BERG: Du hast drei Kinder?
KLIENT: Ja.
KIM BERG: Aha, also irgendwie die Familie zusammenbringen, als eine Familie leben.
KLIENT: Ja.
KIM BERG: Das ist das, woran du denkst.
KLIENT: Ja.
KIM BERG: Und … [überlegt] … irgendetwas anderes? [lächelt.]
KLIENT: Andere Menschen von den Drogen wegbringen.
KIM BERG (erstaunt): … andere Menschen?
KLIENT: Ja.

Das Ziel ist klar. Der junge Mann will ein Leben führen, in dessen Zentrum stehen: die Schule, einer Arbeit nachgehen, einen Ort zum Wohnen haben.

In diesem Zusammenhang hört Insoo Kim Berg erstmals, dass es eine Familie mit drei Kindern gibt.

Dies ist eine Information, die sicher interessant ist und mit Fragen erweitert werden könnte: Alter der Kinder, wer ist die Mutter, in welchem Verhältnis steht er zu dieser Frau? Und vieles mehr. Insoo Kim Berg widersteht dieser Versuchung und bleibt diszipliniert beim Ergänzen des Wunderbilds. Diese Fokussierung macht unter anderem die Effizienz des lösungsfokussierten Ansatzes aus und hilft den Klienten, gezielt zu arbeiten.

Der erste Schritt in der lösungsfokussierten Therapie ist, dem Klienten zu helfen, ein Ziel zu definieren. Dieser Schritt muss als Erstes geschehen, damit alle nachfolgenden Informationen auf dieses Ziel hin strukturiert werden können. Fälschlicherweise wird angenommen, dass in der lösungsfokussierten Therapie kaum je von Vergangenem die Rede ist. Dies ist nicht richtig. Die Vergangenheit kann sehr relevant sein, wird vom Beratenden jedoch im Hinblick auf das definierte Ziel wahrgenommen und exploriert.

Das Bedürfnis der Klienten, vom Problem zu sprechen

Es ist natürlich, dass Menschen, die eine Beratung aufsuchen, vor allem von ihrem Problem sprechen wollen. Sie gehen meist von der Annahme aus, dass sie damit am besten mit dem Berater kooperieren können, weil dieser zunächst das Problem in allen Details erfassen müsse. Die Vorstellung ist, dass aufgrund einer genauen Analyse der Problematik die Fachperson geeignete Vorschläge machen wird. Diese Menschen bewegen sich mit dieser Annahme ganz im Denken, das den meisten Therapieansätzen zugrunde liegt.

Im lösungsfokussierten Ansatz sind es nicht die Beratenden, die inhaltlich die wesentlichsten Inputs geben. Dies ist für die meisten Klienten ungewohnt und neu. Aus diesem Grund erkläre ich den Klienten auch zu Beginn, dass ich mit dem lösungsfokussierten Ansatz arbeite. Einem Ansatz, bei dem sowohl das Expertentum der Klienten als auch mein Expertentum zur Geltung kommen sollen.

Es ist sinnvoll, dem Bedürfnis unserer Klienten, von ihren Schwierigkeiten zu sprechen, respektvoll zu begegnen und Empathie und Verständnis für das Problem zu zeigen. So früh wie möglich werden jedoch auch Fragen nach besseren Augenblicken im momentanen Leben der Klienten und nach erwünschten Veränderungen gestellt:

- »Wann war ihre schwierige Situation in letzter Zeit etwas weniger ausgeprägt?«
- »Was möchten sie anstelle der soeben geschilderten belastenden Probleme in ihrem Leben sehen?«

Oft höre ich von Beratenden die Sorge, dass mit dem *gezielten* Zuhören einem Grundbedürfnis der Klienten zu wenig entsprochen wird. Es ist in der Tat anzunehmen, dass das Bedürfnis, sich auszusprechen, bei allen Klienten vorhanden ist. Von Klient zu Klient ist dieses Bedürfnis, von Problemen zu sprechen, jedoch unterschiedlich ausgeprägt. In jeder Beratung muss daher überprüft werden, wie viel Raum das Klagen sinnvollerweise einnehmen soll.

Eine Möglichkeit, dies zu tun, ist, zu bemerken:

- »Es scheint Ihnen wichtig zu sein, mir in Details über Ihre schwierige Situation zu berichten. Ich bin gerne bereit, Ihnen zu zuhören. Bevor sie weiterfahren, möchte ich von Ihnen erfahren, was Sie erreichen möchten und wie Sie aus unserem Gespräch Nutzen ziehen können.«

Diese Bemerkung dient dazu, die Klienten in ihrem Expertentum für das, was für sie nützlich sein könnte, ernst zu nehmen.

Sollte es das erklärte und ausschließliche Ziel eines Klienten sein, in geschütztem Rahmen etwas erzählen zu können, was er noch nie jemandem erzählt hat, dann ist Zuhören ohne Fragen nach erwünschten Veränderungen in der Zukunft angesagt.

Der Berater folgt empathisch der Schilderung, signalisiert seine Anteilnahme mit Gesten, eventuell kleinen Kommentaren wie:

- »Das, scheint mir, muss sehr schwierig gewesen sein für Sie.«

Oder mit hie und da eingestreuten Bewältigungsfragen wie z. B.:

- »Wie haben Sie dies auch nur durchgestanden? Was hat Ihnen geholfen zu überleben?«

Dabei hat es Sinn, periodisch das Erzählen zu unterbrechen und zu fragen, ob dies, was zurzeit geschieht, nützlich ist für den Klienten.

Sofern der Klient bejaht, ist weiteres aufmerksames Zuhören angesagt. Der Fokus des Beraters liegt beim Zuhören auf den Stärken und den Bewältigungsstrategien, die der Klient erwähnt. Diese Angaben können für die abschließende Rückmeldung genutzt werden.

In meiner Tätigkeit wurde das Anliegen, über längere Zeit einfach erzählen zu können, vor allem von Menschen vorgetragen, die in einer Umgebung mit starken Tabus leben oder lebten – etwa in Gesellschaften, in denen über gewisse Dinge wie zum Beispiel sexuellen Missbrauch oder Homosexualität nicht gesprochen werden darf. Dies ist mir im südlichen Afrika sehr oft begegnet. Natürlich kommt dies auch in unseren Breitengraden vor.

Beispiel 1: Ungeteilte Aufmerksamkeit für das Problem

Ich führte in einer Familie eine Erziehungsberatung durch. Die Mutter bat nach einigen Stunden um einen Termin für sich alleine, um sich aussprechen zu können. Die Frau beschrieb zunächst ihre schwierige Situation und begann dann, davon zu erzählen, dass ihr Mann sie mit ihrer Mutter betrog. Die Tatsache, dass ihr Mann mit ihrer Mutter eine sexuelle Beziehung hatte, war verständlicherweise äußerst heikel. Die Frau war sehr isoliert und konnte sich niemandem anvertrauen. Ich hörte großenteils nur zu. Am Ende der Stunde bedankte sie sich für das Zuhören und entschied sich, weiterhin die Erziehungsberatung in Anspruch zu nehmen. Für sie war es hilfreich gewesen, jemandem von ihrer Belastung zu erzählen. Etwa ein Jahr später meldete sie sich für eine Einzeltherapie.

Antwortet der Klient beim periodischen Nachfragen, ob das, was geschieht, hilfreich ist, mit Nein, ist es professionelle Pflicht, dafür zu sorgen, dass das Gespräch über die Problembeschreibung hinauskommt. Gerade bei Klienten, die ein Trauma erlitten haben, ist die Gefahr der Retraumatisierung durch das detaillierte Erzählen relativ groß.

Beispiel 2: Mit Fragen die Problemtrance durchbrechen

Eine Mutter meldete sich wegen ihres ältesten Kindes. Der Elfjährige lehnte sie emotional vehement ab, und sie machte sich große Schuldgefühle. Sie hatte das Bedürfnis, von der belastenden Zeit nach der Geburt dieses Kindes zu erzählen. Beim Erzählen schien sie all den Stress von damals nochmals zu erleben. Nach einer gewissen Zeit fragte ich wie oben erwähnt nach. Die Frau bestätigte mir, dass sie zunehmend verzweifelt wurde. Dies war für mich der Zeitpunkt, nach erwünschten

Veränderungen zu fragen und nicht weiterhin ausschließlich den belastenden Erinnerungen zuzuhören. Mit der Beschreibung des ersten kleinen Schrittes im Hinblick auf eine Verbesserung gelang es der Frau, Hoffnung zu schöpfen.

Das Gespräch rahmen und Klienten unterbrechen

Aus der Sicht einer lösungsfokussierten Gesprächsführung müssen Klienten respektvoll und bestimmt unterbrochen werden; ansonsten gelingt es nicht, ein fokussiertes Gespräch zu führen.

Das Unterbrechen ist schwierig. Weshalb nur fällt das Unterbrechen des Redeflusses oft so schwer?

Im Laufe der Sozialisierung wird die Regel verinnerlicht, einen Mitmenschen, wenn er spricht, nicht zu unterbrechen. Ein Gespräch mit Klienten stellt jedoch kein Alltagsgespräch mit üblichen Kommunikationsregeln dar, sondern muss professionell geführt werden. Im lösungsfokussierten Ansatz heißt dies, auf das mit dem Klienten festgelegte Ziel hinzuarbeiten.

Ich erleichtere mir unter anderem den Schritt des Unterbrechens dadurch, dass ich zu Beginn jedes Gesprächs Informationen geben:

»Wir haben eine Stunde Zeit für das Gespräch. Ich werde Ihnen sehr viele Fragen stellen, zum Teil ungewöhnliche Fragen, wie dies im lösungsfokussierten Ansatz üblich ist. Nehmen Sie sich Zeit zum Nachdenken. Falls Sie nicht sofort eine Antwort finden, ist dies normal. Sie haben die Wahl, die Fragen zu beantworten oder nicht. Außerdem werden Sie bemerken, dass ich Sie recht häufig unterbrechen werde. Ich bitte Sie, dies als meine Arbeitsweise wahrzunehmen. Es hat sich als nützlich erwiesen, sehr gezielt über die Veränderungen zu sprechen, die Sie in ihrem Leben realisieren möchten, daher meine Unterbrechungen. Sie dienen dazu, das Gespräch möglichst effizient zu gestalten und eine genaue Beschreibung davon zu erhalten, wie Sie eine nützliche Veränderung in ihrer derzeitigen Lebenssituation erreichen könnten. Gegen das Ende der Stunde werde ich eine Pause machen und den Raum verlassen und mir Zeit nehmen, über alles Nützliche nachzudenken, was ich während unserer Unterhaltung gehört habe. Danach werde ich Ihnen eine Rückmeldung geben.«

So weit meine Information für die Klienten zu Beginn der Sitzung.

Auch wenn das Unterbrechen in der erwähnten Form vorangekündigt wird, ist es sinnvoll, sich Redewendungen zu überlegen, die für einen selbst stimmig sind, damit während des Gesprächs natürlich, freundlich und bestimmt unterbrochen werden kann.

Stimmig für mich ist es, zum Beispiel zu sagen:

- Ich höre, es gibt zu diesem Punkt noch viel zu berichten ... Wann war es zum letzen Mal etwas weniger schlimm?
- Angenommen, einfach angenommen – und ich kann mir vorstellen, dass dies unter den jetzigen Umständen sehr schwierig ist, sich vorzustellen –, einfach angenommen, die Dinge würden in ihrem Leben eher so verlaufen, wie Sie sich es erwünschen, was wird dann geschehen?
- Ich merke, Sie möchten mir noch zu einer weiteren Situation Fakten erzählen. Ich werde zu einem späteren Zeitpunkt, falls nötig, gerne darauf zurückkommen; zunächst jedoch: Woran werden Sie merken, dass sich das Gespräch mit mir gelohnt hat?
- Ich realisiere, Sie haben viele verschiedene belastende Sorgen, von denen Sie mir berichten wollen. Welches wäre das erste Zeichen, dass sich in Ihrem Leben etwas verbessert hat?

Disziplin bei der Einstiegsfrage

Wie eingangs dieses Kapitels zitiert, braucht es viel Disziplin dafür, das Gespräch lösungsfokussiert zu gestalten. Dies beginnt bereits bei der Einstiegsfrage.

Es könnte nützlich sein, sich vor dem Weiterlesen einmal zu vergegenwärtigen, welches die häufigsten Einstiegsfragen sind, die Sie in Ihrer Beratung bei einer ersten Begegnung und bei Folgesitzungen stellen:

»Was führt Sie zu mir?«
»Welche Probleme belasten Sie?«
»Wer hat Ihnen angeraten, sich bei mir zu melden, und weshalb?«
»Weißt du, weshalb deine Lehrerin dich bei mir angemeldet hat?«

Bei Folgesitzungen könnte es lauten:

»Und wie geht es Ihnen?«
»Was ist in der Zwischenzeit geschehen?«
»Was ist ihre Erwartung an die heutige Stunde?«

Alle diese Fragen eröffnen zweifellos das Gespräch und laden den Klienten ein, sich mitzuteilen. Es sind mehrheitlich offene Fragen, und sie geben dem Klienten so die Möglichkeit, über irgendetwas zu berichten.

Auch im Team von Milwaukee eröffneten sie zu Beginn ihrer therapeutischen Tätigkeit das Gespräch mit sehr offenen Fragen:

- »Nun, was bringt Sie zu uns?« Diese Frage ist auf den Ist-Zustand fokussiert.

Im Laufe der Zeit änderte das BFTC, Milwaukee-Team, die Einstiegsfrage und begann das Gespräch mit:

- »Woran werden Sie heute oder einige Zeit später merken, dass sich das Gespräch hier gelohnt hat?«

Diese Eröffnungsfrage ist auf den Soll-Zustand fokussiert.

Der Unterschied liegt auf der Hand. Die erste Fragestellung ist sehr offen und lädt die Klienten eigentlich ein, von ihrem Problem zu sprechen, während die zweite Frage klar zukunftsgerichtet ist und bereits eine positive Veränderung vorwegnimmt. Auch bei der zweiten Eröffnungsfrage beginnen die Klienten in der Regel, von ihren Schwierigkeiten zu sprechen; die Form der Einstiegsfrage erlaubt jedoch von Anfang an, auf die Schilderung des Problems mit Fragen nach Veränderungswünschen zu reagieren.

Bereits die Einstiegsfrage verlangt von uns also sehr viel Disziplin und das klare Bewusstsein, dass sich ein lösungsfokussiertes Interview um neue Verhaltensweisen des Klienten in der Zukunft drehen soll.

Disziplin in der Gesprächsführung und volle Konzentration sind weitere Kompetenzen, die im lösungsfokussierten Gespräch wichtig sind. Diese volle Konzentration auf das Gespräch setzt voraus, dass der Berater möglichst offen hineingeht. Damit ist gemeint, dass eigene Vorstellungen und Hypothesen nicht nützlich sind. Es zählt, was der Klient berichtet und welche Fragen seine Antworten im Berater auslösen. Jede Anschlussfrage hängt von der vorangehenden Antwort des Klienten ab. Daher kann ein Berater ein Interview auch nicht vorbereiten und während des Gesprächs auch keine Schlüsse aus dem Gesagten ziehen. Steve de Shazer pflegte etwas überspitzt zu formulieren: Man kann nicht zuhören und gleichzeitig über etwas nachdenken. Aus diesem Grund ist das lösungsfokussierte Interview in zwei Abschnitte unterteilt: Im ersten Teil stehen das disziplinierte Zuhören und die fokussierte Interviewtechnik des Beraters im Vordergrund, was es dem Klienten ermöglicht, eine Beschreibung des in der Zukunft erwünschten Zustandes vorzunehmen. Im zweiten Teil reflektiert der Berater über das Gehörte und gibt dem Klienten eine zielführende Rückmeldung.

Nützliche Vorstellungen entwickeln

Der Berater regt den Klienten immer wieder an, sich vorzustellen, was anstelle der Problematik sein wird. Diese Einladung zur Beschreibung eines erwünschten Soll-Zustandes muss dem Klienten angepasst und flexibel gestaltet werden.

Bevor der Klient eine Bereitschaft zeigen kann, sich neuen Szenarien zuzuwenden, muss das Problem vom Beratenden genügend gewürdigt werden. Ohne diese Würdigung und das damit verbundene Gefühl des Klienten, verstanden und ernst genommen zu werden, ist es in der Regel nicht möglich, sich gedanklich einer alternativen, besseren Zukunft zuzuwenden. Die Würdigung des schwierigen Zustands, in dem der Klient sich befindet, geschieht am besten im wiederholten Aussprechen und Ansprechen der belastenden Situation:

- »Wenn ich Ihnen zuhöre, wird mir andeutungsweise klar, wie schwierig die Situation für Sie sein muss ...«
- »Was Sie mir soeben berichtet haben, zeigt, dass eigentlich niemand voll erfassen kann, wie sehr Sie zurzeit leiden ...«
- »Während Sie gesprochen haben, habe ich mich gefragt, wie Sie auch nur annähernd über die Runden kommen in dieser schwierigen Situation.«

Steve de Shazer hat immer gesagt: Wie ergiebig die Antworten auf Veränderungsfragen oder auf die Wunderfrage ausfallen, hängt davon ab, was bis anhin zwischen Klient und Beratendem ausgetauscht wurde.

Möglichkeiten, einen konstruktiven Dialog anzubahnen:

- Eine Würdigung des Klienten, wie auch immer geartet sie sein mag.
- Eine Würdigung des Problems.

- Eine übereinstimmende Ansicht von Klient und Beratendem in Hinblick auf eine bestimmte Sache, d. h. das Etablieren eines Yes-Sets: »Verstehe ich Sie recht, Sie möchten mehr Ruhe haben in Ihrem Leben?«
- Die Klärung, wer eine Veränderung wünscht, der Klient oder Dritte. Basierend darauf, eine korrekte Formulierung der Veränderungsfrage.

  Wenn ein Jugendlicher von seinen Eltern geschickt wird und er als unfreiwilliger Klient anwesend ist, kann die Wunderfrage gestellt werden, vorausgesetzt, es wird beachtet, dass primär die Eltern eine Veränderung wünschen. Die Frage muss also korrekterweise lauten: »Woran werden deine Eltern merken, dass ein Wunder geschehen ist?«
- Das Respektieren der Wahrnehmungskonstruktion des Klienten. Wenn eine Klientin sagt, das Problem sei unlösbar (siehe Kap. 4, Abschn. »Externalisierung und Visualisierung des Unlösbaren«), ist es unabdingbar, diese Wahrnehmungskonstruktion aufzunehmen und zu beachten. Eine Bemerkung wie »Da gibt es bestimmt eine Lösung« geht nicht respektvoll auf das Gesagte ein. Eine mögliche Einleitung der Wunderfrage bei einem solchen Kontext könnte zum Beispiel lauten: »Verstehe ich recht, in dieser von Ihnen jetzt gerade beschriebenen Situation bräuchte es ein Wunder, damit sich etwas zum Besseren wenden könnte? Nun, angenommen, nur angenommen, dieses Wunder würde geschehen nächste Nacht, während sie schlafen ...«

Wertschätzung

Alle kennen die erstaunliche Wirkung der Wertschätzung auf den Verlauf eines Gesprächs.

Am einfachsten ist es wohl, etwas wertzuschätzen, das beeindruckt und das dem Zuhörenden als bemerkenswert erscheint. Auf solche Möglichkeiten kann man sich relativ einfach fokussieren. Darüber hinaus scheint mir jedoch sehr wichtig, dass der Berater auch Handlungen sowie An- und Absichten beachtet, die vom Klienten als normal oder selbstverständlich angenommen werden. Zum Beispiel dass Eltern sich bemühen, ihre Kinder rechtzeitig zu wecken, sich für ihre Erlebnisse in der Schule zu interessieren, Verständnis aufzubringen für Probleme mit Kameradinnen und so weiter. All diese Handlungen erachten viele Eltern gar nicht als Leistung. Trotzdem ist es wichtig, diese Grundleistung hervorzuheben, damit sich die Erziehenden als Menschen wahrnehmen, die Sinnvolles leisten.

Ich formuliere zum Beispiel: »Es scheint mir, Sie sind Eltern, die am Leben ihres Kindes interessiert sind« Oder: »Könnte es sein, dass Sie Eltern sind, die sich einfühlen können in die Sorgen ihres Kindes?« Etc.

Wichtig bei der Formulierung ist die zögerliche Sprache: Es scheint mir, könnte es sein, dass ... etc. Diese Art der Formulierung gibt den Klienten die Möglichkeit, die Bemerkung als nicht zutreffend zurückzuweisen oder auch zu bagatellisieren.

Kommt es zur Zurückweisung, frage ich neugierig nach der Einschätzung der Klienten und will oft auch wissen, welcher Vorteil sich aus ihrer Sicht ergibt, ihr Tun so zu konzeptualisieren, wie sie es tun (zum Beispiel alle Bemühungen als nicht der Rede wert wahrzunehmen). Dies ermöglicht das Kennenlernen des Wertesystems der Klienten. Gleichzeitig gibt die Reflexion darüber den Klienten die Möglichkeit, sich selbst mehr Klarheit zu verschaffen.

Beispiel: Das Besondere im Alltäglichen wertschätzen

Ausgangslage

Eine alleinerziehende Mutter bemühte sich täglich nach der Arbeit, möglichst schnell nach Hause zu kommen, um ihren Kindern ihre Aufmerksamkeit zu schenken. Dabei schlug sie Einladungen, nach der Arbeit noch etwas trinken zu gehen, systematisch aus.

Gespräch

Therapeut: Es scheint mir, das Wohl Ihrer Kinder liegt Ihnen wirklich am Herzen. Könnte es sein, dass es Ihnen ganz wichtig ist, die Bedürfnisse ihrer Kinder zu erfüllen?

Klientin: Ja klar, das ist aber nichts Besonderes, das gehört einfach zu den Pflichten einer Mutter, und damit basta.

Therapeut: Höre ich richtig, Sie sehen darin keine besondere Leistung?

Klientin: Nein, ganz und gar nicht.

Therapeut: Da werde ich neugierig. Denken Sie schon länger so, und, wenn ja, wie haben Sie diese Einstellung bezüglich der Rolle einer Mutter entwickelt?

KLIENTIN: Wissen Sie, bei uns zu Hause hieß es immer: zuerst die Pflicht und dann das Vergnügen. Damit will ich nicht sagen, dass meine Kinder für mich eine Pflicht bedeuten, aber ich spüre eine starke Verpflichtung ihnen gegenüber.

THERAPEUT: Würde es dann eher zutreffen, wenn ich wahrnehme, dass Sie Ihr schnelles Nachhausekommen eher als eine Grundleistung einstufen, die es einfach zu erbringen gilt?

KLIENTIN: Ja, genau. Ich erlaube mir da gar keine besonderen Gedanken.

THERAPEUT: Ich frage mich gerade, ob Ihre Kinder diese Grundleistung auch einfach so selbstverständlich hinnehmen oder ob sie sie in irgendeiner Weise schätzen.

KLIENTIN: Das tun sie überhaupt nicht, und ehrlicherweise muss ich sagen, das schmerzt mich manchmal. Jetzt, wo ich das so mit Ihnen bespreche, merke ich, dass ich selbst meine Leistung nicht wirklich schätze, wie sollten denn meine Kinder das anders denn als gegeben hinnehmen?

THERAPEUT: Da haben Sie recht, man müsste sich überlegen, wie Sie selbst darüber denken möchten, damit es stimmig ist.

Direktes Loben

Insoo Kim Berg sprach immer vom direkten und vom indirekten Lob.

Mit dem direkten Lob meinte sie eine positive Konnotation. Beispiel: »Heute hast du deine Aufgaben gut gemacht.« Diese Art des Lobens hängt von den Wertvorstellungen des Lobenden ab. Dadurch wird eine Hierarchie konstelliert im Sinne von: »Ich, der Lobende, weiß, was gut ist und was nicht. Insoo Kim Berg verglich das direkte Loben damit, jemanden mit Sonnenschutzmittel einzucremen. Wenn der Lobempfänger unter der Dusche steht, ist die Wirkung vorbei. Die Nachhaltigkeit eines direkten Lobs ist relativ gering.

Wie kann die Wirkung des direkten Lobs vor allem in der Arbeit mit Kindern erhöht werden?

Einige Anregungen:

- Erwähnen Sie, dass Ihnen etwas positiv aufgefallen ist, dass Sie es dem Kind jedoch erst am Ende der Stunde sagen werden.
- Schreiben Sie das Lob auf, stecken Sie den Zettel in einen Briefumschlag, und sagen Sie dem Kind, die Botschaft erst zu Hause zu lesen.
- Sagen Sie dem Kind, dass es Sie sehr positiv überrascht hat, ohne jedoch genauer zu benennen, was dies ist; oder schließen

Sie die Bemerkung an, dass Sie der Lehrkraft oder den Eltern mitteilen werden, was Sie positiv überrascht hat.

Diese Verzögerungen haben das Ziel, das Kind neugierig zu machen und es anzuregen, darüber nachzudenken, was es zurzeit gut macht.

Indirektes Lob

Das indirekte Lob gibt dem Klienten die Gelegenheit, zu schildern, was ihm gelungen ist und wie genau er dies zustande brachte. Die Kompetenz, zu beurteilen, was als Erfolg gewertet und als gut erachtet wird, liegt also beim Klienten. Durch das neugierige Nachfragen und das Bedürfnis aufseiten des Beratenden, möglichst viel über die Erfolgshandlung zu erfahren, erhält der Klient die Möglichkeit, sich selbst Rechenschaft darüber abzugeben, was er Nützliches getan hat.

Dieses Explizitmachen des Handlungsablaufs erhöht die Chance für den Klienten, in einer ähnlichen Situation erneut sinnvoll zu handeln. Im Vergleich zum direkten Lob ist das indirekte Lob in seiner Nachhaltigkeit wesentlich wirksamer.

Umgang mit Gefühlen

Der Umgang mit Gefühlen im lösungsfokussierten Ansatz wird immer wieder diskutiert. Vielen erscheint es so, als ob Gefühle nicht beachtet würden oder keine Bedeutungen hätten. Dies ist jedoch nicht der Fall (de Shazer u. Dolan 2008).

Steve de Shazer hat in den Workshops zu diesem Thema die Teilnehmenden jeweils aufgefordert, sich irgendeine Handlung vorzustellen, ohne dass das Denken und Gefühle involviert sind.

Die Reaktionen waren jeweils übereinstimmend: Menschen können nicht handeln, ohne dass Denken und Emotionen beteiligt sind.

Steve de Shazer stellte das Denken, das Fühlen und das Handeln als eine Einheit dar und nannte ihre Unterteilung in die drei Einzelkategorien ein sprachliches Konstrukt. Ein Konstrukt mit gewissen Vorteilen für die Kommunikation, mit dem Nachteil jedoch, dass diese sprachliche Unterteilung annehmen lässt, das eine könnte ohne das andere auskommen. Vielfach wird auch der Kontext, in dem Gefühle, das Denken und das Handeln vorkommen, nicht berücksichtigt.

Sobald jedoch Denken, Fühlen und Handeln als eine Einheit konzeptualisiert werden, muss jede Veränderung auf der einen Ebene notgedrungen auf den anderen auch eine Auswirkung zeigen.

Je nach Therapieansatz wird die eine oder andere Ebene in den Fokus des Interesses geschoben. Bei vielen klassischen Psychotherapien wird vor allem der Gefühlsebene eine große Bedeutung zugemessen. Im lösungsfokussierten Ansatz steht die Handlungsebene im Vordergrund.

Steve de Shazer pflegte zu sagen: Wir müssen mit den Klienten herausfinden, was sie *tun*, wenn sie glücklich sind in ihrem Alltag; dies ist etwas, was die wenigsten von uns genau wissen.

Seine Erklärung für dieses Phänomen war die folgende:

Lange Zeit mussten die Menschen ums nackte Überleben kämpfen. Sie entwickelten daher ein äußerst feines Sensorium für Gefahren. Die Fähigkeit, sich genau zu erinnern, was wie wann und wo zu gefährlichen Situationen führen kann, war überlebensnotwendig. Daher ist es auch verständlich, dass wir Menschen diese Fähigkeit in sehr ausgeprägtem Maße besitzen.

Ein Erinnerungsvermögen zu entwickeln für Situationen, in denen wir glücklich und zufrieden sind, ist ein Luxus, den sich die Menschen erst in jüngerer Zeit leisten können. Das differenzierte Erinnerungsvermögen (vgl. Schiepek 2004) für konkrete, spezifische Situationen, in denen es rund läuft, ist bei den meisten Menschen noch sehr entwicklungsfähig. Es ist eine der Aufgaben von lösungsfokussierten Beratenden, das Erinnerungsvermögen unserer Klienten in Bezug auf genau diese Handlungen und Kontexte zu fördern und damit eine Brücke zu schlagen zwischen der Reflexionsebene, auf der wir uns in einer Beratung bewegen, und dem Alltag.

Beispiel: Handlungen und Kontext bewusst machen

Ausgangslage

Im Rahmen der jährlichen Workshops mit Steve de Shazer in der Schweiz führte er wiederholt Gespräche mit derselben Klientin durch. Zwischenzeitlich ging sie zu meinem Kollegen in Therapie. Die Frau litt an einer bipolaren Störung und wurde wiederholt hospitalisiert.

Frau X war sehr bemüht, ihre Stimmungsschwankungen in den Griff zu bekommen. Zum Teil versuchte sie, dies mit übermäßigem Alkoholkonsum zu erreichen, eine Maßnahme, die jedoch zu zusätzlichen Schwierigkeiten führte.

Sie war künstlerisch begabt, konnte gut zeichnen und Cello spielen und war in den stabileren Phasen ihres Lebens eine sehr gute Großmutter.

Verlauf

Im ersten Gespräch mit Steve de Shazer stellte sich heraus, dass Frau X auf der Skala zwischen 0 und 10 eine Situation bei 5 anstrebte, wenn 10 dafür stand, dass es ihr sehr gut ging. Die 5 schien ihr gerade richtig und gut genug. Dieses Niveau versprach der Klientin aus ihrer Sicht die größte Sicherheit, weder überschießend zu reagieren noch im Sumpf der Depression zu versinken. Auf die Frage, was sie denn tue, wenn sie bei 5 sei, konnte sie kaum antworten. Es gab keine spezifischen Tätigkeiten, die sie nennen konnte, noch war es ihr möglich zu beschreiben, in welchem Kontext dieses Niveau von ihr am ehesten erreicht werden konnte. Nach der Pause (siehe den nächsten Abschnitt) bat Steve de Shazer die Frau, in den nächsten Monaten genau zu beobachten, was sie tut, wenn sie bei 5 ist, und wann und wo sich dieser Zustand einstellt.

Ein Jahr später war es sehr berührend zu hören, wie ernst Frau X diese Anregung genommen hatte. Sie berichtete, dass sie herausgefunden habe, dass das Betrachten von Engeln, die sie selbst gebastelt hatte, sie ungemein beruhige und auch das Cellospielen für sie einen stabilisierenden, ausgleichenden Effekt habe. Steve de Shazer fragte im Detail nach, was am Cellospiel denn so gut wirksam sei.

Zunächst reagierte die Klientin etwas erstaunt auf diese Frage und konnte keine spezifische Antwort geben. Als Steve de Shazer in seiner beharrlichen Art dieselbe Frage erneut stellte, setzte sich die Frau auf die Kante der Sitzfläche ihres Stuhles. Es wurde klar, sie saß da, als ob sie Cello spielen würde. Auf einmal huschte ein Lächeln über ihr Gesicht, und sie beschrieb das für sie Essenzielle am Cellospiel: Das Gefühl des Instruments zwischen den Knien, der feste Griff um den Steg und das flexible Streichen des Bogens über die Saiten, das war es! Das kinästhetische Empfinden stand im Vordergrund.

Das Beschreiben und Benennen dieses Zustandes wurde in den Stabilisierungsbemühungen von Frau X sehr wichtig. In einer weiteren Sitzung ein Jahr später berichtete sie, dass sie sich dieses Wissen zunutze gemacht habe und dadurch vermehrt die Gemütsbalance habe halten können.

Das Fokussieren auf die Handlung hat noch einen weiteren guten Grund. Anders als Denken und Fühlen können Handlungen durch Dritte beobachtet werden. Eine positive Reaktion eines Dritten auf eine Handlung erhöht die Wahrscheinlichkeit, dass ein Mensch sie in genau derselben Art wiederholt. So tragen positive Rückmeldungen dazu bei, erwünschte Veränderungen zu verstärken.

Dies ist der Grund, weshalb Steve de Shazer immer wieder betonte, dass Klienten sich klar darüber werden müssen, wie sich Veränderungen nach außen manifestieren. Aufgrund der Systemtheorie muss jede Veränderung eines Teiles des Systems auch Veränderungen im ganzen System bewirken. Wenn ein Klient demnach sagt, ich bin zufriedener, das merkt jedoch niemand, sollte der Berater versuchen, den Klienten auf Reaktionen der Umwelt zu sensibilisieren. Zum Beispiel:

»Angenommen, dies würde sich zeigen, einfach nur angenommen, die größere Zufriedenheit würde sich irgendwie zeigen, wie am ehesten würde dies geschehen, und wer könnte dies als Erster wahrnehmen?« Damit fokussiert der Beratende auf die äußeren, beobachtbaren Handlungen, welche die Emotion »größere Zufriedenheit« ausdrückt. So wird die Wahrscheinlichkeit erhöht, dass der Klient allfällige Reaktionen von Außenstehenden wahrnimmt und diese als Verstärker wirken können.

Pause und Rückmeldung

Bei einem lösungsfokussierten Therapiegespräch verlässt ungefähr eine Viertelstunde vor dem Ende der Sitzung der Berater den Raum, um über das gemeinsame Gespräch nachzudenken. Ich melde diese Pause bei der Einleitung des Gesprächs jeweils an, indem ich zum Beispiel sage:

»Kurz vor dem Ende der Sitzung werde ich den Raum verlassen, um über all das Nützliche, das sie mir erzählt haben werden, nachzudenken. Nach kurzer Zeit werde ich wieder hereinkommen und ihnen eine Rückmeldung geben. Es kann sein, dass ich ihnen ein Experiment vorschlage, dies ist jedoch nicht immer der Fall. Nach dieser Rückmeldung wird unser Gespräch beendet sein. Während ich diese Pause mache, können sie etwas trinken, und die Kinder können auch spielen.«

Steve de Shazer begründete die Notwendigkeit der Pause folgendermaßen: Wir können nicht zuhören und über das, was wir hören, gleichzeitig nachdenken. Daher braucht der Berater eine Pause, um über das Gehörte zu reflektieren.

Das Ziel dieser Reflexion während der Pause ist es, sich über Folgendes klar zu werden:

- Was hat mich am Gespräch, welche Punkte haben mich besonders positiv überrascht? (What was outstanding?) Diese Punkte bilden die Grundlage für die Wertschätzungen, die dem Klienten anschließend gegeben werden.
- Was ist es, was der Klient erreichen möchte? Welches ist das Ziel?
- Konnten Ausnahmen vom Problem identifiziert werden?
- Was kann der Klient, und was ist er im jetzigen Zeitpunkt bereit zu tun?
- Welche der Stärken und Ressourcen, die der Klient hat, sind dafür dienlich, das angestrebte Ziel zu erreichen?
- Welches ist der erste kleine Schritt auf das angestrebte Ziel hin?

Bei der Zusammenstellung der Rückmeldung sollte der Berater auf Folgendes achten:

- In jedem Fall dem Klienten Wertschätzung geben für Stärken, die während des Gesprächs sichtbar wurden. Wenn mehrere Komplimente denkbar sind, am ehesten diese Ressourcen wertschätzen und hervorheben, die geeignet sind, das erhoffte Ziel zu erreichen.
- Bei jeder Rückmeldung ist es wichtig, gut auf die Wortwahl zu achten und Schlüsselbegriffe des Klienten zu benutzen. Dies gibt ihm den Hinweis, dass der Berater sehr gut zugehört hat.
- Falls noch kein Ziel definiert werden konnte, sollte der Klient nach der Wertschätzung angeregt werden zu beobachten, was in seinem Leben unverändert bleiben soll und was ihm Hinweise darauf gibt, dass das Problem gelöst werden kann.
- Ist die Motivation des Klienten zur Verbesserung groß und zeigt er sich entschlossen, bei sich Veränderungen einzuleiten, können – zusätzlich zu den Wertschätzungen und einer allfälligen Beobachtungsaufgabe – direkt neue Verhaltensweisen initiiert werden (De Jong u. Berg 1998; siehe Kap. 5, Abschn. »Fehlende Motivation«).

Während der Interviewphase nimmt sich der Berater gemeinsam mit den Klienten als in ein und demselben System anwesend wahr. In diesem Punkt unterscheidet sich der lösungsfokussierte Ansatz wesentlich von vielen Therapiemodellen. Zwischen Klienten und Berater findet ein Austausch statt, bei dem das Expertentum der Klienten für ihre eigenen Angelegenheiten und das Expertentum des Beraters in Bezug auf Kommunikation Bedeutung erlangen und das Gespräch ergiebig machen.

Während der Pause und während der Rückmeldung ändert sich die Position des Beraters. Er tritt aus dem gemeinsamen System aus und ordnet unabhängig, basiert auf seinem Wissen, das gesammelte Material. Dabei muss er jedoch streng darauf bedacht sein, nur Aspekte zu benutzen, die in irgendeiner Form während des Interviews von den Klienten erwähnt wurden. Nur so kann das Expertentum der Klienten respektiert werden.

Bei der Rückmeldung hat der Berater die Möglichkeit, die Aussagen nach seinem Ermessen zu gewichten. Durch die Auswahl der Komplimente werden die Klienten auf wichtige Ressourcen aufmerksam gemacht, die sie für die Verbesserung ihrer Situation nutzen können. Dadurch erhalten Klienten Orientierung und eine gewisse Sicherheit, und es wird Hoffnung kreiert.

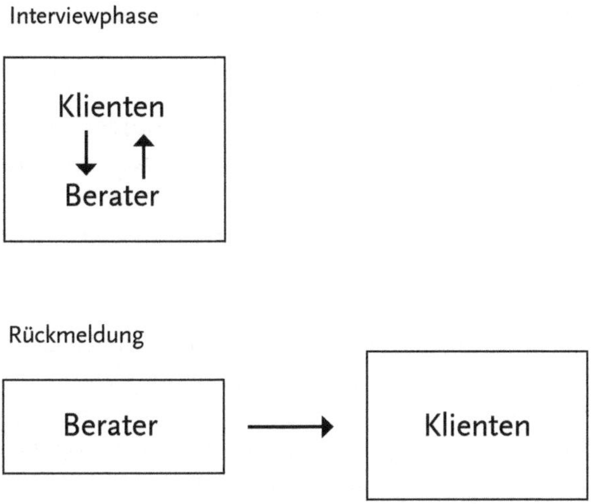

Abb.: Systemzugehörigkeit und Richtung der Kommunikation im Interview bzw. bei der Rückmeldung

Anerkennen der eigenen Grenzen und Loslassen

Es gibt Situationen, in denen wir als Beratende den Eindruck haben, wir hätten unser Bestes gegeben; dennoch stellt sich nicht die erwünschte Veränderung ein. In solchen Situationen ist es wichtig, einen Moment innezuhalten und sich zu vergegenwärtigen, dass Menschen lebende Systeme und keine instruierbare Maschinen sind. Um sich nicht zu verausgaben und um gegen Frustrationen vorzubeugen, ist es entscheidend, die eigenen Grenzen zu erkennen.

Wenn wir dies nicht tun und in jedem Fall davon ausgehen, das Resultat beeinflussen zu können, sofern wir uns nur genügend engagieren und noch besser arbeiten, laufen wir Gefahr, uns in einer Situation zu verbeißen. Natürlich ist es sehr wichtig, das eigene Tun zu reflektieren, sich fortlaufend zu informieren und sich mit Dritten auszutauschen. Ich plädiere jedoch dafür, die Beurteilung des eigenen professionellen Handelns nicht ausschließlich am Resultat zu messen. Vielmehr möchte ich nahelegen, in solchen Situationen zu beurteilen, ob das Handeln in einem gegebenen Kontext und zum gegebenen Zeitpunkt das bestmögliche war. So wie Steve de Shazer es jeweils zu Beginn der Sitzungen formulierte, indem er den Klienten wissen ließ, dass er »sein Bestes tun« werde.

Beispiel: Sein Bestes tun, Grenzen akzeptieren, loslassen

Ausgangslage

Eine Sozialpädagogin einer psychiatrischen Kinderklinik äußerte in einer Supervision Selbstzweifel an der Effektivität ihrer Interventionen bezüglich eines Kindes und seiner Familie, die sie betreute. Die Sozialpädagogin schien erschöpft, ärgerlich und frustriert.

Verlauf

SUPERVISOR: Wenn ich Sie richtig verstanden habe, hoffen sie, dass für das Kind noch weitere positive Veränderungen möglich sind; trifft das zu?

SOZIALPÄDAGOGIN: Ja, ich habe große Hoffnungen, dass es diesem Kind gut ergehen wird. Es liegt mir besonders am Herzen. Ich möchte bei diesem Kind und seiner Familie mein Bestes geben.

SUPERVISOR: ... und Sie zweifeln daran, ob Sie bis anhin ihr Bestes gegeben haben? Habe ich Sie richtig verstanden?

SOZIALPÄDAGOGIN: Ja, das trifft zu. Ich habe den Eindruck, dass ich keine Fortschritte erziele mit dieser Familie. Um präzis zu sein, das Kind hat große Fortschritte gemacht. Die Eltern dagegen beharren immer noch auf ihren nicht kindgerechten und damit unerfüllbaren Bedingungen. Das erschwert die Arbeit mit dieser Familie sehr. Es muss doch möglich sein, den Eltern verständlich zu machen, dass Kinder anders funktionieren, als Erwachsene es tun! Ich mache wohl etwas falsch, sonst hätten sie das längst begriffen.

SUPERVISOR: Soeben haben Sie gesagt, dass Sie Ihr Bestes tun möchten. Woran würden Sie merken, dass Sie Ihr Bestes gegeben haben?

SOZIALPÄDAGOGIN: Wie bereits gesagt: Wenn die Eltern mehr auf die Bedürfnisse ihres Kindes eingehen und mehr, mehr mit uns kooperieren würden, dann wüsste ich, dass ich mein Bestes gegeben habe.

SUPERVISOR: Das bedeutet, Sie messen die Effektivität Ihres Handelns direkt an dem von Ihnen angestrebten Ziel?

SOZIALPÄDAGOGIN: Ja natürlich. Letztendlich zählt nur das.

SUPERVISOR: Hm, ich weiß nicht, ob ich das auch so sehe. Denken Sie, das Ziel, das die Eltern anstreben, und das, welches sie anstreben, ist dasselbe?

SOZIALPÄDAGOGIN: Hm ... Nein, das glaube ich nicht. Aber es muss doch möglich sein, die Eltern davon zu überzeugen, ihre Anforderungen an das Kind anzupassen. Alle Beteiligen in der Klinik sind überzeugt, dass nur so eine nachhaltige Verbesserung möglich ist.

SUPERVISOR: Ich möchte einmal zusammenfassen, was ich bis anhin von Ihnen gehört habe: Es ist Ihnen gelungen, das Kind so zu fördern, dass es viel Fortschritte machen konnte. Ihre Förderung hat Veränderungen bewirkt, die Sie und Ihre Mitarbeitenden als Fortschritte betrachten. Sie haben wiederholt mit den Eltern gesprochen und dabei versucht, kindgerechte Erwartungen zu induzieren, wobei Sie dabei weniger erfolgreich waren als in der direkten Arbeit mit dem Kind.

SOZIALPÄDAGOGIN: Ja, genau.

SUPERVISOR: Auf einer Skala von 0 bis 10, wenn 10 dafür steht, dass Sie sich bemüht und sich nach bestem Wissen und Gewissen für dieses Kind eingesetzt haben – ich bitte sie also, ihren *Einsatz*, nicht den erzielten Erfolg zu skalieren: Wo stufen Sie Ihre Bemühungen bezüglich des Kindes und wo betreffend die Eltern ein?

SOZIALPÄDAGOGIN: So habe ich das noch nie angeschaut. Es ist eigenartig. Ich würde meinen Einsatz für das Kind zwischen 7 und 8 und denjenigen für die Eltern eher höher, nämlich bei einer 8 oder gar einer 9 einstufen.

SUPERVISOR: Wo müssten sie Ihren Einsatz auf der Skala einstufen, damit sie zu sich sagen könnten: »Ich habe mein Bestes getan?«

SOZIALPÄDAGOGIN: Nun, eine 9 ist schon sehr gut. Hm, eigentlich kann ich nicht mehr tun als das, was ich bereits getan habe. Es ist schwierig für mich zu akzeptieren, dass ich nicht mehr Einfluss habe auf die Eltern.

SUPERVISOR: Dass es Ihnen so schwerfällt, dies zu akzeptieren, ist ein untrügliches Zeichen dafür, wie wichtig ihnen Ihre Arbeit ist. Wenn man so engagiert ist, wie Sie es mit dieser Familie sind, kann schnell vergessen gehen, dass wir nicht mehr als unser Bestes tun können und dass das, was dabei herauskommt, nicht in unseren Händen liegt. Das Resultat unserer Bemühungen hängt nicht alleine von unserem Einsatz ab. Sein

Bestes zu geben und es dabei bewenden zu lassen ist eine hohe Kunst. Wir alle müssen uns darin immer wieder üben.

Wie Luc Isebaert in seinem Buch *Kurzzeittherapie – Ein praktisches Handbuch* (2005) zur zeitlichen und räumlichen Eingrenzung der Angst einen »Grübelstuhl« vorschlägt, möchte ich anregen, sich regelmäßig auf einem besonders dafür ausgewählten Stuhl zu vergegenwärtigen, was man alles schon getan hat für einen Klienten oder ein Klientensystem. Dabei könnte es nützlich sein, die einzelnen Bemühungen, die man unternommen hat, mit Murmeln in einem Glas zu visualisieren. Danach könnte man noch für kurze Weile mit geöffneten Händen sitzen bleiben. Die geöffneten Hände sollen das Loslassen symbolisieren, das bewusste Übergeben an den Klienten im Vertrauen darauf, dass diese Person ihrerseits mit unseren Bemühungen das für sie zurzeit Bestmögliche machen wird.

Alltagskonversation und lösungsfokussiertes Beratungsgespräch

Alltagsgespräch

- Gesprächspausen dauern in der Regel höchstens 20 Sekunden, längeres Schweigen wird als unangenehm erlebt.
- Man lässt den Gesprächspartner ausreden.
- Berichten und Erzählen machen den Inhalt des Gesprächs aus.
- Klagen und Sichbeschweren sind üblich und stellen oft das Wichtigste des Gesprächs dar.
- Tabuthemen müssen beachtet werden.
- Das Gespräch wird von den Gesprächspartnern in etwa paritätisch gestaltet.

Lösungsfokussiertes Beratungsgespräch

- Ein Gesprächsziel wird formuliert.
- Der Berater ist verpflichtet, das Gespräch auf das ausgehandelte Ziel hin zu fokussieren.
- Der Berater hat die Gesprächsführung.
- Unterbrechen des Gesprächs durch den Beratenden ist oft nötig, damit das Gesprächsziel erreicht werden kann.
- Lange Pausen sind nützlich (Zeit zum Nachdenken geben).
- Langsames Verstehen vonseiten des Beratenden ist hilfreich! Zum Beispiel nachfragen, was der Klient mit einem bestimmten Ausdruck meint. Fragen statt sagen!

- Als Berater eine zögerliche Sprache benutzen, um den Klienten die Möglichkeit zu geben, Berichtigungen anzubringen.
- Zusammenfassen von Gesprächsabschnitten ist hilfreich.
- Der Beratende passt die Sprache dem Klienten an und verwendet seine Ausdrücke.

Das pädagogische Gespräch wirksam gestalten

Außerhalb des Therapie- oder Beratungssettings lösungsfokussiert zu arbeiten ist komplex und stellt eine zusätzliche Herausforderung dar zu dem Vorgehen, wie es von Steve de Shazer und Insoo Kim Berg gestaltet worden ist.

Der hauptsächliche Grund liegt darin, dass die Erwachsenen den Alltag mit den Kindern und Jugendlichen teilen und so viel mehr mitbekommen, was diese tun, als wenn sie sie nur während der Beratungsgespräche sehen würden.

Erziehende (Sozialpädagogen, Lehrer, Eltern) haben in ihrer Tätigkeit verschiedene Rollen: Sie müssen unter anderem den Kindern Dinge beibringen, sie müssen für ihren Schutz sorgen, sie müssen Grenzen setzen und bereit sein zu gemeinsamen Erlebnissen. Mit anderen Worten, sie befehlen, lehren, nehmen teil und beobachten.

Die Kommunikation findet, damit sie dieser anspruchsvollen Arbeit gerecht wird, sinnvollerweise auf drei Ebenen statt, auf der des:

- Informierens
- Befehlens, Anweisens, Anordnens
- gemeinsamen Reflektierens.

Hier einige Gedanken zur Autoritäts- und Machtfrage, die das Wort »befehlen« evoziert. Implizit beschreiben wir mit den Verben »befehlen«, »anordnen« oder »anweisen« ein Hierarchiegefälle. Es gibt Befehlende, Anweisende, Anordnende und Personen, die aufgefordert sind, das Gesagte auszuführen. Die Ausführenden sind also in ihrer Freiheit im Rahmen des Befehls oder der Anordnung eingeschränkt. Sie sind aufgefordert, die Autorität des Anweisers zu respektieren. Dieser Verlust an Freiheit oder – mit anderen Worten – diese Abhängigkeit geht in der Regel mit einem Gewinn an Sicherheit, Orientierung und oft auch mit dem Gefühl von Zugehörigkeit einher.

Nun sind sowohl Freiheit und Selbstbestimmung wie auch Sicherheit und Zugehörigkeit für eine gute Entwicklung und das Wohlbefinden des Menschen zentral wichtig.

Semantisch hat das Wort »befehlen« einen negativen Beigeschmack. Dies rührt unter anderem sicher auch von militärischen Befehlen her, bei denen von Menschen erwartet wurde, grausame Anordnungen mit unbedingtem Gehorsam auszuführen. In der Pädagogik, beeinflusst durch die Strömung der antiautoritären Erziehung, wurde in der zweiten Hälfte des letzten Jahrhunderts das Verb »befehlen« ersetzt durch »anordnen« oder »anweisen«. Das Hierarchiegefälle rückt durch diese Wortwahl in den Hintergrund, ohne dass jedoch die bestehende Abhängigkeit aufgehoben wird. Diese Umbenennungen ergeben durchaus Sinn. Im Umgang mit Kindern ist es nützlich, die Wörter zu gebrauchen, welche am ehesten eine Chance haben, gehört zu werden. »Ich gebe euch jetzt die folgende Anweisung ...« wird wohl in der Regel besser aufgenommen als »Ich befehle euch jetzt ...« Ähnlich verhält es sich mit dem Wort »bitte«. Wenn ich zu einem Kind sage: »Hol mir bitte die Schere!«, ist dies ein klarer Befehl. Mit dem Wort »bitte« erhöhe ich die Bereitschaft des Kindes, dem Befehl Folge zu leisten. Je nach Kontext ist es jedoch wichtig, sich einfach des Imperativs zu bedienen: »Tretet zurück!« »Geht an euren Platz!« – also zu befehlen.

Ebenso wichtig wie eine angemessene Wortwahl, wenn nicht noch wichtiger scheint mir, dass der Erziehende seine Interventionsart bewusst wählt und sich darüber im Klaren ist, auf welcher Ebene er kommunizieren will. Er muss wissen: Ist der Moment zum Reflektieren und Verhandeln gegeben – oder besteht er zum gegebenen Zeitpunkt darauf, dass das Kind seine Anweisung oder eben seinen Befehl ausführt? In meiner Arbeit habe ich immer wieder beobachtet, dass Erwachsene diesbezüglich oft sehr unklar sind und sich in der Folge Orientierungslosigkeit einstellt und die Verbindlichkeit und damit auch die Sicherheit verloren gehen.

Sind sich die Erwachsenen jedoch klar, auf welcher Ebene sie intervenieren wollen, ob sie befehlen, informieren oder reflektieren wollen, stellen sich aus meiner Erfahrung wie von selbst die passende Wortwahl, der dazugehörige Tonfall und die Mimik ein. Kindern erleichtert es die Kooperation ungemein, wenn sie klare Signale bekommen.

In diesem Buch werden wahlweise die Wörter »befehlen«, »anordnen« und »anweisen« gebraucht. Das Wort »befehlen« wird dann zum Einsatz kommen, wenn es aus meiner Sicht sinnvoll ist, die Unverhandelbarkeit der Anordnung zu betonen. Dies ist zum Beispiel bei der Aktivität »Befehlerlis« der Fall. Dies ist ein Spiel, bei dem abwechslungsweise das Kind oder der Jugendliche dem Erwachsenen Befehle erteilt.

Die Wahrscheinlichkeit, dass Kinder und Jugendliche die Autorität einer Person anerkennen, ist um so größer, je regelmäßiger der Erwachsene bereit ist, sich die Dinge durch ihre Augen anzusehen, ihren Meinungen und Ansichten Gehör schenkt und ihre Argumente berücksichtigt.

Deshalb ist im pädagogischen Kontext der Wechsel von einer Kommunikationsebene zur anderen wichtig. Je jünger die Kinder, umso häufiger wird man sich auf der Informations- und Befehlsebene bewegen.

Vermitteln von Informationen

Information, die gut gespeichert werden kann:

- ist kurz
- ist in verständlichen Worten formuliert
- enthält Neues.

Um gut informieren zu können, braucht man eine Vorbereitung:

- Was will ich sagen?
- Was weiß der Informationsempfänger bereits?
  Die Aufmerksamkeit der Kinder muss durch neue Information geweckt werden. Kinder schweifen gedanklich ab, wenn eine lange Einleitung mit bereits Bekanntem gegeben wird:
- Wo, wann und wie will ich die Information übermitteln?
- Wie stelle ich sicher, ob die Information verstanden wurde?
- Wie nimmt das Kind am besten Informationen auf? Dies kann auf der Reflexionsebene zum Beispiel in einem Fördergespräch exploriert werden.

Befehlen, anordnen, anweisen

Der Befehl, die Anweisung oder die Anordnung soll enthalten, was das Kind tun soll, nicht, was es unterlassen soll. Kinder brauchen Zeit, sich umzustellen; daher: Befehl erteilen und warten!

Wenn immer möglich, mit einem Befehl einen Rahmen setzen (mit wem, wann, wie viel) und innerhalb dieses Rahmens dem Kind eine Wahlmöglichkeit geben.

Beispiel: »Bis heute Abend um 18 Uhr musst du deine Hausaufgaben gemacht, dein Zimmer aufgeräumt und dein Fahrrad zum Flicken gebracht haben. Teile deine Zeit selbst ein.«

Befehle mit Überraschungsmoment: Wenn das Kind schlecht auf Befehle hört, den Befehl in neuer Form erteilen: Befehl singen; flüstern; aufschreiben; nonverbal, indem das Kind sanft zum bestimmten Ort oder zur bestimmten Tätigkeit geführt wird; etc.

Gemeinsames Reflektieren

Die Gefahr ist groß, dass im pädagogischen Alltag die Reflexionsebene zu wenig oder gar nicht genutzt wird und sich Erziehende ausschließlich auf der Informations- und Befehlsebene bewegen.

Viele Erziehende haben auch kaum klare Vorstellungen davon oder haben wenig Übung darin, wie sie mit Kindern auf geeignete Weise reflektieren können. Sie sind es manchmal nicht gewohnt, ihnen Fragen zu stellen und genau auf ihre Antworten zu hören. Oft fehlt den Erwachsenen auch die Neugierde zu erfahren, was Kinder denken und wie sie die Dinge sehen. Sie messen den Äußerungen der Kinder wenig Bedeutung zu und glauben nicht an ihr Expertentum!

Damit lösungsfokussiert im pädagogischen Alltag gearbeitet werden kann, müssen daher Strukturen so geschaffen und auch Fähigkeiten so entwickelt werden, dass die Reflexion mit den Kindern stattfindet. Die Gespräche müssen so geführt werden, dass die Kinder gefördert und in ihrer Einzigartigkeit ernst genommen werden.

In den Familien und in den pädagogischen Einrichtungen sollte ein regelmäßiger Austausch auf der Reflexionsebene zur Gewohnheit werden. Es lohnt sich, in Förder-, Oasen- und Konfliktgesprächen den Kindern die Möglichkeit zu geben, sich zu äußern, ihnen zuzuhören und mit ihnen zu reflektieren (Baeschlin u. Baeschlin 2001).

Gesprächstypen im pädagogischen Kontext

Standortgespräch

Ziel

Aktuellen Zustand explorieren; erzielte Fortschritte auflisten; eruieren, welche Fördermaßnahmen besonders nützlich waren; weitere Förderung planen.

Struktur

Teilnehmende: Kind, Bezugsperson, Eltern, Versorger, Therapeut/in.

Vorbereitung

Eine Person hat die Gesprächsführung; sie wird in der Regel im Voraus bestimmt und ist meistens auch die Person, die zum Gespräch einlädt.

Im Vorfeld eines solchen Gesprächs müssen folgende Punkte überdacht werden:

- Welche Bedürfnisse müssen besonders beachtet werden? (Zum Beispiel: verkürzte Aufmerksamkeitsspanne des Kindes, Animositäten, allfällig verwirrende oder verletzende vorangegangene Informationen und Handlungen.)
- Welche Möglichkeiten habe ich als Gesprächsleiterin, diesen Bedürfnissen zu begegnen?
- Anregungen: Das Gespräch sorgfältig rahmen. Das heißt unter anderem: Wortunterbrechungen ankündigen; darauf hinweisen, dass das Bedürfnis, im Detail Schwierigkeiten zu beschreiben, normal ist, so wie auch das Bedürfnis, Hinweise zu erhalten oder Tipps zu geben – dass dies aus Erfahrung jedoch wenig hilft, Fortschritte zu erzielen.
- Sitzanordnung festlegen.
- Worterteilung steuern.
- Gespräch unterbrechen.
- Wertschätzung zeigen; dem Kind etwas in die Hände geben, das die Spannung herabsetzt (Zupfball – das ist ein Ball mit Gummifäden, an denen das Kind zupfen kann –, Geduldsspiel etc.).
- Lösungssprache gebrauchen (»und« statt »aber«; »Was anstelle von ... möchten Sie sehen? Verstehe ich dich/Sie richtig ...?«).
- Zusammenfassen.
- Skalieren.

Durchführung des Gesprächs

- Bekanntgeben, welches das Ziel des Gesprächs sein soll. Zum Beispiel: »Wir sind hier, um zu erfahren, welche Fortschritte das Kind X gemacht hat, wie der nächste Förderschritt aussehen könnte und wer dazu was beitragen kann.«

- Zusätzliche Erwartungen explorieren: »Woran werden die Beteiligten merken, dass sich das Gespräch gelohnt hat?«
- Zeitrahmen festlegen; bestimmen, wer das Protokoll schreibt; klären, wie der Informationsfluss sein wird.
- Festhalten der Fortschritte und der positiven Veränderungen, die der Klient seit dem letzten Standortgespräch erreicht hat. Diese, wenn möglich, auf ein Flipchart schreiben und so für alle sichtbar machen. Kinder, die bereits gute Schreibfertigkeiten haben, können dies tun. Damit sind sie nicht nur auf der akustischen Ebene auf das von ihnen bereits Erreichte fokussiert.
- Viele Details darüber erfragen, wann wo und wie der Klient diese Veränderungen erreichte. Ermitteln, welche der Hilfestellungen besonders nützlich waren.
- Wenn Klagen einsetzen, sollte die Person, die das Gespräch leitet, sofort unterbrechen und gleichzeitig wertschätzend reagieren. Zum Beispiel: »Ich höre, dass aus Ihrer Sicht die Situation schwierig ist und dass sich noch nicht wesentliche Verbesserungen eingestellt haben. Es ist gut, dass wir zusammengekommen sind, um zu besprechen, wie alle Beteiligten X noch wirkungsvoller fördern können. Angenommen, es hat Momente gegeben, in denen es nicht ganz so belastend war, was hat X zu diesem Zeitpunkt getan? Was haben Sie allenfalls beigetragen, damit die Dinge etwas besser verlaufen konnten?«
- Skalieren: Wo steht der Prozess in Bezug auf das vereinbarte Ziel? Eventuell müssen neue, andere Ziele vereinbart werden, die das Kind erreichen will, soll oder kann.
- Woran werden die Beteiligten merken, dass sich der Prozess um eine Stufe verbessert hat?
- Was ist nötig, um den nächsten kleinen Schritt zu erreichen?
- Festhalten, wer was wie wo und wann tut.

Fördergespräch

(Beispiele siehe Kap. 5, Abschn. »Wenn Kinder stehlen und lügen«.)

Ziel

Mit dem Kind/Jugendlichen herausfinden, was alle Beteiligten tun können, damit in einem bestimmten Bereich Fortschritte erzielt werden können. Zum Beispiel: Regeln einhalten, aktiver am Rechenunterricht teilnehmen, drogenfrei in die Schule kommen, die Wahrheit sagen, die Hausaufgaben machen, das Zimmer aufräumen etc.

Struktur

Teilnehmende: Kind/Jugendlicher und eine Bezugsperson (Vater, Mutter, Sozialpädagogin, Lehrkraft).

Vorgehen

- Zunächst aus der Haltung des Nichtwissens explorieren, welche Vorteile resultieren für den Klienten aus dem gezeigten Verhalten im Gegensatz zur Situation, die sich ergeben würde, falls er sich so verhielte, wie es von ihm verlangt wird? Welches sind die wichtigen Unterschiede? Was ist der gute Grund? Wie genau ist es für das Kind/den Jugendlichen von Vorteil, das Geforderte zu verweigern, die Regeln nicht einzuhalten?
- Die Antworten auf diese Fragen gewähren Aufschluss darüber, ob es ein Bedürfnis gibt, das auf neue Weise berücksichtigt werden muss. Zum Beispiel: genügend Zeit zum Spielen zu haben, sich entspannen zu können, eine wichtige Rolle zu haben und damit Anerkennung zu kriegen etc.
- Konnte in letzter Zeit das Bedürfnis auf angemessene Art befriedigt werden? Wenn ja, wie?
- Was muss geschehen, damit alle Beteiligten denken, die Situation hat sich um eine Stufe verbessert? Genaue Beschreibung auf der Handlungsebene erarbeiten.
- Was muss geschehen, dass das Kind/der Jugendliche das beschriebene Verhalten zeigt und auch seine Bedürfnisse im gegebenen Rahmen befriedigen kann?
- Im Detail explorieren wir, wie man diesen Prozess unterstützen kann.
- Festlegen, wann das neue Vorgehen evaluiert werden soll.
- Klären, ob das Kind/der Jugendliche an die Abmachungen erinnert werden möchte oder nicht. Wenn nein, diesen Wunsch respektieren!

Sehr wichtig: Falls das Fördergespräch geführt wird mit dem Ziel, den Klienten darin zu stützen, unverhandelbare Regeln einzuhalten, immer wieder klar und ruhig kommunizieren, was Sache ist. Der Erwachsene muss das Kind/den Jugendlichen auffordern, darüber nachzudenken, wie es gelingen kann, die gewünschte Befriedigung auf eine Art zu erreichen, die innerhalb des gesetzten Rahmens bleibt. Er muss also sagen: »Ich sehe, du möchtest den Zustand Y haben (zum

Beispiel entspannt sein), *und* du weißt, dass dies auf die Art und Weise, wie du es bis heute erreicht hast, nicht erlaubt ist. Also, was willst du tun? Wie kannst du in Zukunft den Zustand Y erreichen?«

Krisengespräch

Ziel

Ziel eines Krisengesprächs ist es, den Handlungsspielraum zu vergrößern und Informationen zu sammeln, damit die nötige Unterstützung für den Klienten organisiert werden kann.

Teilnehmende

Klient und eine Person, die nicht in die Krise miteinbezogen ist (Lehrperson, Eltern, Therapeut/in, Betreuungsperson).

Vorbereitung

Eine Krise ist eine Wahrnehmungskonstruktion des Klienten. Es ist eine Situation, die der Klient im gegebenen Zeitpunkt als nicht bewältigbar einstuft. Im pädagogischen Kontext nehmen nicht selten Betreuungspersonen eine Situation als Krise wahr und das Kind oder der Jugendliche nicht. In solchen Fällen ist es sinnvoll, zunächst die betreffende Betreuungsperson als Klienten zu konzeptualisieren. Es geht oft darum, den Betreuer zu befähigen, auf die als Krise wahrgenommene Situation Einfluss nehmen zu können. Also: Was kann der Betreuer tun, damit er denkt, der Jugendliche sei nicht mehr gefährdet? Das Krisengespräch wird mit dem Betreuer durchgeführt.

Natürlich gibt es auch Situationen, in denen sich Jugendliche selbst in einer Krise wahrnehmen, zum Beispiel wenn sie denken, der einzige Ausweg sei, sich das Leben zu nehmen.

Vorgehen

- Dafür sorgen, dass sich der Klient möglichst sicher fühlt. Zum Beispiel: etwas zum Trinken anbieten, sagen, dass man sich Zeit nehmen kann, dass man bereit ist, sehr aufmerksam zuzuhören, was immer der Klient berichten möchte.
- Explorieren, wie es der Klient bisher geschafft hat.
- Welche Bewältigungsmechanismen haben bis zu diesem Zeitpunkt geholfen?

- Welche Bewältigungsstrategien waren eventuell in ähnlichen Situationen hilfreich?
- Woran würde der Klient merken, dass die Situation sich um ein klein wenig entspannt hat?
- Woran würden Dritte diese Verbesserung merken?
- Im Gespräch Handlungsszenarien besprechen: Was kann der Klient tun, welche Hilfen können in Anspruch genommen werden?
- Wann findet der nächste Kontakt statt? (Je schwerer die Krise, umso kleiner sollte das Intervall bis zu dem Zeitpunkt sein, zu dem man mit dem Klienten wieder ein Gespräch vereinbart. Dies können zum Beispiel nur einige Stunden sein. In Krisen ist es besonders wichtig, dass Schritte konkret und auf der Handlungsebene formuliert werden. Es gilt die Regel: Als je ausgeprägter die Krise wahrgenommen wird, umso kleinere Handlungsschritte sind notwendig.)

Oasengespräche

Ziel

Dem Kind/Jugendlichen die Gelegenheit geben, dem Erwachsenen zu berichten, was zurzeit interessant ist, was wichtig ist in seinem Leben.

Teilnehmende

Kind/Jugendliche/r, Bezugsperson.

Vorgehen

- Das Kind/der Jugendliche darf den Rahmen bestimmen, in dem das Gespräch stattfindet, und das Thema, über das gesprochen werden soll. Also es ist sehr gut vorstellbar, dass die beiden Beteiligten spazieren oder etwas essen gehen. Die zuhörende Person gibt nur vor, wie lange sie im Maximum Zeit hat.
- Das Kind/der Jugendliche erzählt von dem, was zurzeit gerade wichtig ist, wofür es/er sich interessiert, was es/er der Bezugsperson mitteilen will. Zum Beispiel berichtet der Jugendliche, welches neue Computerspiel ihn fasziniert, was ihn beschäftigt im Zusammenleben mit anderen Jugendlichen, was er kaufen möchte etc.

- Die Bezugsperson zeigt aus der Position des Nichtwissens Interesse und Neugierde hinsichtlich der Ausführungen des Kindes/Jugendlichen. Es ist die Aufgabe der Bezugsperson, ungeteilte Aufmerksamkeit zu schenken. Das Gespräch ist nicht fokussiert und auf ein bestimmtes Ziel gerichtet. Es soll die Möglichkeit zu einem Austausch sein, bei dem der Jugendliche erfahren kann, dass der Erwachsene zuhören kann und an seiner Welt interessiert ist.
- Die Bezugsperson kommentiert das Gesagte nicht und gibt möglichst keine Wertungen ab, außer das Kind/der Jugendliche wünscht dies.

  Sollte es den Erwachsenen drängen, etwas zu sagen, kann er fragen: »Interessiert dich, was mir bei deiner Schilderung durch den Kopf geht?«

  Wenn der Betreuende ein Ja erhält, können die persönlichen Gedanken mitgeteilt werden. Wenn die Antwort Nein ist und der Erwachsene das Gefühl hat, er müsse unbedingt das Thema aufgreifen, kann er zu einem späteren Zeitpunkt ein Fördergespräch anberaumen.

2. Die Beratung erfolgreich starten

In Kapitel wurden vor allem Einzelheiten in der Gesprächsführung besprochen, die ein erfolgreiches Arbeiten begünstigen. Im folgenden Kapitel ist die Rede von der Art und Weise, wie Beratungen angegangen werden können, bei denen mehrere Personen involviert sind, verschiedene sich zum um Teil widersprechende Zielvorstellungen vorherrschen und ein Teil der Klienten, meist die Kinder und Jugendlichen, sich als unfreiwillige Klienten verstehen.

Jüngere Kinder konzeptualisieren Schwierigkeiten gar nicht als Probleme, die gelöst werden müssen und können. Sie nehmen die Situation im Kindergarten und in der Schule als gegeben hin. Ihr aktuelles Leben ist angenehmer oder unangenehmer. Sie leiden mehr oder weniger darunter. Kinder reagieren meist auf der Handlungsebene und verhalten sich entsprechend ihren Möglichkeiten. Sie sind Teil der Situation, und eine Reflexion über das, was geschieht, ist nicht möglich. Eine Situation oder sein eigenes Verhalten zu reflektieren ist ein Vorgang, der voraussetzt, dass ein Mensch mit einer gewissen Distanz etwas betrachten und beurteilen kann. Diese Fähigkeit ist bei jüngeren Kindern nur sehr beschränkt vorhanden und entfaltet sich nur langsam im Laufe der Entwicklung. Bei älteren Kindern besteht diese Reflexionsfähigkeit. Trotzdem ist es meist nicht ihre Wahl, sich bei einer Fachperson Unterstützung zu holen. Wie die jüngeren Kinder versuchen sie, durch bestimmte Verhaltens- und Handlungsweisen zu reagieren. Falls es sich um Jugendliche handelt, holen sie sich unter Umständen bei Peers Rat.

Es sind also vorwiegend die Erziehenden, die ein Problem wahrnehmen und beschließen, eine Fachperson beizuziehen. Häufig sind Überweisende der Meinung, dass die beigezogene Fachkraft sich vor allem mit dem Kind beschäftigen und das Fehlverhalten therapieren soll. Vom systemischen Denken her ist es jedoch sinnvoll, alle Beteiligten in den Prozess einzubeziehen. Jede Betreuungsperson nimmt ein Kind verschieden wahr. Daraus resultieren oft auch verschiedenste Vorstellungen von dem, was in einer Beratung erreicht werden soll und wer welche Veränderung vornehmen muss. Die Anliegen können sehr widersprüchlich sein.

Die Frage ist: Wie gestalte ich bei einer komplexen Ausgangslage ein lösungsfokussiertes Vorgehen?

Bei Therapeutinnen und Beratenden, die in einer Institution arbeiten, kommen oft noch weitere Faktoren hinzu, die speziell beachtet werden müssen. Meist gibt es generelle Leistungsaufträge, die unabhängig vom einzelnen Klienten formuliert sind. Vorgesetzte schreiben Handlungsabläufe vor, es existieren gewachsene Strukturen bezüglich Informationsfluss und Dokumentation. All diese Parameter beeinflussen zusätzlich die Art und Weise, wie vorgegangen werden muss. Sie werden in der nachfolgenden Darstellung nicht berücksichtigt.

Ausgangskonstellationen

- Eltern melden sich, weil sie mit ihrem Kind oder Jugendlichen Probleme haben.
- Eltern werden durch eine Drittstelle wie z. B. Schule oder Lehrbetrieb motiviert, Unterstützung zu holen.
- Lehrkräfte, Lehrlingsbeauftragte nehmen Kontakt auf und wünschen eine Veränderung beim Kind, Jugendlichen oder den Eltern.
- Behörden erteilen einen Beratungsauftrag.
- Der Berater muss Tests durchführen und Abweichungen von der Norm ausführlich dokumentieren.

Bei allen diesen Ausgangssituationen sind immer mehrere Menschen zum Teil als direkte, zum Teil als indirekte Auftraggeber involviert. In der Regel wird der Berater von einer erwachsenen Person angerufen, welche die Aufgabe übernommen hat, den ersten Kontakt herzustellen. Es ist wichtig, dass der Berater diese erste Person nicht als den Auftraggeber schlechthin ansieht. Anlässlich jeder Anmeldung zur Beratung ist es sinnvoll, darüber zu informieren, dass der lösungsfokussierte Ansatz angewendet werden wird, und darüber, wie das Vorgehen aussieht.

Das Knüpfen des Supportsystems

Das Erarbeiten einer gemeinsam getragenen Zielvorstellung ist Personen, die sich bloß als Überweiser wahrnehmen, fremd. Viele Lehrkräfte und Ärzte weisen die Kinder oder Jugendlichen zur Abklärung und Therapie zu. Sie umschreiben kurz die Symptomatik und überlassen das weitere Prozedere dem Berater. Diese Personen nehmen sich nicht als

Teil des Behandlungssystems wahr, und sie sind sich oft nicht dessen bewusst, wie wertvoll ihre Einschätzung und Wahrnehmung ist. Ich habe es mir zur Gewohnheit gemacht, den Überweisenden gezielte Fragen zu stellen, um sie so aktiv in den Behandlungsprozess einzubinden.

Fragen an den Überweiser

- Welches sind die Veränderungswünsche?
- Was muss sich vorrangig verändern? Der Überweiser soll nach Wichtigkeit ordnen.
- Wo steht der Prozess der am dringlichsten erachteten Veränderung auf einer Skala von 0 bis 10, wenn 10 dafür steht, dass das Ziel erreicht ist?
- Woran würde der Überweiser merken, dass sich das Verhalten und/oder die Fähigkeit in diesem Bereich um eine Stufe verbessert hat?
- Woran würden es andere Personen im Umfeld von X feststellen?
- Welches sind zusätzliche Erwartungen an den Berater?
- Wie soll der Informationsaustausch gestaltet werden?
- Was hat der Überweiser dem Klientensystem mitgeteilt? Dies ist eine sehr wichtige Information, die es ermöglicht, die Anschlussfähigkeit bei den direkt Betroffenen zu gestalten.

Erstgespräch

Eltern lade ich meist mit ihren Kindern zum Erstgespräch ein. Jugendliche kommen hie und da auch alleine. Wer letzten Endes am ersten Gespräch teilnimmt, wird im lösungsfokussierten Ansatz jedoch dem Klientensystem überlassen.

Diese Wahlfreiheit erleben einige als sehr positiv, andere haben das Bedürfnis, am Telefon die Teilnahme zu klären. Meist nennt der Anrufende nach dieser Klärung die Personen, mit denen er vorbeizukommen gedenkt. Wichtig scheint mir zu betonen, dass auch kurz vor der Sitzung noch Änderungen vorgenommen werden können, ohne dass ich als Therapeutin davon benachrichtigt werden muss.

Einstieg

Ich rahme die Sitzung und gebe die wichtigsten Regeln bekannt. Ich betone, dass ich im nachfolgenden Gespräch an den Ansichten und Meinungen der Anwesenden interessiert bin und dass es normal ist, wenn dabei unterschiedliche Einschätzungen und Sichtweisen zur Sprache kommen. Im Zentrum des ersten Gesprächs soll das Erarbeiten einer gemeinsam getragenen Zielvorstellung und, wenn möglich, auch eine konkrete Vorstellung des ersten kleinen Veränderungsschritts stehen.

Beteiligen sich an der Sitzung Kinder oder Jugendliche beginne ich, wann immer möglich, das Gespräch mit ihnen. Bevor ich die Stärken und Interessen der jungen Klienten exploriere, versichere ich den Erwachsenen, dass genügend Zeit sein wird, über ihre Anliegen zu sprechen.

Ich erkundige mich bei den Eltern in diesem ersten Abschnitt des Gesprächs auch immer über Kompetenzen, die ihr Kind zeigt, und wertschätze ihre Erziehungsarbeit. Viele Fähigkeiten, die Kinder haben, haben sie nämlich unter anderem dank ihrer Eltern erworben.

Das erste Kennenlernen des Kindes leite ich zum Beispiel mit dieser Einstiegsfrage ein: »Ich nehme an, von dir aus würdest du nicht dasitzen, sag mir, angenommen, du wärst zu Hause und könntest frei über deine Zeit verfügen, was würdest du tun …?«

Zum Ende des Joinings fasse ich zusammen und hebe Stärken hervor. Zum Beispiel: »Ich habe gehört, dass du beim Spielen am PC sehr viel Biss und Ausdauer zeigen kannst, da scheinst du dranzubleiben, auch wenn du es nicht sofort schaffst … es scheint mir, es ist dir wichtig, in einer Gruppe dazuzugehören und anerkannt zu sein.«

Diese Art der Kontaktaufnahme mit den Kindern und Jugendlichen verändert oft die Stimmung und kreiert erste Hoffnung.

Danach stelle ich die übliche Frage, woran alle Beteiligten merken werden, dass es sich gelohnt hat, hierher zu kommen.

Erarbeiten von Zielvorstellungen

Im lösungsfokussierten Ansatz tritt die Beschreibung eines klar definierten, wohlgeformten Ziels an die Stelle der Problemanalyse, die bei anderen Beratungsansätzen als Erstes vorgenommen wird.

Die Erarbeitung einer solchen gemeinsam getragenen Zielvorstellung ist oft nicht einfach und braucht Zeit.

Einige Möglichkeiten

- Fragen, was anstelle des beklagten Verhaltens oder des Problems erwartet wird, wobei die Beschreibung auf der Handlungsebene erfolgen und in einem bestimmten Kontext stehen muss.
- Explorieren der Vorteile, welche die Beteiligten vom veränderten Verhalten erhoffen.

- Wunderfrage.
- Frage: »Wenn X (Name des Kindes/Jugendlichen) sich so verhalten wird, wie Sie dies gerade geschildert haben, welchen Unterschied wird dies für Sie machen?«
- »Welche Bedeutung werden Sie dem beimessen? Wie wird das Ihr Denken bezüglich der geschilderten Situation, des Kindes oder Jugendlichen verändern?«
- »Wie wird das die Beziehung zu Dritten verändern?«
- Bei Eltern lohnen sich auch Fragen dahin gehend, wie das veränderte Verhalten des Kindes bzw. Jugendlichen sich auf das Verhältnis im Paar auswirken wird.

Bei der Exploration der Veränderungswünsche fällt immer wieder auf, dass die übergeordneten Zielvorstellungen recht ähnlich ausfallen. Eigentlich sind sich alle Erziehenden und auch die meisten Kinder und Jugendlichen einig, dass sie eine gute Zukunft mit Gestaltungs- und Wahlmöglichkeiten anstreben, dass sie anerkannt und in einer Gruppe integriert sein möchten.

Divergenzen, sehr große Divergenzen bestehen in den Ansichten darüber, wie diese gute Zukunft zustande kommen soll. Es ist wichtig, sich zu Beginn nicht in diesen Divergenzen zu verlieren. Es ist äußerst hilfreich, das übergeordnete gemeinsame Fernziel zu finden und zu benennen. Dies hilft im Strudel der Diskussion über die Art und Weise, wie dieses Ziel erreicht werden soll, immer wieder zu einem gemeinsamen Fixpunkt zurückkehren zu können. Die Metapher des Leuchtturms umschreibt gut die Funktion dieses von allen akzeptierten übergeordneten Ziels.

Zur Erarbeitung einer Zielvorstellung ist ein respektvoller Umgang mit dem Problem notwendig. Nur wenn die Beteiligten das Gefühl erhalten, sie würden in ihren Anliegen verstanden und ihre Schwierigkeiten und die eventuell damit verbundenen Leiden würden wahrgenommen, können sie sich der Zukunft zuwenden. Das heißt, wir müssen zu Beginn eine gute Balance finden zwischen Problem- und Lösungsbeschreibung (Schmidt 2007).

Zielkonflikt

Liegt ein Zielkonflikt vor, ist das Erarbeiten von gemeinsam getragenen Zielvorstellungen erheblich erschwert.

Ein Zielkonflikt liegt vor, wenn die Erreichung eines Zieles die Erreichung eines anderen Zieles beeinträchtigt. Wir sprechen von einem Zielkonflikt, wenn es denkbar ist, dass die sich widersprechenden Ziele neu definiert werden können. Dies im Gegensatz zu unverhandelbaren Vorgaben, bei denen der Rahmen unabdingbar eingehalten werden muss.

Mit zunehmendem Alter der Kinder und Jugendlichen gehören Zielkonflikte zu einer normalen Erscheinung und sind Zeugen einer gesunden Entwicklung und einer guten Förderung durch die Erziehenden. Nur Kindern, denen die Chance gegeben wurde, sich eine eigene Meinung zu bilden, sind in der Lage, eigene Zielvorstellungen zu entwickeln. Eine erste intensive Phase von Zielkonflikten durchlaufen Kinder in der Trotzphase. Bereits zu diesem Zeitpunkt erfahren Erziehende, dass es zur Deeskalation flexibles Denken und Handeln braucht.

Eine Normalisierung des Zielkonflikts und eine Wertschätzung der konstruktiven Erziehungsarbeit – die Voraussetzung dafür ist, dass Kinder und Jugendliche sich so weit als eigenständige Wesen entwickeln können, dass es überhaupt zu Meinungsverschiedenheiten kommen kann – sind zu Beginn jeder Bearbeitung eines Zielkonflikts für die Beteiligten wichtig. Diese Normalisierung rahmt die Situation wohlwollend und kann bereits eine erste Beruhigung herbeiführen. Die Bearbeitung von Zielkonflikten geht nicht selten mit sehr vielen Emotionen einher. Meist gingen dem Beratungsgespräch ja auch heftige Auseinandersetzungen voraus, und dementsprechend sind die Fronten verhärtet. Die Situation wird zu Beginn nicht selten so dargestellt, als ob es sich um unverhandelbare Positionen handelte. Charakteristisch für das Vorhandensein eines Zielkonflikts ist das Phänomen, dass ein konstruktives Gespräch ohne außenstehende Person kaum mehr möglich ist; beide Seiten beharren auf ihrem Standpunkt und sind nicht mehr in der Lage zuzuhören. Oft ist ein Machtspiel im Gange, und ein ausgeprägtes Schwarz-Weiß-Denken herrscht vor. Komplexe Situationen und Sachverhalte werden auf einen einzigen Streitpunkt reduziert: zum Beispiel zwischen Jugendlichen und ihren Eltern die Ausgangszeiten oder das Spielen am PC.

Wichtig für das Vorgehen des Beraters ist es, sich inhaltlich an der Annäherung der Zielvorstellungen und an der Lösungsfindung nicht zu beteiligen. Seine Fachkompetenz muss in der Gesprächsführung zur Geltung kommen. Nur so kann Allparteilichkeit gewahrt werden, und die Beratenden können sich davor schützen, Verantwortungen zu übernehmen die sie nicht übernehmen können. Es wird ein Mediationsgespräch geführt.

Es ist die Hauptaufgabe des Beratenden, die Kommunikation unter den Parteien wieder in Gang zu bringen und durch klärende Fragen einen neuen Weg zur Verständigung anzubahnen. Dies setzt voraus, dass Strukturen geschaffen werden, innerhalb deren sich die Parteien anhören und sich aussprechen lassen. Es ist eine herausfordernde Aufgabe für den Berater, einen konstruktiven und angemessenen Kommunikationsstil zu etablieren. Eine sehr engmaschige, klare Gesprächsführung ist nötig, und die Beratenden müssen die Fähigkeit besitzen, respektvoll zu unterbrechen.

Manchmal ist es unmöglich, ein nützliches Gespräch zu initiieren. In diesem Fall stellt das methodische Vorgehen des Reflecting Teams eine mögliche Vorgehensweise dar, oder die Klienten müssen einzeln befragt werden (siehe Kap. 4, Abschn. »Das Reflecting Team«).

Mediationsgespräch

Das Ziel eines Mediationsgesprächs ist es, eine konstruktive Kommunikation zwischen den Gesprächspartnern anzubahnen.

Die divergierenden Wünsche und Anliegen explorieren

Zunächst die Anliegen der einzelnen Beteiligten erfragen und die guten Gründe für das angestrebte Ziel explorieren. Welche Wünsche und Hoffnungen sind mit der spezifischen Zielvorstellung verbunden? Meist wird klar, dass hinter den heiß umkämpften Forderungen viele verschiedene Anliegen stecken, die im Laufe der Auseinandersetzungen in den Hintergrund traten. Die Parteien kämpfen nur noch um einen Punkt, und alle weiteren Aspekte werden ausgeklammert.

Bei der Exploration der guten Gründe, die jede Partei für ihren Standpunkt vorbringt, sind meist einige Beweggründe gut nachvollziehbar, und den Argumenten der Vortragenden kann eine gewisse Logik entnommen werden. Dies gilt für alle Parteien.

Flexibilität der einzelnen Teilnehmenden eruieren

Wenn die Anliegen und Wünsche, die mit den Forderungen verknüpft sind, benannt sind, sollte als nächster Schritt die Flexibilität der Parteien exploriert werden. Wie groß ist die Chance, dass Partei A oder Partei B von ihrer Position abweicht? Am besten die Wahrscheinlichkeiten auf einer Skala festhalten.

Interaktioneller Aspekt

Der dritte Schritt ist die Klärung, was auf der Beziehungsebene geschehen würde, sollte eine Partei sich entschließen, die Wünsche der anderen zu erfüllen. Fragen: »Was würde geschehen zwischen dir und deinen Eltern, dir und dem anderen Kind oder dir und deinem Sozialpädagogen, wenn du dich entschließen würdest, die gestellten Forderungen zu erfüllen? Was würde der Erzieher dann anders tun? Erzähle mir mehr, was wäre dann anders? Was würdest du tun, wenn die Erwachsenen nachgeben würden?«

Veränderung um eine Stufe auf der Skala

Hypothetische Exploration hinsichtlich Veränderungen vor allem auf der Beziehungsebene, wenn A oder B sich nur um eine Stufe auf der Skala flexibel zeigt. Was würde dann A tun, was B? Wie wären die Reaktionen?

Erkennen, Benennen und Hervorheben von gemeinsamen Anliegen

Bei der Exploration auf der Beziehungsebene kristallisieren sich relativ oft gemeinsame übergeordnete Wünsche heraus: Wunsch nach mehr Harmonie, angemessenem Umgangston, gegenseitigem Respekt und Vertrauen. Diese Gemeinsamkeiten müssen von den Beratenden speziell markiert werden, da sie von den Beteiligten oft übersehen werden.

Rückmeldung

Wie üblich Komplimente machen und die wesentlichsten Aspekte zusammenfassen. Den Parteien, basierend auf Beobachtungen während des Gesprächs, das Vertrauen aussprechen, dass sie eine konstruktive Lösung finden werden.

Sich bereit erklären zu einem weiteren Gespräch.

Beispiel: Selbstbestimmung versus Forderungen der Eltern

Ausgangslage

Eltern hatten sich bei mir gemeldet, weil sie mit ihrer 15-jährigen Tochter keine verbindlichen Abmachungen mehr treffen konnten. Die Eltern beschrieben das Verhalten der Tochter als unhaltbar und nicht mehr beeinflussbar. Sie machten sich sehr große Sorgen insbesondere bezüglich der Gestaltung der Freizeit. Ich lud die Eltern mit ihrer Tochter zum Gespräch ein.

Verlauf

Sandra zeigte sich bei der Begrüßung mürrisch und ließ mich durch ihre Körpersprache wissen, dass sie sehr unwillig gekommen war.

Ich wollte zunächst Sandra etwas kennenlernen, um, wenn möglich, ihre Interessen zu explorieren, und versicherte den Eltern, dass genügend Zeit sein werde, die Probleme zu erörtern, die sie belasteten.

THERAPEUTIN: Wenn ich dich jetzt so sehe, Sandra, nehme ich an, du bist sehr widerwillig hierher gekommen. Ich möchte mich bei dir bedanken, dass du hier bist, und gehe davon aus, dass du einen wichtigen Beitrag leisten kannst zur Klärung der Situation. Ich möchte dich darüber informieren, dass ich viele Fragen stellen werde, dass du jedoch nicht verpflichtet bist, sie zu beantworten, und dass es aus meiner Sicht normal ist, dass du von vielem wie zum Beispiel Ausgang und Freizeitgestaltung andere Vorstellungen hast als deine Eltern. Das ist normal so, und es werden mich beide Ansichten interessieren, die deine wie die deiner Eltern. Zunächst möchte ich dich etwas kennenlernen, wenn du Fragen beantworten magst, wie gesagt, du musst nicht. Was würdest du jetzt tun, falls du frei wählen könntest?

SANDRA: Fragen Sie meine Eltern, die wollten ja, dass ich komme.

THERAPEUTIN: Gut, an Sie habe ich eine etwas andere Frage: Was würden Sie sagen, was Ihre Tochter gut kann, wo liegen ihre Stärken?

VATER: Sie kann sehr gut Abmachungen brechen und mit der Mutter stundenlang argumentieren.

THERAPEUTIN: Ihre Tochter hat offensichtlich eigene Meinungen, die sich mit den Ihren nicht decken. Gibt es Bereiche, in denen Sie diese Autonomie schätzen? [Reframing der Widerspenstigkeit.]

VATER: Hm, weiß nicht, sie lässt sich auf jeden Fall nicht so schnell etwas aufschwatzen, und eigentlich, wenn ich es bedenke, ist sie in vielen Bereichen selbstständig; vielleicht eben zu selbstständig.

THERAPEUTIN: Was würden Sie als Stärken ihrer Tochter bezeichnen?

MUTTER: Sie ist sehr kommunikativ und sehr beliebt, aber ebendies gefällt mir gar nicht.

THERAPEUTIN (zu Sandra): Was würden deine Kolleginnen und Kollegen sagen, was sie an dir schätzen?

SANDRA: Keine Ahnung, vielleicht dass ich gute Ideen habe und meist etwas läuft, wenn ich dabei bin.

Ich exploriere noch weitere Stärken und gehe nicht auf die Einschränkungen ein, welche die Eltern erwähnen. Jede Kompetenz stellt nur in einem bestimmten Kontext eine Stärke dar, und in einer anderen Situation entpuppt sich dasselbe Verhalten als Nachteil.

Danach exploriere ich das, was sich aus der Sicht der Eltern verändern muss. Die Sorgenliste der Eltern ist lang.

THERAPEUTIN: Ich höre, Sie machen sich über viele Dinge Sorgen. Da es nicht möglich ist, in einem Gespräch alle Themen zu berücksichtigen, möchte ich Sie bitten, aus Ihrer Sicht das Thema herauszugreifen, das am vordringlichsten bearbeitet werden muss.

VATER: Der Ausgang ist ein Dauerbrenner und führt zu heftigem Streit.

MUTTER: Ja, damit bin ich einverstanden.

THERAPEUTIN (schaut Sandra fragend an).

SANDRA: Ja, Sie können meinen Eltern einmal sagen, dass sie völlig veraltete Ideen vertreten.

THERAPEUTIN: Wie eingangs erwähnt, bin ich an allen Sichtweisen interessiert und bin überzeugt, es gibt jeweils gute Gründe, die Situation so oder so zu beurteilen.

SANDRA: Allerdings!!

THERAPEUTIN (zu den Eltern): Angenommen, der Ausgang wäre entsprechend Ihren Vorstellungen geregelt, wie sähe dies aus und was sind Ihre guten Gründe, Ihre Forderungen so zu stellen?

VATER: Also, es ist uns einfach wichtig, dass sie sicher ist und dass wir genau wissen, wo und mit wem sie zusammen ist und was sie tut. Bezüglich der Zeiten hast ja eher du genaue Vorstellungen. [Schaut zu Mu.]

MUTTER: Ja, ich meine, sie geht noch zur Schule. Während der Woche will ich, dass sie um 20:30 zu Hause ist, am Freitag darf es 22:00 werden und samstags 23:00. Ich denke, das ist sehr großzügig, sie muss doch fit sein fürs Lernen.

SANDRA (verdreht die Augen): Sehen Sie, die haben gar keine Ahnung.

THERAPEUTIN (zum Vater): Von Ihnen habe ich gehört, dass die Sicherheit ein großes Anliegen darstellt. Können Sie zum Sicherheitsaspekt noch etwas mehr sagen?

VATER: Ich will einfach sichergehen, dass sie nicht mit Drogen in Kontakt kommt und nicht so mit lausigen Typen herumhängt, Sie wissen ja, heutzutage werden diese Beziehungen schnell intim.

THERAPEUTIN: Ich verstehe Ihr Anliegen und höre, dass Sie eigentlich das Beste für Ihre Tochter wollen. Das Beste ist oft schwierig zu bewerkstelligen, da wir einerseits die Jugendlichen ihre eigenen Erfahrungen machen lassen müssen, und andererseits wollen wir sie vor Schlimmem bewahren. Könnte es sein, dass Sie sich für Ihre Tochter wünschen, in der Freizeit Spaß zu haben ohne Drogenkonsum und dass sie ihre Beziehungen sorgfältig gestaltet, sodass sie nichts bereuen muss?

VATER: Ja genau, wie schnell versaut eine ungewollte Schwangerschaft das Leben vieler junger Mädchen.

SANDRA: Du glaubst, dass ich mit jedem gleich ins Bett steige? Das sind typisch eure Fantasien!

THERAPEUTIN (zur Mutter): Sie haben vorhin Zeiten genannt. Können Sie mir erläutern, nach welchen Gesichtspunkten Sie diese festgelegt haben?

MUTTER: Nun, wegen des Lernens und einfach so, ich denke, das ist sicher, wie ich bereits sagte, sehr großzügig. Ich richte mich nicht nach dem, was andere tun. Bei uns zu Hause gelten immer noch die eigenen Regeln.

THERAPEUTIN: Höre ich recht, Sie wollen einen eigenständigen Kurs fahren?

MUTTER: Ja natürlich.

THERAPEUTIN: Wissen Sie, wie Sie zur Auffassung gelangt sind, dass Ihre Regelung großzügig ist? [Diese Frage entpuppte sich als schwierig, da die Mu sich zu rechtfertigen begann.]

MUTTER: Ist sie das etwa nicht? Wollen Sie mir etwas anderes weismachen?

THERAPEUTIN: Ich möchte mich entschuldigen, wenn Sie diese Frage als eine Kritik gehört haben. Es scheint mir einfach wichtig zu hören, was Ihre Beweggründe sind, denn ich gehe davon aus, dass Eltern nicht einfach so aus dem Blauen heraus Vorschriften machen. Meist sind da sehr reifliche Überlegungen dahinter. Und eine davon habe ich schon gehört, dass es Ihnen wichtig ist, eigene, unabhängige Vorstellungen zu entwickeln.

MUTTER: Ja, wenn ich vergleiche mit den Vorschriften, unter denen ich groß wurde. Aber Sie haben recht, ich habe mich eigentlich kaum umgehört, wie andere Eltern die Ausgangszeiten handhaben.

THERAPEUTIN: Ich werde nun auch Sandra nach ihrer Sichtweise fragen. – Sandra, du hast, ohne zu intervenieren, dir die Meinung deiner Eltern angehört. [Zu den Eltern:] Dies ist in anderen Gesprächen mit Jugendlichen und ihren Eltern oft nicht möglich, und ich nehme an, das weist darauf hin, wie viel Anstand Sie Ihrer Tochter mit auf den Lebensweg gegeben haben. Auch wenn sie sich zu Hause mit großer Wahrscheinlichkeit anders verhält. Also, Sandra, wie sähe deine Ausgangsregelung aus, und was sind deinen guten Gründe?

SANDRA: Also, eigentlich bin ich alt genug, um selbst zu entscheiden, wann wo und mit wem ich meine Freizeit verbringe und wie ich meine Zeit einteile. Ich bin doch kein Kind mehr! Im Übrigen ist die Zeit von 23:00 vollkommen lächerlich. Die meisten Partys beginnen erst um diese Uhrzeit oder noch später! Da muss ich überhaupt nicht erst in den Ausgang!

THERAPEUTIN: Ich höre, du traust dir zu, deine Freizeit gestalten zu können, und begründest dies mit deinem Alter. Kannst du mir noch etwas mehr davon erzählen, auf was du alles in deinem Alter achtest?

SANDRA: Also, hören Sie, ich will Spaß haben und nicht so langweilig herumsitzen, und dazu brauche ich keine Drogen. Ich kann Nein sagen und weiß genau, wann es heiß wird, und bevor ich mit jemanden ins Bett gehe, lasse ich mir von einer Frauenärztin die Pille verschreiben. Ich weiß bereits, zu wem ich gehen werde.

THERAPEUTIN: Sandra, es scheint mir, du hast dir wirklich deine Gedanken gemacht und bist dir bewusst, welche Situationen heikel werden könnten. Es scheint mir sogar, du nennst die gleichen Themen wie deine Eltern: Safer Sex und Drogen, und du hast da auch schon Schritte unternommen. [Zu den Eltern:] Dies scheint mir ein Zeichen, dass sie sich bewusst ist, wie schnell man in einer riskanten Situation sein kann. [Zu allen:] Es gibt also ganz unterschiedliche Positionen: Du, Sandra, verlangst die absolute Freiheit und totales Vertrauen in deine Steuerungsfähigkeit, und sie als Eltern haben klare Vorstellungen von den Ausgangszeiten und der Kontrolle, die sie haben möchten bezüglich des Ortes, mit wem und was ihre Tochter tut. Ich muss sagen, so als Zuhörerin kann ich auf beiden Seiten gute Gründe für gewisse Forderungen entdecken. – Sandra, auf einer Skala von 0 bis 10: Wie groß ist die Chance, dass deine Eltern deinen Vorschlag übernehmen? Und sich deine Argumentation zu eigen machen?

SANDRA: Diese Chance ist minimal, eigentlich 0.

THERAPEUTIN: Bist du dir sicher?

SANDRA: Da bin ich mir ganz sicher, die können recht stur sein.

THERAPEUTIN: Nun, du kennst deine Eltern. [Zu den Eltern:] So gut, wie Sie Ihre Sandra kennen: Wie groß ist die Chance, dass sie sich genau an Ihre Vorschriften halten wird?

MUTTER: Das wird sie niemals tun! Deshalb sind wir ja da, damit Sie ihr klarmachen, dass sie das einfach akzeptieren muss.

THERAPEUTIN: Ich gehe mit Ihnen einig bei dem, was ich bis jetzt gehört habe, dass Bewegung in ihre Diskussion kommen muss. Ich frage mich gerade, was wohl geschehen würde, wenn entweder du, Sandra, oder Sie als Eltern Ihre Vorstellung um eine Stufe modifizieren würden? Einfach nur angenommen, welche Auswirkung hätte das wohl auf die gegenseitige Beziehung?

MUTTER: Also, wenn Sandra das machen würde, was wir sagen, würden wir ihr sehr viel mehr Vertrauen schenken, und beim Nachtessen könnten wir wieder eine normale Konversation führen und würden Sandra nicht mehr dauernd ausfragen.

THERAPEUTIN: Ich höre, es käme wieder eine abwechslungsreiche Konversation in Gange, und Sie würden Sandra mehr Vertrauen schenken. Was werden Sie tun, wenn Sie Sandra mehr Vertrauen schenken?

MUTTER: Ich sagte es ja, wir würden sie weniger ausfragen, und wir würden ein Auge zudrücken, wenn sie einmal zu spät kommt.

VATER: Ich könnte mich dann wieder besser für das interessieren, was ihr wichtig ist …

THERAPEUTIN: Und du, Sandra, wie sähe das aus, wenn du bereit wärst für eine Veränderung?

SANDRA: Haben Sie gehört, meine Mutter hat gesagt, wenn sie das macht, was wir sagen, das werde ich nie und nimmer tun!

THERAPEUTIN: Du hörst ganz genau zu, du beeindruckst mich mit deiner Aufmerksamkeit. Was wäre, wenn deine Eltern eine Annäherung um eine Stufe wagen würden?

SANDRA: Das kann ich mir wirklich nicht vorstellen, dass sie das je machen werden.

THERAPEUTIN: Einfach angenommen – und nur um eine Stufe?

SANDRA: Nun, dann müsste ich nicht dauernd auf Achse sein, es könnte sein, dass ich einmal sogar sehr früh nach Hause komme oder gar nicht ausgehe, weil ich keine Lust habe dazu, oder ich würde sagen, wohin ich gehe, weil ich dann wüsste, dass nicht noch tausend Fragen kommen.

THERAPEUTIN: Und wie würde sich die Beziehung zu deinen Eltern sich dann verändern?

SANDRA: Es wäre wohl friedlicher zu Hause.

THERAPEUTIN: Wenn ich zusammenfasse, was ich von beiden Seiten gehört habe, so würde sich, falls sich beide Seiten um eine Stufe flexibler zeigten, die Familienatmosphäre entspannen, es würde wieder interessanter und friedlicher bei ihnen zu Hause, und was mir besonders auffällt, die Vorstellungen würden sich sogar etwas annähern, ich meine, wenn deine Eltern dich weniger ausfragen und du deinerseits spontan sagen würdest, wohin du gehst und vielleicht sogar einmal früher nach Hause kämst …

VATER: Fragt sich nur, was eine Stufe heißt.

THERAPEUTIN: Da haben Sie recht. Wichtig scheint mir zunächst, dass wir hier wirklich nur über eine Annäherung um eine Stufe sprechen. Was diese eine Stufe inhaltlich bedeutet, da sind Sie die Experten. Nach meiner Erfahrung hat sich bewährt, wenn man sich da flexibel zeigt; am ehesten etwas verändert, das einfach realisierbar ist. Wichtig ist dabei, genau zu beobachten, was diese kleine Veränderung bewirkt. Diese genaue Beobachtung ist nötig, da sich ja nicht gleich Welten bewegen werden; Sie zeigen sich ja nur um eine Stufe flexibler! Trotzdem ist anzunehmen, dass dies einen Unterschied machen wird. Hie und da hat es sich auch bewährt, dass an unterschiedlichen Tagen verschiedene Aspekte um eine Stufe flexibler gehandhabt werden und die Beteiligten so einen Kompromiss finden können.

Rückmeldung nach der Pause

THERAPEUTIN: Ich möchte mich bei Ihnen allen für das konstruktive Gespräch bedanken. Ich war beeindruckt, wie Sie als Eltern, aber auch du, Sandra, bereit waren, sich eine bessere gemeinsame Zukunft vorzustellen, und konkrete Angaben machen konnten, was anders getan werden wird. Dies ist nicht selbstverständlich, da die Vorstellungen von dem, was richtig ist, ja sehr stark auseinandergehen. Für mich ist das ein Zeichen, dass bei Ihnen ein Interesse vorhanden ist, Ihr Zusammenleben zu verbessern, und auch eine Bereitschaft, die eigene Position zu überdenken

> und sich in den Anforderungen etwas anzupassen. Ich gehe davon aus, dass dies für beide Seiten hart sein wird. Aufgrund dieses Gespräches traue ich Ihnen jedoch zu, dass Sie Lösungen finden werden.
>
> Ich möchte Ihnen ein Experiment vorschlagen: Während der nächsten zwei Wochen schreiben Sie alles auf, was ihnen positiv auffällt: was wo wann wie geschehen ist und wie Sie darauf reagiert haben. Tauschen Sie sich einmal pro Woche zu einer festgelegten Zeit darüber aus, und bestimmen Sie, welche Veränderungen sich bewährt haben. Vergessen Sie nicht, es ist nützlich, auch die kleinsten positiven Veränderungen zu registrieren.

Eine Mediation, wie sie zwischen Sandra und ihren Eltern möglich war, setzt voraus, dass konstruktive Interaktionen stattfinden können und alle an einer Veränderung interessiert sind. Dieses Interesse an einer Veränderung ist häufiger, als man denkt, und oft nur unter einer dysfunktionalen Kommunikation vergraben, wie sie nicht selten zu Hause zwischen Eltern und Jugendlichen stattfindet. In solchen Fällen lohnt es sich, zu versuchen, die Kommunikation durch ein Mediationsgespräch wieder in Gang zu bringen.

Getrenntes Setting zum Erarbeiten von Zielvorstellungen

In gewissen Familien sind die Voraussetzungen nicht dafür gegeben, ein Mediationsgespräch durchzuführen. Die einzelnen Parteien sind emotional zu verletzt und die Fronten zu verhärtet. Da ist es nicht denkbar, dass in Anwesenheit der anderen Seite die eigenen Bedürfnisse und Forderungen reflektiert werden können, zu sehr sind alle Beteiligten auf Abwehr und Angriff bedacht. Eine solche emotionale Anspannung erlaubt es in der Regel nicht, neue Szenarien zu entwerfen und die eigene Flexibilität zu entdecken. Dazu braucht es einen Rahmen, in dem Ängste, Wut, Hilflosigkeit und Bedürftigkeit ausgedrückt werden können, ohne dass andere gleich mit Vorwürfen oder Besserwissen reagieren. Um sich auf eine echte Auseinandersetzung einzulassen und dadurch nachhaltig Lösungen zu finden, müssen die Parteien bereit sein, ihre Bedürfnisse und Hoffnungen preiszugeben. Diese Bereitschaft wird deutlich erhöht, wenn die Parteien darauf vertrauen können, dass ihre Stimme gehört und ernst genommen wird.

Am besten eignet sich dazu ein getrenntes Setting. Dies kann bedeuten, dass die Eltern und auch der bzw. die Jugendliche je alleine zum Gespräch kommen und erst später eine gemeinsame Sitzung geplant wird. In diesen Einzelgesprächen geht es wie in allen lösungsfokussierten Interviews darum, neue Verhaltens- und Interaktionsmuster in der Zukunft zu entwerfen. Das Pendel zwischen dem Problemgespräch und dem Lösungsgespräch steht meist nicht still, zeigt aber zu Beginn die Tendenz, vermehrt beim Problemgespräch zu verharren. Es braucht manchmal eine gewisse Zeit, bis man eine nützliche Antwort erhält auf die Frage: »Und was möchten Sie, dass anstelle von dem, was Sie mir geschildert haben, zwischen Ihrem Kind und Ihnen geschieht?«

Meist braucht nicht jede Partei gleich viele Sitzungen, bis der Boden zu einem konstruktiven gemeinsamen Gespräch vorbereitet ist.

In vielen Fällen sind die Jugendlichen anfänglich auch gar nicht bereit, in die Beratung zu kommen, da sie trotzig in der Wahrnehmungskonstruktion verharren, der Grund allen Übels zu sein, obschon sie selbst diese Sichtweise nicht teilen. Sie können nicht glauben, dass sich jemand aufrichtig für ihre Sichtweise interessiert und davon überzeugt ist, dass nur mit ihrer, der Jugendlichen, Mithilfe eine Lösung gefunden werden kann. Die ersten Gespräche finden daher meist mit den Eltern statt. Der Berater muss dabei auf den interaktionellen Aspekt des Konflikts fokussieren. Die Eltern müssen befähigt werden, ihr Kind als einen Menschen wahrzunehmen, der zur Lösung wertvolle Beiträge liefern kann. Sobald es den Eltern gelungen ist, diesen Schritt zu tun, wird es ihnen meist aufgrund einer veränderten Grundhaltung auch möglich, das Kind oder den Jugendlichen zu motivieren, an einem gemeinsamen Gespräch teilzunehmen (Liechti 2010).

Erster Veränderungsschritt

Ist eine Zielbeschreibung gelungen, steht im Mittelpunkt das Suchen nach Ressourcen und vorhandenen Kompetenzen, die dafür genutzt werden können, das definierte Ziel zu erreichen. Solche Kompetenzen zeigen sich vor allem in Ausnahmen, dann nämlich, wenn das Kind oder der Jugendliche bereits das erwünschte Verhalten ein wenig zeigt. Basierend auf der Grundannahme, dass Veränderungen unausweichlich sind, geht man davon aus, dass es Ausnahmen gibt oder immer Zeiten, in denen das störende Verhalten weniger stark auftritt; es müssen somit kontextabhängig bereits Kompetenzen vorhanden sein, die genutzt werden können.

Es wird eine detaillierte und spezifische Beschreibung der nützlichen Handlungsabläufe angestrebt. Sobald klare Vorstellungen erarbeitet werden konnten, werden die Beteiligten gebeten, diese erarbeiteten Handlungsvorstellungen in die Tat umzusetzen und gut zu beobachten, welche Unterschiede daraus im Alltag resultieren. Wichtig ist, dass möglichst schnell kleine Erfolge eintreten. Dies wird erreicht, indem darauf geachtet wird, dass die Ziele wohlgeformt sind und zum Beispiel vorgeschlagen wird, der Klient soll nur während einer Stunde pro Tag oder nur jeden zweiten Tag das neue Verhalten zeigen.

Autonomie der Kinder und Jugendlichen beachten

Vielen Beratenden fällt es äußerst schwer, das Expertentum von Kindern und Jugendlichen anzuerkennen. Sie fühlen sich verpflichtet, die jungen Menschen vor Ungemach zu schützen und die Dinge in die aus ihrer Sicht »richtigen« Bahnen zu lenken. Bis zu einem gewissen Grad ist dies auch die Aufgabe von Erwachsenen.

Oft werden jedoch die folgenden grundlegenden Tatsachen vergessen:

Sowohl die systemische Theorie über Entitäten von Lebewesen als auch die moderne Neurobiologie lehren, dass lebende Systeme autonome, autopoetische, operational geschlossene Systeme sind. Autopoiese bezeichnet den Prozess der Selbsterschaffung und Selbsterhaltung eines Systems. Heinz von Foerster (1999) nannte autopoietische Systeme »nichttriviale Maschinen«. Bei nichttrivialen Maschinen führt eine instruktive Interaktion zu einer nicht voraussagbaren Reaktion.

Im Alltag geben wir Anordnungen, Anweisungen und Befehle, und auch in der Therapie versuchen wir, sinnvolles Verhalten zu fördern. Wie das Kind und auch die Erwachsenen jedoch darauf oder die Bemühungen reagieren, was sie damit tun, darauf haben die Berater letztendlich keinen Einfluss. Sie dürfen sich also nicht wundern, wenn die Klienten aufgrund ihres Expertentums etwas tun, was für die Berater unter Umständen unverständlich ist und ganz sicher nicht dem entspricht, was sie anzubahnen versuchten.

Es fällt den meisten Menschen sehr schwer, diese Begrenzung zu akzeptieren, und sie handeln so, als ob es anders wäre. Wie einfach ist im Vergleich doch die Kaffeemaschine zu Hause: Drücke ich den Knopf »Espresso«, kann ich mit großer Wahrscheinlichkeit voraussagen, dass ein Espresso in meine Tasse fließen wird, vorausgesetzt, es sind Wasser, Kaffeebohnen und Strom vorhanden.

Ausgehend von der Grundannahme der Autopoiese, gilt:

Jeder Mensch ist Experte für seine Wirklichkeitskonstruktionen und die daraus abgeleiteten Verhaltensweisen und Reaktionen.

Wenn dem so ist, wozu sind unsere Bemühungen gut, welche Rolle fällt dem Berater zu?

Es ist sinnvoll, in der Beratung wohlgeformte Ziele und Handlungen zu initiieren. Fragen und auch Informationen der Beratenden können helfen, Situationen aus verschiedenen Perspektiven zu beleuchten, und damit die Klienten befähigen, für sich sinnvolle Entscheidungen zu fällen. Zentral wichtig bleibt die Tatsache, dass Handlungen und Lösungswege letztendlich vom Klienten bestimmt werden. Man tut gut daran, sich dessen stets bewusst zu sein.

Zu Beginn meiner Tätigkeit empfand ich diese Gegebenheit als lähmend und war versucht, sie mit Illusionen betreffend meiner Einflussmöglichkeiten zuzudecken; je länger ich meine Arbeit im lösungsfokussierten Sinn konzeptualisiere, umso mehr scheint es mir, dass genau das Akzeptieren der Einzigartigkeit und der Autonomie jedes einzelnen Klienten das Faszinierende ausmacht und mein Interesse und meine Neugierde aufrechterhält. Es ist diese Einzigartigkeit, die mir hilft, Ablehnung seitens der Klienten nicht als Widerstand zu betrachten, sondern als Hinweis darauf, dass mein Vorgehen und meine Angebote nicht in die Wahrnehmung der Klienten passen.

Beispiel: Comics als Kooperationsform

Ausgangslage

Ein Jugendlicher, 13-jährig[3], wird von seiner Mutter gebracht, weil er stundenlang mit Spielen am PC verbringt. Sein Kontakt zur realen Welt ist ungenügend.

Verlauf

Er spricht kaum und schaut mürrisch zu Boden. Ich spreche ihn auf sein unfreiwilliges Hiersein an und bedanke mich für sein Kommen. Die Exploration seiner Lieblingsbeschäftigung, des Spielens am PC, bringt keine Veränderung.

3 Juristisch sprechen wir bis zum 14. Altersjahr von einem Kind. Vom psychologischen und soziologischen Standpunkt aus findet der Übergang zum Jugendlichen fließend statt und beginnt oft bereits ums zwölfte Lebensjahr. Aus diesem Grund werden in diesem Buch die 13-Jährigen als Jugendliche bezeichnet.

Das missmutige, stumme Dasitzen ist also die beste Kooperation, die er mir anbieten kann. Wenn ich den Kommunikationsfluss verbessern will, muss ich versuchen, etwas anzubieten, was dem Jugendlichen entgegenkommt und unter Umständen die Chance erhöht, eine Zusammenarbeit zu etablieren. Ich rahme meine Wahrnehmung wie folgt: »Benjamin, du bist hierher gekommen, weil deine Mutter dir das befohlen hat. Es scheint mir, es ist dir alles andere als angenehm, hier zu sitzen, deshalb schlage ich dir vor, dass du dich an den runden Tisch setzt. Du kannst dort kritzeln, Dinge notieren und unserem Gespräch von dort folgen. Gegen Ende des Gesprächs werde ich mich zu dir setzen und mich erkundigen, ob dir etwas Wichtiges eingefallen ist, das du uns mitteilen möchtest. Das kann, muss jedoch nicht so sein.«

Benjamin verfolgte offensichtlich sehr aufmerksam, was ich mit der Mutter sprach. Er zeichnete Comics mit äußerst witzigen Sprechblasen. Benjamin hat mich mit dieser Art der Kommunikation wirklich verblüfft. Über diese »Brücke« gelang eine gute Zusammenarbeit mit dem Jugendlichen.

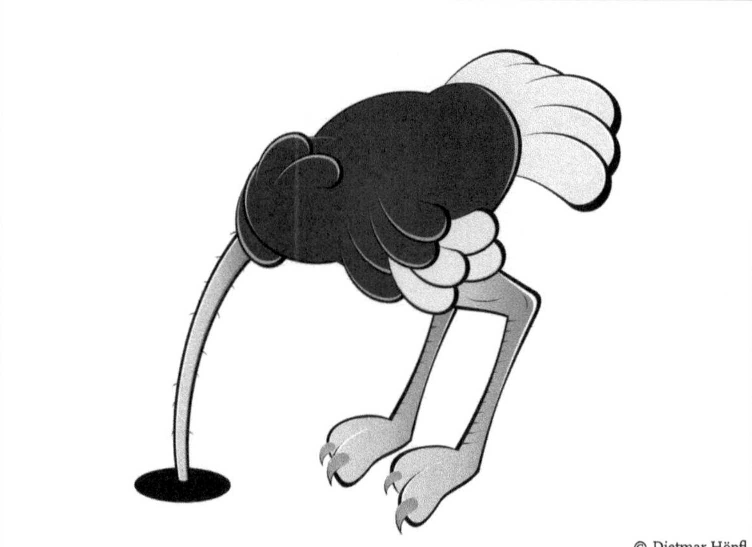

© Dietmar Höpfl

Abb.: »Dies ist das Beste, was der Jugendliche anzubieten hat. Warten Sie nicht auf mehr, nutzen Sie, was da ist.« (Steve de Shazer)

Wenn Kinder oder Jugendliche gefährdet sind

Was jedoch tun, wenn der Beratende die Einschätzung und Wahrnehmung hat, ein Kind oder ein Jugendlicher sei ernsthaft gefährdet, und sich aus ethischen Gründen verpflichtet fühlt zu handeln? Sobald diese Wahrnehmung vorherrscht, muss sich der Beratende bewusst sein, dass er das Expertentum des Klienten nicht mehr anerkennt. Eine genaue Überprüfung seiner Beweggründe muss einer Intervention vorangehen.

Überprüfungskriterien

- Habe ich mit dem Klientensystem die Konsequenzen – die Vor- und Nachteile – erörtert, die ein Befolgen bzw. ein Missachten von Auflagen, Anordnungen, Empfehlungen oder Befehlen haben?
- Habe ich meine Informationen so gegeben, dass sie gehört und verstanden werden konnten?
- Habe ich alle zur Verfügung stehenden Ressourcen wie zum Beispiel wichtige Dritte genutzt und miteinbezogen?
- Ist der Klient gemäß meiner Einschätzung selbst- oder fremdgefährdet, oder muss mit einer ernsthaften, nachhaltigen Beeinträchtigung der Entwicklung gerechnet werden?

Erst wenn nach dieser Überprüfung sich der Schutz des Kindes oder Jugendlichen als notwendig erweist, scheinen mir Maßnahmen gerechtfertigt, die unweigerlich einen Zwangskontext zur Folge haben, wie zum Beispiel Einweisung in eine geschlossene Abteilung einer psychiatrischen Klinik im Rahmen des fürsorgerischen Freiheitsentzugs oder eine Meldung an eine Behörde.

Also, bei allem Respekt vor dem Expertentum der Klienten werden Beratende nicht von der Notwendigkeit entbunden, hie und da Entscheidungen treffen zu müssen, die stark in das Leben eines Klienten eingreifen. Es gibt immer wieder Situationen, in denen man genug weiß, um einen solchen Handlungsschritt einzuleiten. Diese Situationen sind nur sehr viel seltener, als wir glauben.

Wichtig in solchen Fällen ist es, dem Klienten persönlich in verständlichen Worten transparent darzulegen, was geschehen wird und welches die Beweggründe für dieses Handeln sind. Meist löst der

Berater mit dieser Ankündigung viel Emotionen und Ablehnung aus. Es scheint mir die Pflicht des Beraters, sich in Ruhe und mit Verständnis der eventuell heftigen Reaktion des Klienten zu stellen, ohne sich jedoch dadurch vom gefassten Entschluss abbringen zu lassen.

3. Erfolgreich gestartet, was nun?

Im Laufe meiner Praxistätigkeit habe ich immer weniger häufig mit Kindern im Einzelsetting gearbeitet. Es war mir zunehmend wichtig, die Personen, welche die meiste Zeit mit ihnen verbringen, möglichst oft direkt mit in den Prozess zu involvieren.

Überlegungen, wie sie unter anderem auch in der Verhaltenstherapie regelmäßig genutzt werden, liegen diesem Vorgehen zugrunde. Es geht darum, dass die positiven Verhaltensänderungen – Momente, in denen das Kind das tut, was angestrebt wird – von den Erziehenden erst einmal wahrgenommen und möglichst durch eine aufmunternde Reaktion auch noch verstärkt werden. So einfach dies klingt, so schwierig ist es, diese Aufgabe im erzieherischen Alltag zu bewerkstelligen. Wir alle neigen dazu, auf irgendeine Art zu reagieren, wenn die Dinge nicht so verlaufen, wie wir es wünschen. Aber wenn ein Kind einmal von sich aus aufräumt, sich die Zähne putzt oder es im Klassenzimmer endlich mal ruhig ist, sind wir erleichtert und finden es nicht der Rede wert, da es ja der angestrebten Norm entspricht. Die bewusste Verschiebung der Aufmerksamkeit auf die Momente, in denen es rund läuft, muss geübt werden.

In meinem Arbeitskontext erfolgt die Involvierung der wichtigsten Bezugspersonen, indem ich gemeinsame Aktivitäten initiiere.

Zu Beginn lade ich die Eltern oder einen Elternteil ein, beobachtend einer Stunde beizuwohnen, in der ich mit dem Kind arbeite. Meist biete ich den Beobachtenden einen Kaffee an und gebe ihnen die Aufgabe, genau festzuhalten, wann und wie ihr Kind erwünschtes Verhalten zeigt. Sie können sich davon Notizen machen. Ich melde an, dass ich in der letzten Viertelstunde mich mit ihnen über ihre Beobachtungen und meine Eindrücke unterhalten werde. Das Ziel dieses Settings ist es, die oben beschriebene Veränderung des Aufmerksamkeitsfokus anzubahnen.

Zur Illustration benutze ich oft Kippbilder.

So bitte ich beispielsweise Erwachsene, im ersten der beiden Bilder eine junge Frau und eine Hexe zu sehen, im zweiten Bild einen Saxofonspieler und ein Gesicht.

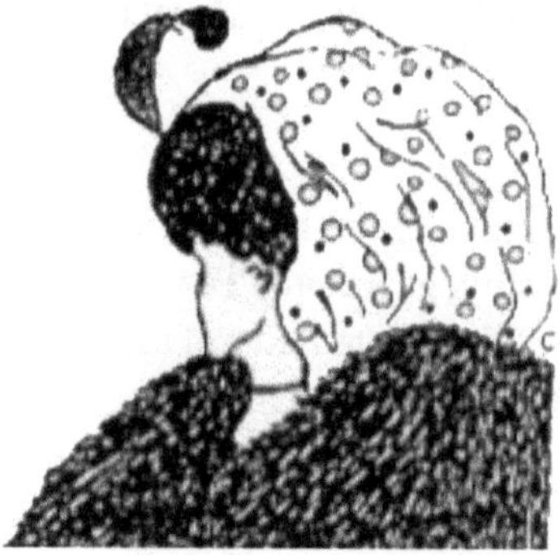

Kippbild: Junge Frau – Hexe

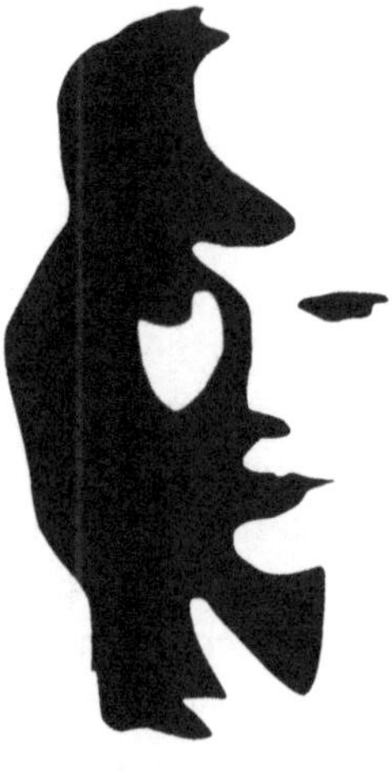

Kippbild: Saxophonist – Gesicht

Ich unterhalte mich kurz mit den Erziehenden, wie es möglich wird, die verschiedenen Bilder zu erkennen. Die Erklärung ist einfach: Indem wir auf verschiedene Merkmale der Zeichnung fokussieren, setzen wir in unserem Gehirn ein anderes Bild zusammen. Genau dasselbe tun wir, wenn wir bei einem Kind auf verschiedene Aspekte seines Tuns fokussieren.

Dank der Kippbilder verstehen die Betreuungspersonen oft besser, worum es geht: die Defizite und Schwierigkeiten ernst nehmen und gleichzeitig bestehende Fähigkeiten anerkennen.

Es geht darum zu signalisieren, dass wir am Sowohl-als-auch interessiert sind. Also: »Ja, manchmal verhält sich ihr Kind wie eine kleine Hexe und manchmal wie ein schönes junges Mädchen.« Das Hervorheben des Sowohl-als-auch ermöglicht eine Würdigung des Problems und verstärkt damit das Gefühl der Erzieher, vom Berater verstanden zu werden.

Nach ein oder zwei Stunden, während deren die erwachsene Bezugsperson in der beobachtenden Rolle war, lade ich sie ein, an Aktivitäten teilzunehmen, die ich im Hinblick auf das zu erreichende Ziel auswähle. Meist plane ich eine Aktivität, bei der das Kind das anzustrebende Verhalten trainieren kann und die Erziehenden angemessene Reaktionen einüben können.

Beispiel: Spielerisch lernen, Anweisungen zu befolgen

Ausgangslage

Natalia ist ein sechsjähriges Mädchen, das mit seiner alleinerziehenden Mutter als Einzelkind aufwächst. Die Mutter kam durch Heirat in die Schweiz. Der Vater zeigt eine ausgeprägte Alkoholproblematik. Im Rausch kam es immer wieder zu Gewalt gegen das Kind und die Mutter. Die junge Frau war in dieser Situation verständlicherweise überfordert. Da sie in der Schweiz keine Verwandten und kaum Bekannte hatte, klammerte sie sich sehr stark an ihr Kind, das ihr alles bedeutet. Der Erziehungsstil war über einige Jahre sehr inkonsequent und verwöhnend.

Nach der Scheidung und der Konsolidierung ihrer Lebenssituation fühlte sich die Mutter in der Lage, ihrem Kind einen guten Rahmen zu geben und in ihrer Erziehung auch eine fordernde, konsequente Haltung einzunehmen. Das Erreichen dieses Ziels entpuppte sich jedoch als Knacknuss, und die Mutter holte sich bei mir für diesen Prozess Unterstützung.

Verlauf

Natalie wehrte sich vehement gegen Einschränkungen und Forderungen. Hatte die Mutter ihr Kind über Jahre als kleine Prinzessin gesehen, überwog nun eher ihr Empfinden, es mit einem kleinen, trotzigen, sehr egoistischen Monster zu tun zu haben. Es entwickelten sich häufig heftige Machtkämpfe, und die Mutter erlebte sich selbst als notorische Nörglerin.

Als erste gemeinsame Aktivität plante ich, etwas mit Modellierton zu formen, wobei jede Person das gestalten konnte, was sie wollte. Die beiden nächsten Stunden gestaltete ich ebenfalls mit gemeinsamem Modellieren. In der zweiten Stunde war die Aufgabe, gemeinsam ein Haus zu formen. Eine Aufgabe, die gewisse Absprachen erforderte. In der dritten Stunde war es möglich, dass abwechslungsweise eine Person anweisen durfte, was alle Beteiligten zu formen hatten, also zum Beispiel eine Ente, einen Stuhl etc.

Während dieser gemeinsamen Aktivitäten konnte die Mutter erleben, wie ihr Kind erfolgreich eine Aufgabe bewältigte und auch ihre Anweisungen befolgte. Zum Ende jeder Stunde besprach ich mit der Mutter, wann, wo und wie Natalie sich positiv verhalten hatte, und ich gab auch Natalie die Gelegenheit, sich dazu zu äußern.

Solche gemeinsam gestalteten Beratungsstunden helfen den Erziehenden auch in ihrem familiären Alltag, sich öfter auf das Gelingen zu fokussieren. Dadurch wird das, was während der Therapie angeregt wird, verstärkt und gewinnt eine nachhaltige Wirkung.

Wie bereits erwähnt, werden für das gemeinsame Tun während der Therapiestunden Aktivitäten gewählt, welche die Kompetenzen fördern, die das Kind zum Erreichen des Ziels entwickeln muss.

Anregungen für gemeinsame Aktivitäten

Aktivitäten, die das Teamplay und das Einhalten von Absprachen fördern

Gemeinsames Bild malen: Die Anwesenden erhalten ein großes Blatt Papier, zum Beispiel vom Flipchart. Sie werden aufgefordert, gemeinsam, simultan nach Absprache ein Bild zu malen. Der Berater beobachtet die konstruktiven Interaktionen unter den Beteiligten und meldet sie der Gruppe am Ende.

Mit Bauklötzen bauen: Den Anwesenden werden Bauklötze zur Verfügung gestellt, mit denen sie gemeinsam etwas bauen sollen. Es kann zusätzlich die Forderung gestellt werden, dass alle Klötze verwendet werden müssen. Wie beim Bildermalen werden die konstruktiven Interaktionen beobachtet und rückgemeldet.

Arbeiten mit Modellierton: Die Anwesenden werden aufgefordert, mit Modellierton gemeinsam etwas zu gestalten. Das Thema kann vorgegeben oder von der Gruppe frei gewählt werden. Themen können zum Beispiel sein: Spielplatz, Zoo, Garten ...

Aktivitäten, welche die Kooperation und das Sichabwechseln in der Führungsposition fördern

Tandemzeichnen: Siehe Kapitel 9.

Mit verbunden Augen führen: Einer Person werden die Augen verbunden, die andere Person muss diejenige, die nicht sehen kann, sicher zum Beispiel durch den Raum oder über eine Treppe führen. Variation:

Einer anderen Person die Hände waschen: Die Person mit den verbundenen Augen muss sich durch den Sehenden die Hände waschen lassen.

Alle diese Aktivitäten erfordern einerseits, dass die eine Person klar die Führungsposition übernimmt, anleitet und anweist, während die andere Person sich leiten lässt und sich den Anweisungen fügt.

Aktivitäten, die das genaue Hinhören fördern

Befehlerlis: Zwischen den Spielenden wird ausgemacht, wie viele Befehle unmittelbar hintereinander gegeben werden. Je nach Alter können dies bis zu zehn Befehle sein. Die Aufgabe des Befehlempfängers ist es, die Befehle genau nach Anweisung und in der richtigen Abfolge zu erfüllen. Zum Beispiel: »Öffne und schließe das Fenster, hüpfe auf dem linken Bein durch den Raum, zeichne mit einem roten Farbstift ein Haus.« Wichtig ist, dass abwechslungsweise alle Beteiligten sowohl die Rolle als Befehlende als auch Befehlsempfänger innehaben.

Ich packe meinen Rucksack: Es werden nacheinander Gegenstände aufgezählt, die in den Rucksack gepackt werden. Bevor man einen neuen Gegenstand nennen darf, müssen alle Dinge, die sich bereits im Rucksack befinden, aufgezählt werden.

Person 1: »Ich packe in meinen Rucksack eine Windjacke.« Person 2: »Ich packe in meinen Rucksack eine Windjacke und eine Mütze.« Person 3 oder, falls nur zwei Personen mitmachen, wiederum Person 1: »Ich packe in meinen Rucksack eine Windjacke, eine Mütze und Handschuhe.« Etc.

Kommunikation mit Instrumenten: Siehe Kapitel 9.

Aktivität, die das Respektieren von Grenzen fördert

Wie beim gemeinsamen Malen eines Bildes wird ein großes Blatt Papier zur Verfügung gestellt. Jede beteiligte Person erhält vom Berater auf dem Papier eine Fläche zugeordnet, innerhalb deren sie malen darf. Die Grenzen sind klar markiert. Die Aufgabe ist es, dass alle Personen simultan innerhalb ihres Bereiches etwas malen. Die Grenzen müssen genau beachtet werden.

Als Variante kann zusätzlich in der Mitte zum Beispiel eine Fläche angegeben werden, in der alle Beteiligten gemeinsam malen dürfen.

4. Spezielle Kommunikationstechniken

Ressourceninterview

Das Ressourceninterview ist eine Methode, bei der Klienten herausarbeiten können, welche Fähigkeiten sie haben und in welcher Dosierung sie sie einsetzen können, um ein bestimmtes Ziel zu erreichen.

Schiepek und Cremers (2003) haben ursprünglich das Ressourceninterview konzipiert. Es stellt die vorhandenen Ressourcen ins Zentrum und beleuchtet auch die Relevanz der einzelnen Ressourcen im Hinblick auf die Erreichung eines bestimmen Ziels. Wichtig ist die Feststellung von Schiepek, dass Ressourcen immer in Bezug auf eine bestimmte Situation beleuchtet werden müssen. Der Kontext ist ausschlaggebend, weil eine Ressource in der einen Situation eine Kompetenz darstellen kann, sich in einer anderen Situation jedoch eher als Handicap herausstellt.

Zur Illustration: Wenn ein Kind sorgfältig arbeitet und bemüht ist, sehr schön zu schreiben, ist dies grundsätzlich zu begrüßen. Die hohen Ansprüche an die Darstellung können jedoch das Kind in seinem Arbeitstempo hindern. Es hat nie genügend Zeit, um seine Arbeit in der Schule zu erledigen. Es kommt in Rückstand, muss viele Hausaufgaben erledigen. Es fühlt sich benachteiligt und bedrängt. Das Kind beginnt, an seiner Selbstwirksamkeit zu zweifeln, und verliert den Mut.

Als anderes *Beispiel* sei die Dissoziation bei Klienten erwähnt, die ein Trauma erlitten haben. Es ist sinnvoll, nach einem akuten Trauma bis zu einem gewissen Grad in einem dissoziierten Zustand zu sein, weil dadurch ein Funktionieren im Alltag gewährleistet wird. Wenn der Dissoziationsgrad jedoch ein hohes Ausmaß erreicht, wird diese Fähigkeit zum Problem, da sie es dem Individuum unter Umständen nicht mehr erlaubt, neue Gefahren als solche zu erkennen und adäquat darauf zu reagieren.

Die Relevanz von Ressourcen kann also nur in Bezug auf eine konkrete Situation ermittelt werden, und auch das Ausmaß, in welchem eine gewisse Ressource oder Fähigkeit eingesetzt werden muss, ist der jeweiligen Situation anzupassen.

Vorgehen

Sammeln der eigenen Ressourcen, die zum Erreichen des angestrebten Ziels nützlich sein können

- Welche Stärken die du hast, kommen dir in den Sinn, wenn du an das zu erreichende Ziel denkst?
- Was von alldem, was du bereits kannst, könnte nützlich sein?
- Welche deiner Fähigkeiten kannst du und möchtest du für diese Sache einsetzen?

Sammeln der Ressourcen personeller und/oder materieller Art, die Drittpersonen zur Verfügung stellen können

- Wer könnte dich beim Erreichen dieses Zieles unterstützen? Und wie?
- Weshalb denkst du gerade an diese Person?
- Angenommen, diese Person wäre bereit, dich zu unterstützen, was genau sollte sie tun?
- Wann und wo wäre diese Unterstützung hilfreich?

Ressourcen nach Relevanz und aktueller Verfügbarkeit ordnen

Die gefundenen Ressourcen werden nach Ausmaß der Verfügbarkeit und dem Wirkungspotenzial in Hinblick auf das zu erreichende Ziel auf einer Skala von 0 bis 10 eingestuft.

Um verständlich zu machen, was mit dem Ordnen nach Relevanz gemeint ist, brauche ich jeweils eine Metapher: »Angenommen, zum Erreichen des angestrebten Ziels ist das Essen einer ganz bestimmten Suppe nötig, und die Ressourcen auf der soeben aufgestellten Liste stellen die Zutaten dar. Wie viel von jeder Zutat musst du beigeben, um genau die richtige Suppe herzustellen?«

Beispiel: Andere respektieren und dabei seiner Art treu bleiben

Ausgangslage

Eine 15-jährige Jugendliche, Rahel, fühlte sich sowohl in der Schule als auch unter Peers als Außenseiterin. Als Auslöser für ihre Schwierigkeit gab sie an, zu impulsiv und zu spontan zu sein. Sie spüre schlecht, wann sie zurückhaltender sein sollte. Sie verglich ihr Verhalten mit dem einer Dampfwalze. Sie wollte lernen, andere mehr zu respektieren, während sie sich und ihrer lebhaften Art treu bleiben wollte. Sie versuchte deshalb, ihre Spontaneität zu kontrollieren.

Ihre bisherigen Versuche, eine für sie gute Balance zwischen ihrer Spontaneität und dem Eingehen auf andere zu finden, waren gescheitert. Durch die Versuche, ihre Spontaneität zu kontrollieren, verhielt sich die Jugendliche sehr unstet und war nicht nur grob im Umgang mit ihren Peers, sondern wurde für Letztere zusätzlich noch schlechter einschätzbar. Dies erschwerte den von der Jugendlichen ersehnten Kontakt zu Gleichaltrigen zunehmend, weshalb sie ihre sozialen Kompetenzen anzuzweifeln begann.

Angestrebtes Ziel

Die Jugendliche erhoffte sich von einem Verhalten, das nach wie vor lebendig, aber gleichzeitig respektvoll war, dass sie von Dritten als feinfühlig und rücksichtsvoll wahrgenommen werde und sie sich dadurch in der Schulklasse angemessen verhalten und Anschluss an die Peergruppe finden könne. Als Bild für das erwünschte Verhalten erklärte sie: »Ich möchte mich wie ein schöner Schmetterling bewegen, auf dessen Besuch alle Blumen sich freuen.«

Ressourcenkatalog

- Schnelligkeit im Denken und Erfassen
- Humor
- Spontaneität
- extrovertierte Art
- Schlagfertigkeit
- gute Intelligenz
- gutes Selbstbewusstsein
- eigene hohe Ansprüche
- Freude am Diskutieren und Argumentieren.

Ordnen nach Relevanz für den Schulunterricht

Als relevante Fähigkeiten für die Schule erachtete sie:

- Schnelligkeit im Denken und Erfassen
- gute Intelligenz
- eigene hohe Ansprüche
- Freunde am Diskutieren und Argumentieren
- Schlagfertigkeit.

Verlauf

Zu den ersten beiden Ressourcen gab es nicht viel zu besprechen. Sie wertschätzte diese Gaben und war sich dessen bewusst, dass sie aus einer Familie stammte, die ihr diesbezüglich sehr viel mitgegeben hatte.

Als wir besprachen, wie hoch die Ansprüche sein sollten, damit sie in der Klasse als angenehm wahrgenommen werden würde und sich selbst treu bleiben könnte, wurde die Diskussion lebhafter. Zunächst meinte Rahel, dass die Ansprüche an einen selbst ja nie hoch genug sein können.

Um diese Aussage zu reflektieren, externalisierte ich ihre Seite »der hohen Ansprüche«, d. h., ich bat Rahel, sich eine Handpuppe zu wählen, die für die Ansprüche passte.

Sie wählte einen Löwen, und meine Unterhaltung mit dem Löwen ergab, dass er Rahel antrieb und darum besorgt war, dass sie möglichst alles sagte und zeigte, was in ihr steckt. Der Löwe sagte, er wolle als der König der Tiere wahrgenommen werden, und da müsse man zeigen, was man könne. Ich wollte vom Löwen wissen, wie es sich denn so anfühle, als König angesehen zu werden. Der Löwe meinte, er erhalte viel Respekt und auch eine gewisse Bewunderung. Als König habe man natürlich viele Neider, und etwas einsam sei man auch.

Nach dieser Externalisierung wurde es Rahel klar, dass sie ihre Ansprüche im Klassenverband etwas reduzieren musste, besonders was das Zeigen ihrer Fähigkeiten anbelangte. Sie erkannte auch, dass ihre Schnelligkeit und gute Argumentierfähigkeit den anderen in der Klasse oft kaum Zeit und Raum ließen, selbst Gedanken zu entwickeln.

Der Ressourcenkatalog für einen besseren Anschluss an die Peers sah gleich aus wie der für den Schulunterricht.

Ordnen nach Relevanz in Bezug auf Anschluss bei den Peers

Beim Reflektieren über die Relevanz der eigenen hohen Ansprüchen merkte Rahel, dass sie bis anhin nur gerne mitgemacht hatte, wenn es versprach, intellektuell bereichernd zu werden. Deshalb wollte sie immer im Voraus wissen, was die anderen zu machen gedachten, um abschätzen zu können, ob es sich für sie lohne. Ein unbeschwertes Mitgehen kannte sie nicht. Es war für sie ein neuer Gedanke, ihre Ansprüche zu senken und sich einmal überraschen zu lassen von dem, was sich beim spontanen Zusammensein entwickelte.

Ordnen der Relevanz in der Familie

Es hatte sich gezeigt, dass die eigenen hohen Ansprüche und das Vorzeigen dessen, was sie wusste, sich nicht nur in der Schule und im Umgang mit Peers als nützliche Fähigkeiten entpuppten. Als wir über die Familie sprachen, wurde Rahel klar, dass sie auch in diesem Lebenskontext sehr wohl hilfreich waren.

Sie war die Jüngste von dreien. Ihre beiden älteren Brüder waren bereits an der Hochschule, und Rahel hatte alle Hände voll zu tun, zu Hause beim Tischgespräch mithalten zu können und auch zu Wort zu kommen.

Externalisierung

In der narrativen Therapie wird die Externalisierung häufig gebraucht. Externalisieren bedeutet, dass ein problematisches Verhalten sprachlich und zum Teil auch visuell so dargestellt wird, dass es als ein von der Person unabhängiges Subjekt betrachtet werden kann. Dies geschieht zum Beispiel durch eine Namensgebung oder dadurch, dass über das problematische Verhalten gesprochen wird, als ob es eine eigene Persönlichkeit hätte (Vogt 2007). Durch die Externalisierung distanziert man den Klienten vom Problem und ermöglicht eine Außenperspektive. Dies ermöglicht es dem Klienten, die Eigenart und die Dynamik einer Situation von außen zu beobachten und zu beschreiben. Der Distanzgewinn erlaubt es dem Klienten, alternatives Handeln zu planen, und eröffnet neue Optionen. Durch die Distanz zwischen Person und Problem entsteht mehr Handlungsfreiheit.

Ich bediene mich der Externalisierungsmethode, wie sie im narrativen Ansatz gebraucht wird, vor allem bei Kindern, die in gewissen Situationen ein aggressives Verhalten zeigen oder oft von Wut überschwemmt werden. Meist spreche ich von einem Wutmonster oder einem aggressiven Ungeheuer, das hie und das Kind dominiert und sein Handeln bestimmt. Das Behandlungsziel kann nach der Externalisierung so umschrieben werden: Das Kind muss lernen, dem Wutmonster oder dem aggressiven Ungeheuer so zu befehlen, dass es gehorcht. Das Kind muss die Oberhand gewinnen und das Wutmonster oder Ungeheuer kontrollieren. Oft spreche ich auch vom »Zähmen des Wutmonsters« oder davon, »dem Ungeheurer den Meister zeigen«.

Die Lösung nimmt Gestalt an

Externalisierungen werden üblicherweise dazu genutzt, zum Problemverhalten eine gewisse Distanz zu erhalten. In meiner Arbeit habe ich die Externalisierungsmethode zusätzlich auch dazu benutzt, dem Lösungsverhalten eine Gestalt und viel Bedeutung zu geben. Häufig benutze ich zur Visualisierung Handpuppen, es eignen sich jedoch auch andere Symbole. Diese Verdinglichung ermöglicht es dem Klienten, visuelle und je nachdem auch kinästhetische Erfahrungen zu machen. Durch diesen Prozess werden oft wesentliche neue Aspekte des Lösungsverhaltens erfahrbar gemacht, und die Lösungsbeschreibung kann differenzierter werden.

Die Visualisierung und das Spielen mit der Lösung erhöhen die Nachhaltigkeit der Lösungsfindung. Dies hat damit zu tun, dass das Erinnerungsvermögen für Gerüche, visuelle Eindrücke und auch kinästhetische Erfahrungen besser ist als für Wörter bzw. Worte. Wiederholt haben mir Erwachsene erzählt, dass sie sich nicht im Einzelnen daran erinnern können, was während der Beratung besprochen wurde, dass das Bild des Tiers jedoch, das sie für ihre Lösung gewählt haben, sie auch nach Jahren noch begleitet.

Wann soll die Lösung Gestalt annehmen?

Bei jüngeren Kindern lasse ich die Lösung vor allem dann Gestalt annehmen, wenn die Ziele durch Dritte vorgegeben werden. Dadurch bekommen die vorgegebenen Ziele oft erst Relevanz für das Kind, und es beginnt, die Forderungen mit eigenen Vorstellungen zu füllen.

Wie wichtig dies ist, lehrte mich ein Kind, das sehr wohl wiederholen konnte, was es zu tun hatte: »Ich muss ruhig sein und mich konzentrieren.« Auf meine Frage, was es unter »konzentrieren« versteht, wiederholte das Kind das Wort »konzentrieren«. Es war evident, dass der Knabe sich keine konkreten Vorstellungen machen konnte. Ich ließ ihn ein Tier auswählen, das die von ihm geforderten Eigenschaften zeigt. Er wählte eine Katze und zeigte, wie sie herumtollen kann, mit anderen Katzen spielt und ganz ruhig und konzentriert vor dem Mauseloch sitzen kann, wenn es darum ging, eine Maus zu fangen. Fähigkeiten zu entwickeln wie eine Katze hatte für dieses Kind, das in einer ländlichen Gegend aufwuchs, weit mehr Sinn, als ruhig zu sein und sich zu konzentrieren.

Bei Erwachsenen denke ich an dieses methodische Vorgehen, wenn eine Lösungsvorstellung kaum ausdifferenziert werden kann oder ich den Eindruck erhalte, der Klient ist extrem kopflastig.

Bei jüngeren Kindern und erstaunlicherweise auch bei Erwachsenen bewähren sich dafür Handpuppen. Bei Jugendlichen, die sich von Handpuppen eher distanzieren wollen, lasse ich jeweils ein Symbol für die Lösung auswählen.

Vorgehen

Für viele Anfänger stellt das Brückenschlagen von der Handpuppe zum Träger der Handpuppe eine Schwierigkeit dar. Hier deshalb das Vorgehen Punkt für Punkt:

- Das Ziel formulieren. Kompetenzen finden lassen, die für das Erreichen des Ziels notwendig sind. Darauf achten, dass die Kompetenzen positiv formuliert sind!
- Fragen, welches Tier am ehesten diese Eigenschaften hat, welche der Klient braucht, um das Ziel zu erreichen. Den Klienten aus den vorhandenen Handpuppen auswählen lassen.
- Sobald das Tier gewählt ist, die Handpuppe über die Hand des Klienten stülpen. Beginnen Sie, mit der Handpuppe zu sprechen. Achten Sie darauf, dass Sie nur mit der Handpuppe sprechen und Sie anschauen, damit die Dissoziation, die im Spiel entsteht, aufrechterhalten bleibt. Stellen Sie Fragen an das Tier wie:
  - Wie heißt du?
  - Was kannst du gut?
  - Was noch?
  - Wie machst du es genau?
  - Etc.
- Fragen Sie das ausgewählte Tier, ob es den/die Trägerin der Handpuppe kennt (Namen nennen) und weiß, dass er/sie so werden möchte wie es; zum Beispiel mutig wie der Löwe. Ungeachtet der Antwort weiterfahren!
- Das Tier bitten, dem Klienten zu helfen, dieses Ziel zu erreichen, indem es beobachtet, wo, wann und wie der Klient von der benötigten Kompetenz bereits ein wenig Gebrauch macht. Es ist wichtig, genau zu benennen, *wie* das Tier den Klienten unterstützen kann.

- Sagen Sie dem Tier, dass Sie in der nächsten Sitzung sehr neugierig darauf sein werden, was es beobachtet hat.
- Bedanken Sie sich beim Tier.
- Bitten Sie den Klienten, die Handpuppe wegzulegen.
- Sprechen Sie jetzt wieder direkt zum Klienten, und suchen Sie Augenkontakt.
- Bei Kindern beachten: Sie wollen die gewählte Handpuppe nach Hause nehmen. Da dies nicht möglich ist, lassen sie die Kinder mit einer Sofortbildkamera ein Foto machen von »ihrem« Tier. Häufig wünschen Kinder im nachfolgenden Gespräch, sofort wieder mit den Puppen einzusteigen. Sie können die Stunde beginnen und ein Gespräch mit der Puppe führen. Sie fragen: »Was ist besser, was war anders, wo sieht der schlaue Fuchs Sara auf der Skala? «
- Bei Erwachsenen ist häufig vor allem die Wahl des Tieres das Relevante. Nicht selten sind sie sehr überrascht über die Wahl, die sie treffen. Es scheint, dass beim Wählen oft implizites Wissen zum Vorschein kommt.

Beispiel: Die Wahl des Symbols als wesentlicher Informationhinweis

Ausgangslage

Das Ziel einer jungen Frau war es, sich besser entscheiden zu können.

Vorbereitendes Gespräch für die Wahl des Tieres

THERAPEUTIN: Was werden Sie anders tun, wenn Sie besser Entscheidungen fällen können?

KLIENTIN: Ich wäre ruhiger.

THERAPEUTIN: Was noch?

KLIENTIN: Ich würde mir zutrauen, dass ich entscheiden kann, und danach vertrauen, dass das, was ich entschieden habe, gut ist.

THERAPEUTIN: Was werden Sie tun, wenn Sie Ihrem Entscheid trauen?

KLIENTIN: Nun, ich denke an etwas Neues, und meistens mache ich etwas, was Spaß macht, was ich genießen kann.

THERAPEUTIN: Ich möchte zusammenfassen, was ich gehört habe: Damit Sie besser entscheiden können, müssen Sie sich zutrauen und auch vertrauen, dass Sie das können. Danach lassen Sie los und wenden sich einer Tätigkeit zu, die Spaß macht.

KLIENTIN: Genau.

THERAPEUTIN: Schauen Sie sich einmal alle Tiere an, die ich hier habe, und lassen Sie sich überraschen, welches Tier aus Ihrer Sicht die Fähigkeit hat, sich zu entscheiden und sich danach etwas Erfreulichem zuzuwenden.

KLIENTIN (schaut die Tiere an): Eigentlich ist da kein Tier, das wirklich passt, aber irgendwie zieht mich das Schweinchen an.

Im nachfolgenden Gespräch wurde klar, dass für die junge Frau das Schweinchen ein Tier verkörpert, das sich gut suhlen kann, das gerne genießt und oft einfach tut, was ihm Spaß macht. Für sie war das Ergebnis dieser Handpuppenarbeit sehr überraschend. Sie fragte sich: »Was hat dies mit Entscheidungenfällen zu tun?« Je länger sie jedoch über ihre überraschende Tierwahl nachdachte, umso mehr schien es ihr, dass unter Umständen gerade dieses Tier ihr äußerst wichtige Hinweise geben konnte.

KLIENTIN: Wissen Sie, bis anhin glaubte ich immer, meine Schwierigkeit besteht im Fällen des Entscheids. Ich bin mir nicht mehr so sicher, und ich glaube eher, es ist wesentlich, was ich tue, nachdem ich mental eine Richtung eingeschlagen habe. Auf Ihre Frage, was ich tue, wenn ich meinem Entscheid traue, habe ich beschrieben, dass ich an etwas anderes denke und etwas tue, was mir Spaß macht. Dazu passt das Schweinchen wunderbar.

Dieses Beispiel zeigt einmal mehr, wie wichtig es ist, beschreiben zu lassen, was da sein muss, wenn die Lösung wirksam wird. Intuitiv hat die junge Frau offensichtlich auf die Kompetenz des Loslassens und darauf, an etwas anderes zu denken, fokussiert.

Externalisierung und Visualisierung des Unlösbaren

Es gibt Momente, da erleben Klienten das Problem als so überwältigend und belastend, dass sie auf unsere Fragen, was sie denn anstelle dieser Schwierigkeiten gerne erleben möchten, überhaupt nicht antworten können. Da wir im lösungsfokussierten Ansatz davon ausgehen, dass das Erörtern des Problems an und für sich noch keine Veränderung bewirkt, versuchen wir auf verschiedene Arten, Bewegung in das Geschehen zu bringen. Die Visualisierung des Unlösbaren stellt ein methodisches Vorgehen dar, das es ermöglicht, zu einer neuen Beschreibung der Situation zu gelangen.

Die Vorteile bei diesem methodischen Vorgehen liegen auf der Hand: Wir akzeptieren die Wahrnehmung der Klientin und verändern nur ihre Position dem Unlösbaren gegenüber. Dieser Distanzgewinn erlaubt ihr, eine neue Sichtweise zu erhalten. Die Ohnmachtsstellung dem Unlösbaren gegenüber wird verändert, und mit der Aufforderung, zum Beispiel um das Unlösbare herumzugehen und es aus verschiedenen Distanzen zu betrachten, gewinnt die Klientin einen Handlungsspielraum. Sehr häufig kann damit das Gefühl, Opfer einer Situation zu sein, aufgeweicht werden zugunsten des Erlebens, einen minimalen Einfluss zu haben.

Beispiel: Der gelbgetupfte Problemkloß

Ausgangslage

Die Mutter einer Jugendlichen rief mich ganz verzweifelt an und berichtete, ihre 18-jährige Tochter sei schwanger und wolle das Kind austragen. Als Mutter könne sie dies in keiner Art und Weise akzeptieren. Dies sei der Untergang ihrer Tochter, sie ruiniere ihr ganzes Leben mit dieser Schwangerschaft. Das Schlimmste sei, dass ihre Tochter vom Gesetz her bereits mündig sei und sie alleine entscheiden könne, ob sie das Kind austragen wolle oder nicht.

Die Mutter bat mich, mit ihrer Tochter zu sprechen und sie dazu zu bewegen, diese Schwangerschaft zu unterbrechen. Ich erklärte ihr, dass ich, sofern es die junge Frau wünsche, gerne bereit sei, mit ihr zu sprechen. Den Auftrag, ihr von der Schwangerschaft abzuraten, lehnte ich ab.

Ich schlug der Mutter vor, mit mir darüber zu sprechen, was sie als Mutter am besten in dieser Situation tun konnte, um mit dieser Herausforderung möglichst gut fertig zu werden.

Verlauf

Das Gespräch kehrte immer wieder zur Feststellung zurück, wie schlimm es für sie als Mutter ist, nichts tun zu können, gar nichts.

KLIENTIN: Es steht in der Macht meiner Tochter, wie sie entscheidet, und ich weiß, sie wird falsch entscheiden! Ich fühle mich so hilflos, das ist ein unlösbares Problem!

Ich schlug ihr die Visualisierung dieses unlösbaren Problems vor:

THERAPEUTIN: Wo am ehesten im Körper spüren Sie dieses Problem?
KLIENTIN: Im Hals, es ist wie ein Klumpen, ich kriege kaum Luft.

THERAPEUTIN: Höre ich richtig, der Schmerz fühlt sich an wie eine Einengung, wie ein Kloß?

KLIENTIN: Ja, genau, wie bei einer Röhre, die verstopft ist.

THERAPEUTIN: Gibt es eine Bewegung, die Sie machen können, damit Sie wieder etwas freier atmen können? Versuchen Sie einmal.

KLIENTIN (bewegt sich): Nein, es ist in allen Lagen gleich schlimm. Ich sagte ja, es ist zum Verzweifeln.

THERAPEUTIN: Ja, es ist wirklich belastend. Darf ich bitten, diesen Klumpen in Ihrem Hals in Ihre beiden Hände zu nehmen und ungefähr einen Meter vor Ihnen auf den Boden zu legen? Achten Sie darauf, welchen Unterschied Sie im Körper verspüren, wenn der Klumpen vor Ihnen liegt.

KLIENTIN: Es geht nicht, ich bringe den Kloß nicht aus meinem Hals.

THERAPEUTIN: Ja, das ist normal, das geht nicht so leicht. Versuchen Sie, so gut es geht, einige Male tief ein- und auszuatmen. [Klientin versucht, tief einzuatmen, atmet nur kurz aus.] Ja, genau so, gut … atmen Sie langsam gegen den Widerstand Ihrer vorderen Zähne aus. Gut! … Es kann sein, dass Sie den Kloß jetzt mit beiden Händen fassen können und herausnehmen, es könnte aber auch sein, dass die Idee, ihn auszuspucken, für Sie leichter zu bewerkstelligen ist, oder dass Sie einfach tief einatmen und dann beim nächsten Ausatmen den Kloß der Ausatmungsluft mitgeben. Nehmen sie sich Zeit.

Es braucht nicht selten verschiedene Anläufe dafür, das in diesem Zeitpunkt nur körperlich wahrgenommene Problem zu externalisieren. Je nachdem, wie die Körpersensation beschrieben wird, können verschiedene Hilfestellungen angeboten werden wie hier: ausspucken, ausatmen, ausstoßen.

KLIENTIN: Hinauswürgen, uff, ich kotze es aus, das trifft es am besten.

THERAPEUTIN: Verspüren Sie jetzt einen Unterschied?

KLIENTIN: Nun, es fühlt sich noch etwas rau an im Hals, es brennt irgendwie, aber atmen kann ich jetzt besser.

THERAPEUTIN: Ich möchte Sie nun bitten, das Problem von außen einmal anzugucken. Welche Farbe hat es? Welche Form? Wie ist die Oberfläche beschaffen?

KLIENTIN: Der Klumpen ist ganz zackig und unförmig, nichts Regelmäßiges. Er sieht so grauschwarz aus, eher glänzend, ich glaube, er ist von Schleim überzogen.

THERAPEUTIN: Gehen Sie nun im Abstand von einem Meter um den Klumpen herum und achten gut darauf, wie er sich verändert, wenn Sie ihn aus verschiedenen Perspektiven ansehen.

KLIENTIN: Der sieht bestimmt von allen Seiten gleich abstoßend aus. [Sie beginnt, um den Kloß herumzugehen.] Diese Einbuchtung hier habe ich vorhin nicht bemerkt. Hier ist auch die Farbe anders, eher dunkelblau mit etwas Violett, fast etwas Geheimnisvolles.

THERAPEUTIN: Versuchen Sie nun einmal, diesen Klumpen in Gedanken mit Tupfen zu versehen, welcher Farbe auch immer.

Bei diesem Schritt geht es darum, in der Vorstellung die Morphologie des Unlösbaren zu verändern und damit auf der Vorstellungsebene einen gewissen Einfluss auszuüben. Diese Technik wird in der Hypnotherapie oft angewendet.

KLIENTIN: Das geht sehr gut, ich habe knallgelbe Tupfen gekleckst.

Da sich die Klientin offensichtlich in einem gewissen Trancezustand befand und sie zum ersten Mal während des Gesprächs etwas erleichtert schien, nutzte ich diese Situation und bat sie, weitere Veränderungen vorzunehmen.

THERAPEUTIN: Versuchen Sie nun, den Kloß wie ein Zebra mit Streifen zu versehen [die Klientin zeigt ein angedeutetes Lächeln], und nun verändern Sie nach Ihrem Gutdünken den Kloß: wie Sie wollen, in der Farbe, der Form, der Oberflächenbeschaffenheit.

KLIENTIN: Das geht irgendwie nicht, es kommt immer der gelb getupfte Klumpen zurück. Diese gelben Tupfen sind ganz leuchtend, eigenartig.

THERAPEUTIN: Gibt es etwas, das Sie zu diesem gelb getupften, stachligen Problemkloß sagen möchten?

KLIENTIN: Ich weiß nicht, er sieht ekelnd und gleichzeitig fast lustig aus. Es verwirrt mich ein wenig.

THERAPEUTIN: Versuchen Sie einmal, auf die gelben Punkte zu fokussieren und danach auf die graue Masse; einfach so hin und her, einige Male.

KLIENTIN (scheint das zu tun und sagt unvermittelt): Wollen Sie mir damit zeigen, dass ein Kind nicht nur Schwierigkeiten bringen würde? Dieser Kloß steht symbolisch ja für das Kind, das meine Tochter erwartet.

THERAPEUTIN: Ist das ein Gedanke, der Ihnen jetzt gekommen ist?

Es scheint mir wichtig, den geäußerten Gedanken als den ihren zu markieren und danach mit der reinen Beschreibung weiterzufahren.

THERAPEUTIN: Gehen Sie doch noch einmal um den Kloß herum und nehmen möglichst viel Abstand und schauen von dort darauf.

KLIENTIN: Von hier leuchten die gelben Tupfen noch mehr.

THERAPEUTIN: Möchten Sie aus dieser Position zum Problemklotz etwas sagen?

Klientin: Von hier macht mir das Problem gar nicht mehr so viel Angst. Ja, ich weiß, was ich zu den gelben Tupfen sagen will: Wie immer es ausgeht, es wird gehen.

Im nachfolgenden Gespräch war es der Mutter möglich, sich vorzustellen, ihrer Tochter offener zu begegnen und sich ihren Standpunkt zumindest anzuhören. Die Mutter hatte eine gewisse Flexibilität zurückgewonnen, und die Gedanken schienen wieder freier zu fließen.

Timeline

Die Timeline ist als therapeutische Technik bereits seit den 70er-Jahren bekannt. Sie wurde durch Richard Bandler und John Grinder eingeführt. Tad James fasste 1988 seine Erfahrungen zusammen mit seinem Kollegen Wyatt Woodsmall im Buch *Time line therapy and the basis of personality* zusammen. Die Timeline ermöglicht es dem Klienten unter anderem, sich einen Überblick zu verschaffen über wichtige Ereignisse, erfolgreich bewältigte Schwierigkeiten, anstehende Herausforderungen und Wünsche für die Zukunft.

Im Beratungsraum wird ein Bereich für die Gegenwart, ein Bereich für die Vergangenheit und ein Bereich für die Zukunft definiert. Wir lassen die Klienten sich räumlich in verschiedenen Zeiten positionieren. Von der Gegenwart aus lassen wir sie in die Vergangenheit schauen, auf den Weg, den sie zurückgelegt haben. Sie schauen in die Zukunft auf den Weg, der vor ihnen liegt. Eine Möglichkeit besteht auch darin, in der Zukunft zu stehen und auf den Weg zurückzublicken, den sie von der Gegenwart bis in die Zukunft zurückgelegt haben.

Timeline in der lösungsfokussierten Beratung

Beim Explorieren der drei Zeitabschnitte werden vor allem Fragen nach Ressourcen und Fähigkeiten gestellt, die geholfen haben, gewisse Ziele zu erlangen, oder die einem in Zukunft nützlich sein könnten, etwas Bestimmtes zu erreichen.

In der Arbeit mit Kindern und ihren Familien eignet sich die Timeline besonders gut, weil sie dem Bedürfnis der Kinder, zu gestalten und aktiv zu sein, entgegenkommt. Um vor allem Kinder auf der Handlungsebene ins Geschehen mit einzubeziehen, bitte ich sie jeweils, für einzelne wichtige Etappen und bewältigte Schwierigkeiten Symbole auszusuchen oder zu zeichnen und sie zur Visualisierung entlang der Timeline zu platzieren. Dadurch entsteht eine bunte Installation.

Außenposition

Zu jeder Timeline-Arbeit gehört die Betrachtung der Auslegeordnung aus der Außenposition. Dazu bitten wir die Klienten, von der Seite auf ihren Weg zu blicken. Sie befinden sich durch diese Positionsänderung also nicht mehr direkt auf der Achse Vergangenheit – Gegenwart – Zukunft, sondern schauen auf das Ganze mehr aus der Beobachterposition.

Die Beschreibung aus der Außenposition heraus ist besonders nützlich in der Beratung mit Jugendlichen, da sie so nicht von sich in der ersten Person sprechen müssen. Der Effekt ist ähnlich dem, wenn wir Jugendliche nicht nach ihrer eigenen Einschätzung fragen, sondern uns dafür interessieren, was ihre besten Freunde über sie sagen würden.

Bei Kindern hat es sich bewährt, diese Außenposition zu verdeutlichen. Ich bediene mich dafür der Metapher des Sportreporters. Die meisten Kinder wissen, was ein Sportreporter tut, und sie benutzen diese Art des Kommentierens oft spontan in ihrem eigenen Spiel. Ich fordere das jeweilige Kind also auf, in der Drittperson zu berichten, was sich da vor seinen Augen präsentiert. Bei einigen Kindern kann dies sehr beflügelnd wirken und nicht selten werden zusätzliche, neue Aspekte beschrieben.

Beispiel 1: Die Beschreibung eines positiven Selbstbildes aus der Außenposition

Ausgangslage

Es handelte sich um einen 14-jährigen Jugendlichen mit ausgeprägter ADHS-Symptomatik und normaler Intelligenz. Ab elf Jahren wurde er in einer Kleinklasse geschult. Eineinhalb Jahre vor dem Schulabschluss beantragte die Schule wegen massiver Verhaltensschwierigkeiten die Umplatzierung in eine stationäre Institution. Der Jugendliche musste ein Schulinternat besuchen. Er zeigte gegen diese Maßnahme großen Widerstand und drohte abzuhauen.

Verlauf

Ich entschied mich noch vor seinem Eintritt in die Institution, eine Timeline mit folgendem Fokus zu machen:

- Vergangenheit: Welche schwierigen Situationen habe ich bereits wie gemeistert?

- Gegenwart: Was habe ich Besonderes im Umgang mit Gleichaltrigen anzubieten?
- Zukunft: Auf was will ich am Ende der obligatorischen Schulzeit zurückblicken, und was will ich den Erwachsenen bewiesen haben?

Bei der direkten Befragung auf der Timeline war es für den Jugendlichen eher schwierig zu antworten. Beim Rapportieren aus der Außenposition kam er jedoch in Fahrt. Das sehr negative Selbstbild, das im direkten Gespräch alles überschattete und das einen glauben machen konnte, es sei ihm alles völlig egal, wurde auf der Außenposition verändert. Er begann auf einmal, von einem Jugendlichen zu sprechen, der einsatzfreudig, kämpferisch und durchaus ehrgeizig sein Ziel verfolgt. Er sprach wie von einem Sportler, dem alles daran gelegen war zu gewinnen. Ganz offensichtlich war nicht nur ich, sondern auch der Jugendliche selbst von seiner Reportage aus der Außenposition überrascht.

Dies schien mir eine Situation, mit der ich ganz sorgfältig umgehen musste. Es war mir wichtig, zurückhaltend auf diese neue Beschreibung zu reagieren.

Reaktion des Beraters auf positive Antworten

Eine Bemerkung zu der Reaktion von Therapeuten und Beratern auf positive Antworten der jugendlichen Klienten bei der Exploration von bereits Erreichtem und von erwünschtem Verhalten: Wir müssen uns immer vor Augen halten, dass unsere Reaktionen einen Einfluss haben und sie daher wohlüberlegt und -dosiert sein müssen. Wenn uns Klienten von positiven Ergebnissen berichten oder, wie im obigen Beispiel, ein sehr begrüßenswertes neues Verhalten beschreiben, kann durch eine überschwängliche freudige Reaktion Druck entstehen, der besonders bei Jugendlichen Abwehr und Trotz hervorrufen kann. Es besteht die Gefahr, dass unsere Äußerungen nicht verstärkend wirken, sondern dass die Jugendlichen sich irgendwie ertappt fühlen und sie sich gegen unser Wohlwollen auflehnen. Bei Jugendlichen steht autonomes Handeln ganz oben auf der Prioritätenliste. Sie wollen selbst bestimmen und selbst ihren Weg suchen. Unsere Reaktion muss so gestaltet werden, dass die Jugendlichen jederzeit das Gefühl behalten, sie haben die Kontrolle und sie alleine können beurteilen, was sie als Fortschritt wahrnehmen.

Beispiel 2: Anorexie – Anschlußlösung nach dem Klinikaufenthalt

Ausgangslage

Ein 13-jähriges Mädchen hatte wegen einer massiven Essstörung einige Monate in einer kinderpsychiatrischen Klinik verbracht. Dem vorausgegangen war eine erste Hospitalisation mit Rückkehr ins angestammte Milieu. Innerhalb von Wochen kam es zu einem schweren Rückfall. Aus diesem Grund wurde bei der Planung der erneuten Entlassung eine Rückkehr in die Familie als nicht indiziert erachtet. Es wurde eine Schulung in einem Internat ins Auge gefasst. Diesen Entscheid war für das Kind und den Vater gut annehmbar, für die Mutter jedoch kaum akzeptierbar. Die Tatsache, dass sich die Mutter mit diesem Entscheid so schwertat, belastete das Mädchen enorm, sie fühlte sich für die Traurigkeit ihrer Mutter verantwortlich. Dies alles konnte die Integration im Internat erschweren und zu einer neuen Dekompensation führen.

Verlauf

Ich entschied mich, eine Timeline mit der ganzen Familie zu machen. Zur Familie gehörte noch ein zweites Mädchen, zehnjährig.

Ich stellte folgende Aspekte in den Mittelpunkt:

- Vergangenheit: Entstehungsgeschichte der Familie: Wie haben die Eltern zueinandergefunden? Welche Veränderungen bedeuteten die Geburt der beiden Mädchen? Welche Freuden und guten Erlebnisse hatte die Familie miteinander?
- Gegenwart: Was ist wichtig heute? Was soll so bleiben, wie es ist?
- Zukunft: Was wünschen sich die Familienmitglieder explizit füreinander? Wenn sie in zehn Jahren zurückblicken, was sollte jedes Familienmitglied für sich alleine erreicht haben?

Nachdem die Vergangenheit und die Gegenwart von der Familie mit Symbolen und Zeichnungen illustriert worden waren, bat ich die 13-jährige Elvira, aus der Außenposition die Situation in zehn Jahren zu beschreiben. Ihre Beschreibung war die folgende:

> Elvira hat ein Studium in Psychologie aufgenommen, nachdem sie im Internat die beste Matura gemacht hatte. Sie wohnt in einer Wohn-

gemeinschaft gemeinsam mit zwei Freundinnen, die sie im Internat kennengelernt hat. Die Schwester hält sich nach bestandener Matura im Ausland auf. Die Mutter ist Teilzeit als Werklehrerin tätig und macht regelmäßig erfolgreich Bilderausstellungen. Sie hat nach dem Eintritt von Elvira ins Internat wieder mit Malen begonnen. Sie hatte vor der Geburt ihrer Kinder regelmäßig gemalt. Der Vater hat eine interessante Stelle in einer angesehenen Firma. Die Familie verbringt einmal pro Jahr gemeinsame Ferien im Ausland.

Die Mutter hörte unter Tränen der Beschreibung ihrer Tochter zu.

Circa ein halbes Jahr nach dieser Sitzung berichtete mir die Mutter, dass dieses hoffnungsvolle Szenarium aus dem Munde ihrer Tochter ihr viel Mut gegeben habe und sie danach dem Internatsaufenthalt ihrer Tochter positiver gegenüberstehe. Außerdem hatte sie wirklich mit Malen begonnen und schickte ihrer Tochter jeden Mittwoch einen Gruß auf einer selbst gestalteten Karte.

Lösungen (er)finden leicht gemacht

Es gibt verschiedene Möglichkeiten, mit Klienten eine Lösungsbeschreibung zu erarbeiten. Eine der effizientesten stellt sicher die Wunderfrage dar, die Klienten die Möglichkeit gibt, sich den erwünschten Zustand vor Augen zu führen, unbeschwert von der Frage, wie es zu dieser Lösung kommen kann.

Auch das Explorieren von Ausnahmen oder Zeiten, in denen die Problematik etwas weniger gravierend auftritt, liefert Hinweise für Lösungen.

Es gibt jedoch immer wieder Klienten, bei denen dieser Schritt äußerst schwierig ist.

Eine Möglichkeit, auf ganz ungewohnte Art den Klienten mit seinen Ressourcen in Kontakt zu bringen, stellt die folgende Methode dar.

Diese Art der Lösungssuche ist besonders auch für Jugendliche geeignet, da sie es erlaubt, sich einer Lösungsvorstellung zu nähern, ohne dass man im Detail darüber sprechen muss. Dies kommt vielen Jugendlichen entgegen, die oft nicht gerne über sich selbst sprechen. Außerdem umfasst diese Methode verschiedene Stufen, die jedoch nicht alle durchlaufen werden müssen, was wiederum einen Vorteil bei Kindern und Jugendlichen bedeutet, die oft nur eine begrenzte Fähigkeit haben, sich auf etwas zu fokussieren.

Vorgehen

Wir bitten die Klientin, sich vorzustellen, sie hätte zum Problem X bereits eine Lösung. In der Folge suchen wir die spezifischen Eigenschaften dieser Lösung in allen Sinneskanälen und zusätzlich noch in der Bewegung.

Stufe 1

Die Fragen lauten:
»Nehmen Sie an, Sie haben die Lösung zum Problem X.
Welche Farbe würde am ehesten zu dieser Lösung passen?
Welche Form hat diese Lösung?
Angenommen, Sie berühren Ihre Lösung: Wie fühlt sie sich an?
Welche Oberfläche hat sie?
Welche Temperatur?
Welcher Ton würde am ehesten dazu passen? Es kann dies Musik von einem Instrument sein oder ein Geräusch aus der Natur oder sonst einen Laut.
Wie duftet Ihre Lösung?
Angenommen, Sie könnten ihre Lösung essen: Wie schmeckt sie?
Angenommen, Ihre Lösung bewegt sich: Wie genau bewegt sie sich?«

Während die Klientin die Eigenschaften sucht, schreiben Sie sie auf. Zum Teil ist es sinnvoll, noch etwas genauer nachzufragen. Zum Beispiel bei der Farbe: »Ist es dunkelrot oder eher hell?«

Falls verschiedene Qualitäten genannt werden, zum Beispiel: »Die Lösung schmeckt säuerlich und frisch«, ist es sinnvoll zu fragen: »Säuerlich und frisch wie ...?« Oft nennen die Klienten dann etwas, was in ihrer Wahrnehmung genau diese Kombination enthält, etwa: »Säuerlich und frisch wie ein Apfel.« Es ist ohnehin oft so, dass die Klienten die Eigenschaften mit einem Beispiel verbinden: »Rot wie der Himmel bei Sonnenuntergang/Die Lösung tönt wie das Rauschen eines Wasserfalls/Lösung bewegt sich wie das Pendel einer Standuhr.«

Sobald Sie alle Eigenschaften gesammelt haben, lesen Sie der Klientin vor: »Ihre Lösung ist ...«

Hier kann die Lösungsfindung beendet werden, indem man die Klientin auffordert zu beobachten, welchen Unterschied es macht, wenn sie die Eigenschaften der Lösung zum spezifischen Problem X nun kennt. Damit sie etwas besser mit den Qualitäten der Lösung in Kontakt kommt, kann man die Klientin zum Beispiel nach dieser Qualitätsfindung auffordern, die Lösung zu malen, mit Modelliermasse zu gestalten oder sonst wie zu konkretisieren. Der Vorteil ist, dass sich die Klientin dadurch über das reine Benennen der Qualitäten hinaus mit den Eigenschaften befasst.

Stufe 2

Zeigt die Klientin eine Bereitschaft, über das Finden hinaus noch weitere Details herauszuarbeiten, kann man sie bitten, eine oder zwei Qualitäten auszuwählen, die ihrer Ansicht nach ganz besonders zutreffen. Nach meiner Erfahrung ist die *Bewegung* auffallend oft unter den besonders relevanten Eigenschaften. Falls dem so ist, bitte ich die Klientin, diese Bewegung mit dem Körper umzusetzen, zum Beispiel sich in dieser Art und Weise durch den Raum zu bewegen.

Auch hier kann das Lösungserfinden beendet werden.

Stufe 3

Oft beginnen die Klienten jedoch, neugierig zu werden, und es ist möglich, noch einen Schritt weiterzugehen. Die von einer Klientin gefundenen Lösungseigenschaften werden vom Berater nochmals aufgezählt, und er bittet sie, sich beim Zuhören davon überraschen zu lassen, ob ein bestimmtes Lösungsbild auftaucht.

Falls sich ein solches Bild einstellt, kann sie es beschreiben oder aber auch für sich behalten.

Die Tatsache, dass ich besonders bei Jugendlichen immer wieder die Möglichkeit offenlasse, für sich ganz alleine zu arbeiten, das heißt ohne Mitteilung an mich, führt nach meiner Beobachtung dazu, dass viele oft mitteilsam werden. Sogar Jugendliche, die zu Beginn explizit sagten, sie würden nur mitmachen, wenn sie nicht sprechen müssten, zeigen sich offen.

Beispiel 1: Symptom: Nasenbohren, Lösung: Kaffeegeruch

Ausgangslage

In einer Ausbildung, die sich über mehrere Module erstreckte, stellte ich diese Methode vor. Ein Teilnehmer zwischen 30 und 40 Jahren stellte sich zur Verfügung.

Ich garantierte ihm, dass er das Problem, das er als Ausgangspunkt gewählt hatte, nicht nennen musste.

Verlauf

Er suchte, wie oben beschrieben, Eigenschaften seiner Lösung. Beim Duft fiel ihm spontan der Geruch von Kaffee ein, und die Bewegung war die einer Standuhr. Diese beiden Eigenschaften waren die für ihn relevantesten, wobei er davon ausging, dass die Bewegung besonders passend war. Er war recht skeptisch und konnte sich eigentlich nicht vorstellen, dass dies nun einen Unterschied machen konnte. Einige Wochen später trafen wir uns wieder, und er wollte mit den Kursteilnehmern eine Erfahrung teilen. Er erzählte, dass er die Unart hatte, in unpassenden Situationen in der Nase zu bohren. Er hatte schon sehr vieles versucht, weil diese schlechte Angewohnheit ihn in eher peinliche Situationen brachte; jedoch ohne Erfolg. Nun erzählte er, dass er nach dem Kurs, wenn immer sein Finger sich gegen die Nase bewege, einen Geruch von Kaffee wahrnehme und er damit sein Verhalten kontrollieren könne. Der Geruch von Kaffee erwies sich im Nachhinein als wichtiger denn die Bewegung.

Beispiel 2 : Ängste und Blockaden überwinden nach sexuellem Missbrauch

Ausgangslage

Ich hatte eine Jugendliche bereits seit einiger Zeit in Therapie. Sie lebte damals in einer Institution, von wo sie regelmäßig in meine Praxis gebracht wurde. Die 14-Jährige hatte sehr traumatische Erlebnisse hinter sich. Sie hatte einige Monate illegal in der Schweiz gelebt. Illegal aus dem Grund, weil die Schweiz ihren Gastarbeitern nicht automatisch den Nachzug der Familie gewährte. Sie durfte also die Wohnung kaum verlassen oder nur in Begleitung und in großer Heimlichkeit.

In jenen Monaten wurde sie vom Vater als auch vom Bruder sexuell missbraucht. Als die Situation den Behörden bekannt wurde, brachten sie das Mädchen in eine Institution.

Sie litt unter sehr großen Ängsten, wagte nicht, frei herumzugehen, und es kam immer wieder zu Tetanien, weil sie in Stresssituationen hyperventilierte.

Ich hatte bereits während einiger Stunden versucht, mit der Jugendlichen in therapeutischen Kontakt zu kommen. Sie war sehr wortkarg, schüchtern, und es schien mir, dass auch kleinste Veränderungen für sie schwierig waren.

Ich hatte mit ihr einen inneren sicheren Ort etabliert, hatte versucht, sie einen Brief an die Täter schreiben zu lassen und auch die Wunderfrage in adaptierter Form gestellt; kurz, ich nahm viele Dinge auf, die ich aus *Resolving sexual abuse* (Dolan 1991) kenne. Irgendwie blieb sie eine unfreiwillige Klientin, die keine Wünsche formulieren konnte und sich schlicht kein Leben vorstellen konnte, das besser war als das, welches sie zurzeit hatte, nicht einmal um ein klein bisschen besser.

Die Tatsache, dass die Beschreibung einer verbesserten Lebenssituation im gemeinsamen direkten Gespräch nicht möglich war, ließ mich daran denken, mit ihr Lösungsqualitäten zu suchen. Ich hoffte, sie auf diese Weise in irgendeiner Form mit ihren Ressourcen in Kontakt zu bringen. Sie willigte ein, und es geschah ein kleines Wunder. Nie zuvor hatte die Jugendliche so spontan mitgemacht. Anstelle der häufigsten Antwort »Ich weiß nicht« nannte sie Lösungseigenschaften.

Verlauf

Farbe: blau, eher hellblau wie der Himmel im Sommer und gelb wie kleine Blumen
Form: rund
Oberfläche: eine glatte, runde Kugel
Temperatur: angenehm kühl
Taktil-kinästhetische Empfindung: »Wie die Berührung von Gras in der Handfläche und an der Fußsohle, wenn ich barfuß gehe.«
Ton: wie der Wind in alten Kieferbäumen
Geruch: der Duft nach Harz
Bewegung: wie weiße Wolken, die vorüberziehen.

Für diese Klientin waren eigentlich alle Lösungsqualitäten sehr wichtig. Als ich die Lösungsqualitäten wiederholte, konnte ich beobachten, wie sich beim Geruch ihre Atmung verlangsamte und vertiefte, und beim Erwähnen der taktil-kinästhetischen Empfindung huschte ein Lächeln über ihr Gesicht. Es war, als ob sie sich an etwas sehr Angenehmes erinnern würde.

Als ich nach einem Bild fragte, das eventuell diese Eigenschaften in ihr aufsteigen ließe, begann sie sehr lebhaft von ihrer Zeit in ihrem Heimatland zu erzählen. Wie sie jeweils auf einen Hügel gegangen ist, auf dem man einen wunderbaren Rundblick haben konnte. »Wissen Sie«, sagte sie, »von dort hatte man wirklich einen guten Überblick, nichts Unangenehmes konnte einen überraschen.« Sie sprach davon, wie sie auf diesem Hügel im Gras gesessen hat, wie sie mit den Händen über das Gras glitt und dabei angenehm gekitzelt wurde, wie sie den Duft des Harzes eingeatmet hat und ihre Wünsche und Sehnsüchte den vorüberziehenden Wolken anvertraute.

Es schien mir, all diese Erinnerung enthielten alle Elemente, die für ihr zukünftiges Leben ebenfalls wichtig waren: Überblick und dadurch Sicherheit, Wünsche und Sehnsüchte für die Zukunft, eine tiefe, ruhige Atmung und die Fähigkeit, über Berührung angenehme Gefühle zu erleben. Diesen Gedanken sprach ich nicht aus. Ich realisierte in diesem Moment jedoch einmal mehr, wie schnell ich Dinge, die ich höre, in Beziehung setze und ihnen eine Bedeutung gebe. Ich nehme an, dass ich solche Gedanken mit den Klienten geteilt hätte, als ich noch nicht mit dem lösungsfokussierten Ansatz vertraut war. Ich hätte sie wohl zu voreilig geteilt, ohne – wie in diesem Fall – zunächst darauf zu vertrauen, dass die Jugendliche aus dem soeben gefundenen Bild genau das Richtige für sich herausholen kann.

Beim lösungsfokussierten Ansatz stellen wir unserer Klienten hauptsächlich nützliche Fragen und unsere Beobachtungen zur Verfügung. Gelegentlich teilen wir auch unsere Gedanken und unser Fachwissen mit. Voraussetzung dafür ist, die gemeinsame Arbeit ist so weit gediehen, dass die Klienten sich äußern können, wann, in welcher Form, in welchem Umfang und zu welcher Sache sie Informationen wünschen. Wir basieren unsere Inputs auf dieses Expertentum der Klienten (siehe Kap. 6, Abschn. »Fachwissen vermitteln«).

Die Jugendliche berichtete, dass dieses Bild von dem Hügel eigentlich eine sehr gute Erinnerung sei an die Zeit, bevor sie in die Schweiz gebracht wurde, und dass diese Erinnerung sie mit Freude und Mut erfülle. Es war also kein Zweifel, dass sie eine Ressource gefunden hatte, und ich schlug ihr ein Experiment vor:

Ich erzählte ihr von der Methode des Ankersetzens, wie sie oft beim NLP gebraucht wird, und schlug ihr vor, dass ich bei ihr für dieses Bild einen solchen Anker setzen könnte. Sie willigte ein. Ich wiederholte das von ihr beschriebene Bild, während ich sie dabei an ihrem Handgelenk festhielt. Ich bat sie, einmal zu versuchen, während sie im Bett liegt, sich am Handgelenk zu fassen, dort, wo ich sie berührt hatte, und zu versuchen, dieses gute Erinnerungsbild dabei in sich hochsteigen zu lassen. Das Bett war der Ort, an dem sie sich bis zu diesem Zeitpunkt am sichersten fühlte.

Die Jugendliche begann nun in der Folge in immer komplexeren Situationen, sich in das Lösungsbild zu versetzen und dabei die Ruhe, Sicherheit zu empfinden und Gedanken für die Zukunft zuzulassen.

Zunächst versuchte sie es in ihrem Bett, danach in ihrem Zimmer, später im Esszimmer ihrer Wohngruppe, noch später auf dem Weg in die institutseigene Schule, danach in der Schule und zuletzt sogar außerhalb der Institution. Was sie vor allem faszinierte, war, dass sie dies tun konnte, ohne dass jemand von außen etwas bemerkte. »Wissen Sie«, erzählte sie, »wenn ich spüre, dass ich unsicher und ängstlich werde, fasse ich mich einfach am Handgelenk, das bemerkt gar niemand, und ich bin wieder auf meinem Hügel; dann geht es mir meist besser.«

Es ist klar, dass dieses Bild nicht alle Schwierigkeiten dieser Jugendlichen löste. Ich kann mir gut vorstellen, dass sie später noch einmal eine Beratung aufsuchen wird, um Lösungen zu finden zu anderen Aspekten in ihrem Leben. Wir beendeten unsere gemeinsame Arbeit, nachdem sie das erste Mal mit anderen jungen Mädchen einen Einkaufsbummel genossen hatte. Sie hatte auf der Skala 0–10 das »Gut genug« erreicht, wobei 10 dafür stand, dass sie Mut hatte, nach draußen zu gehen, und sie konnte einige Dinge tun wie ihre gleichaltrigen Kolleginnen. Den Kontakt zu männlichen Jugendlichen in einer Gruppe konnte sie pflegen; einen Freund zu haben war für sie noch kein Thema.

Gedanken zu diesem Vorgehen

Menschen denken oft in bestimmten Mustern über ihre Situation nach. Bei diesen Denkmustern laufen häufig gleichzeitig zwei Dinge ab: Wünsche kommen hoch, und gleichzeitig werden die vielen Hindernisse wahrgenommen, die überwunden werden müssen, damit das Ersehnte realisiert werden kann. Dies führt zu einer Blockade und zu großen Schwierigkeiten, sich überhaupt in die Lage zu versetzen, eine Lösung zu (er)finden. Manchmal ist die Wahrnehmung der Hindernisse um ein Vielfaches größer als die Wahrnehmung der Wünsche, sodass diese wie im obigen Beispiel gar nicht formuliert werden können.

Indem man nun die Lösung aufgrund von spezifischen Eigenschaften zu konstruieren beginnt, bewegen sich die Klienten in ganz neuen Denkmustern. Meist erachten sie es als ziemlich einfach, Qualitäten zuzuordnen, da die Realisierbarkeit gar kein Thema werden kann.

Ambivalenz

Dieses Suchen nach Lösungsqualitäten hat sich auch bewährt bei Klienten, die Schwierigkeiten haben, sich zu entscheiden. Ambivalenz kann grundsätzlich als Ressource betrachtet werden und als Hinweis darauf, dass der Zeitpunkt für eine Entscheidung noch nicht gekommen ist. Falls Zeit vorhanden ist, kann es hilfreich sein, wenn der Klient während einer gewissen Zeit so tut, als ob er die Entscheidung A getroffen hätte, und im nächsten Zeitabschnitt, als ob Entscheidung B gefallen wäre. Dabei soll er gut beobachten, welche Unterschiede sich im Erleben ergeben. Dieses Vorgehen erfordert Disziplin, da der Gedankenfluss sehr bewusst gesteuert werden muss.

Es gibt jedoch Situationen, in denen der Zeitrahmen, in dem die Entscheidung getroffen werden muss, vorbestimmt ist. In solchen Fällen hat sich das Suchen nach Lösungsqualitäten als nützlich erwiesen.

Vorgehen

Für Entscheidung A und Entscheidung B werden Lösungseigenschaften gesucht und unter Umständen ein Lösungsbild gefunden. Dadurch treten Aspekte in den Vordergrund, die bis anhin keine Berücksichtigung gefunden haben, und Entscheidungen werden leichter.

Beispiel: Die passende Schule für ein behindertes Kind

Ausgangslage

Eltern mussten die Entscheidung fällen, welche Schule sie für ihr behindertes Kind wählen sollten.

Vorgehen

Die Eltern suchten Lösungsqualitäten:

> Für die Schule A: dunkelblau, oval, kühle, glatte Oberfläche, Ton wie das Rauschen im Wald, Duft nach Lavendel, Geschmack nach einer Orange, bewegt sich wie ein Bär.
> Lösungsbild: ein junger Bär im Wald.

Für die Schule B: orange, flauschige Oberfläche, Summen von Bienen, Duft nach Rosen, Geschmack einer Banane, bewegt sich wie eine Schaukel.
Lösungsbild: Kinder beim Spielen.

Aufgrund der Lösungsqualitäten wurde den Eltern klar, wie wichtig es für sie war, dass ihr Kind gezielt gefördert wird; dass also nicht nur das Wohlergehen im Vordergrund stehen darf. Zu ihrer eigenen Überraschung entschieden sie sich für Schule A.

Das Reflecting Team

Das Reflecting Team wurde ursprünglich von Tom Andersen (1990) eingeführt. Sein Ziel war es, das Beratungssystem Klient/Therapeut durch ein beobachtendes weiteres System von Beratern zu erweitern. Die Personen, die das Reflecting Team bilden, beteiligen sich zunächst nicht aktiv am Gespräch, hören jedoch aufmerksam zu. Nach einer gewissen Zeit werden die Positionen gewechselt. Die Mitglieder des Reflecting Teams denken nun laut über das Gehörte und den Gesprächsprozess nach und tauschen Ideen aus. Diese Reflexionen werden in einer wertschätzenden, unterstützenden und hilfreichen Art und Weise geäußert. Klienten und Therapeut hören sich die Anregungen des Reflecting Teams an. Anschließend sprechen Klienten und Therapeut über ihre Gedanken, die beim Zuhören entstanden sind. Dieser Wechsel kann mehrere Male geschehen. Auf diese Weise können zusätzliche Informationen und Ideen generiert werden.

Reflecting Team im lösungsfokussierten Gespräch

Die Anwendung dieses Settings hat auch in der lösungsfokussierten Arbeit weite Verbreitung gefunden. Vor allem in pädagogischen Institutionen und Schulen stellt es ein sehr nützliches Instrument dar, zum Beispiel mit Gruppen konstruktive Lösungen zu erarbeiten.

In meiner täglichen Arbeit in der Praxis hatte ich nur sehr selten die Möglichkeit, zusätzliche Beobachtende zur Verfügung zu haben, welche ein Reflecting Team bilden konnten. Da meine Erfahrungen mit dieser Art zu arbeiten sehr positiv waren, begann ich, den Grundgedanken dieses Settings abzuwandeln und zu nutzen. Ich ging davon aus, dass Personen, denen für eine bestimmte Zeit ausschließlich die zuhörende Rolle zugewiesen wird, befähigt werden, den Ausführungen der anderen besser zu folgen und dass so eher neue Ideen generiert werden können.

Wenn Klienten sich ins Wort fallen

Aus meiner Erfahrung ist dieses Setting vor allem hilfreich in Familiengesprächen mit Jugendlichen oder in einem Gespräch mit verschiedenen Teilnehmenden, die widersprüchliche Ansichten vertreten und ein Einanderzuhören kaum möglich ist.

Es ist allgemein bekannt, dass bei Gesprächen mit Jugendlichen und ihren Eltern/Betreuern die Jugendlichen sich oft weigern, etwas zu sagen, oder innerhalb von Minuten ein heftiger Disput entsteht. Beides sind nicht nützliche Situationen dafür, ein Veränderungsgespräch zu initiieren, und oft fließt die hauptsächliche Energie des Beraters ins Strukturieren des Gesprächs. Um die Beteiligten vor erneuten verbalen Verletzungen zu schützen und die Chance zu erhöhen, dass etwas anderes abläuft als zu Hause, verwende ich heute meist das Setting des Reflecting Teams. Früher hatte ich oft die Eltern und den Jugendlichen getrennt interviewt, was in der Regel jedoch weitaus weniger ergiebig ist als das gemeinsame Vorgehen.

Das Setting des Reflecting Teams bietet also einen strukturellen Rahmen, der es dem Berater erlaubt, seine Energie auf das Stellen von nützlichen Fragen zu fokussieren und die Ideen der Zuhörenden zu nutzen.

In den meisten Fällen ist das Formieren des Reflecting Teams ein spontaner Entscheid. Wenn in den ersten paar Minuten des Gesprächs ein Hickhack entsteht, in dem viele gegenseitige Verletzungen formuliert werden, das gegenseitige Sichzuhören nicht möglich ist und die Bemühungen, das Gespräch zu strukturieren, fehlschlagen oder zumindest die meiste Energie dafür absorbiert wird, das Gespräch zu strukturieren, ist es an der Zeit, sich die Arbeit zu erleichtern.

Ich interveniere auf folgende Art:

Therapeutin: »Mir scheint, im Moment geschieht hier Ähnliches wie bei Ihnen zu Hause. Falls das nützlich gewesen wäre, würden Sie, so nehme ich auf jeden Fall an, meine Unterstützung nicht in Anspruch nehmen. Nach meiner Erfahrung hat sich eine andere Art der Gesprächsrunde bewährt, die ich mit Ihnen nun durchführen möchte. Ich erachte es als meine Pflicht, hier etwas anderes zu ermöglichen als bei Ihnen zu Hause, um so ihrem Aufwand an Zeit und Energie möglichst gerecht zu werden. Ob dies gelingt, ist ungewiss, es besteht keine Garantie.«

Anordnung

Einem Teil des Klientensystems, dies können eine oder auch mehrere Personen sein, wird die zuhörende Position zugewiesen, mit den anderen Klienten führt der Berater ein Gespräch durch.

Die Zuhörenden erhalten folgende Anweisungen: »Bitte hören Sie dem Gespräch aufmerksam zu. Falls nötig, können Sie sich Notizen machen von dem, was Ihnen durch den Sinn geht während des Zuhörens. Bitte äußern Sie Ihre Gedanken nicht sofort, Sie werden Zeit bekommen, Ihre Anregungen mitzuteilen. Achten Sie bitte beim Zuhören besonders auf Dinge, welche neu sind für Sie. Es kann auch sein, dass Sie beim Zuhören eine ganz andere Wahrnehmung der Dinge haben. Ich bitte Sie, all diese Ideen und Kommentare für sich zu behalten oder schriftlich festzuhalten, damit das Gespräch zwischen mir und X ungestört verlaufen kann.«

Die Zuhörenden werden so im Raum platziert, dass sie einen möglichst großen Abstand haben zu den anderen, die interviewt werden, und mit ihnen keinen Blickkontakt aufnehmen können. Ich setze die Zuhörenden hinter die Personen, die interviewt werden. Ich richte es so ein, dass ich sowohl die Interviewten wie auch die Zuhörer im Blick habe.

Die Anordnung für das Gespräch ist wie üblich. Bei Kindern und Jugendlichen achte ich darauf, nur leicht einander zugewendet zu sitzen. Das direkte Gegenübersitzen vermittelt oft ein Gefühl des Verhörtwerdens und wird als unangenehm empfunden. Alle Kinder und Jugendlichen erhalten etwas zum Herumzupfen oder Drücken, das soll die Spannung etwas verringern. Dazu eignen sich weiche Bälle oder Zupfbälle oder eine Knetmasse, die man üblicherweise in der Physiotherapie zur Rehabilitation der Handmuskulatur braucht.

Verlauf

Eine Gesprächssequenz dauert in der Regel ca. 20–30 Minuten.

Wie in jedem lösungsfokussierten Gespräch, stehen im Mittelpunkt des Interesses die vorhandenen Kompetenzen und die angestrebten Veränderungen.

Nach diesen ca. 20–30 Minuten – oder je nach Situation auch früher – wende ich mich an die Zuhörenden und bitte sie, zunächst davon zu berichten, was sie am Gespräch beim Zuhören positiv überrascht hat. Danach interessiere ich mich für allfällige Ideen und Anregungen. Ich achte strikt darauf, dass nur wertschätzende Bemerkungen gemacht werden und Anregungen konstruktiv formuliert werden. Da dies für Kinder und Jugendliche oft nicht leicht ist, reframe ich viele der Äußerungen.

Die Interviewten erhalten danach die Gelegenheit, sich zu den Anregungen aus dem Reflecting Team zu äußern. Falls verschiedene, sich widersprechende Äußerungen gemacht werden, ist es die Pflicht des Beraters, sie als verschiedene Wahrnehmungen zu rahmen. Da die räumliche Distanz hilft, gelassener zu bleiben, ist es für die Beteiligten bei dieser Gesprächsanordnung eher möglich, verschiedene Ansichten im Raum stehen zu lassen.

Wem wird die Rolle des Zuhörers zugewiesen, wer wird interviewt?

Grundsätzlich können sowohl das Kind, der Jugendliche, aber auch die Erziehenden, d. h. die Eltern, die Lehrkraft oder die Sozialpädagogen in Anwesenheit der je anderen Partei interviewt werden.

In Situationen, in denen Lehrkräfte und Sozialpädagogen sich an mich wenden, weil sie mit einer Gruppe von Kindern oder einem Kind oder Jugendlichen nicht mehr weiterkommen, interviewe ich die Auftraggeber und bitte die Kinder in die zuhörende Position.

In anderen Fällen entscheide ich aufgrund des Verlaufs des Gesprächs innerhalb der ersten paar Minuten, wem ich welche Rolle zuweise. Am ergiebigsten erweist sich ein Interview mit derjenigen Partei, welche aufgrund der bisherigen Interaktionsdynamik ihre Ressourcen, Stärken und wichtigen Aspekte nicht einbringen konnte. Dabei können auch die Zuhörenden profitieren, da sie oft Dinge hören, von denen sie bis anhin kaum Kenntnis hatten. Wie zum Beispiel Eltern, die ihren Jugendlichen als völligen Versager und Nichtsnutz erleben und auf einmal hören, dass ihr Kind durchaus noch weitere Interessen hat, als stundenlang auf dem PC zu spielen. Andererseits sind Jugendliche oft erstaunt, von ihren Eltern Ideen und Wertschätzungen zu hören, die sie nicht für möglich gehalten hätten.

Beispiel 1: Computerspiel und hilflose Eltern

Ausgangslage

Der Jugendliche ist 15-jährig und besucht die Sekundarschule A.

Die Eltern und der Jugendliche hatten sich zu Beginn des Gesprächs heftig über das Spielen am Computer gestritten.

Setting

Eltern als Zuhörende, Jugendlicher als Gesprächspartner.

Verlauf

Therapeutin: In den ersten paar Minuten unseres Gesprächs habe ich gehört, dass du zurzeit gerne am PC spielst und dass das für deine Eltern eine große Sorge darstellt. Ihre ständigen Vorwürfe bereiten dir viel Ärger. Es ist relativ häufig, dass die Ansichten bezüglich einer sinnvollen Freizeitbeschäftigung stark auseinandergehen. Ich möchte die Zeit mit dir nutzen, um zu hören, wie du dir dein Leben in, sagen wir, ca. zehn Jahren erträumst.

JULIAN: Wenn es nach meinen Eltern gehen würde, müsste ich wohl wie mein Vater tagein, tagaus malochen und Geld verdienen.

Reframing des negativen Statements:

THERAPEUTIN: Du scheinst andere Vorstellungen von einem guten Leben zu haben, das interessiert mich.

JULIAN: Also, gut verdienen möchte ich natürlich auch, denn ein schnelles Auto und eine schöne Wohnung, so ein Loft zum Beispiel, müssten schon möglich sein.

Der Vater setzt an, etwas einzuwenden, und ich mache Zeichen, dies aufzuschreiben.

THERAPEUTIN: Was geschieht noch in deinem Leben in zehn Jahren?

JULIAN: Ich weiß nicht, irgendeinen interessanten Job möchte ich haben, bei dem ich viel reisen kann, das wäre lässig.

THERAPEUTIN: Was am Reisen wird dich besonders faszinieren?

JULIAN: Viele neue Leute kennenlernen, der Challenge einfach.

THERAPEUTIN: Was noch?

JULIAN: Ich lerne eigentlich relativ leicht fremde Sprachen. Sie wissen ja, dass ich zweisprachig aufwachse. Mit der Mutter spreche ich Italienisch, mit dem Vater Deutsch. Das ist cool und hat mir in der Schule Vorteile gebracht.

THERAPEUTIN: Verstehe ich recht, du schätzt es, dass deine Eltern sich entschieden haben, dich zweisprachig aufwachsen zu lassen?

JULIAN: Eigentlich schon. Aber so ganz eine Entscheidung war es wohl nicht, meine Mutter spricht noch heute nicht richtig Deutsch.

Selektives Überhören.

THERAPEUTIN: Julian, hast du bereits eine Vorstellung, wie du deine Träume verwirklichen willst, ich meine zum Beispiel, welchen Beruf du erlernen möchtest?

Julian: Also, meine Eltern wollen ja, dass ich ins Gymnasium gehe. Das können sie sich gleich abschminken. Ich drücke nicht nochmals vier Jahre die Schulbank.

Therapeutin: Das heißt, du hast andere Vorstellungen, wie du es machen willst.

Julian: Es ist mir ja schon klar, dass von nichts nichts kommt, wie mein Vater jeweils sagt, so blöd bin ich nicht; wenn ich will, kann ich nämlich ganz schön Biss zeigen.

Therapeutin: Wo und wann hast du das bewiesen?

Julian: Alle glauben, das Gamen sei so easy: In dem Game, in dem ich mitmache, braucht es viel Ausdauer und Köpfchen! Ich nehme es mit den besten Spielern auf.

Therapeutin: Ich verstehe, du trainierst beim Gamen dein Durchhaltevermögen. Wo noch hast du erfahren, dass du Biss hast?

Julian: Beim Rollbrettfahren! Ich überwinde spielend Hindernisse und mache die tollsten Sprünge, und, glauben Sie mir, das war nicht einfach und hat mich viele blaue Flecken gekostet.

Therapeutin: Du nimmst also auch etwas auf dich, wenn es dir wichtig ist. Sag einmal, welcher Erwachsene, der dich kennt, würde mir auch sagen, Julian hat Biss?

Julian: Hm, weiß nicht ... vielleicht mein Klassenlehrer. Wissen Sie, nicht wegen meiner Leistungen in der Schule, sondern wegen dem, was ich geleistet habe beim letzten Schulfest

Therapeutin: Erzähle.

Julian: Ich habe den ganze Getränke- und Foodsupply geschmissen. Also, am Anfang war nur vorgesehen, dass ich da mithelfe. Danach hat mein Lehrer gemerkt, dass ich das alleine tun kann. Ich habe alles organisiert, der Lehrer hat nur sein O. k. gegeben, und abgerechnet habe ich auch picobello. Das war sehr viel Arbeit, und es hat Spaß gemacht.

Therapeutin: Wow, du scheinst ja ein Organisationstalent zu haben, und mit dem Geld kannst du auch umgehen. Mein Kompliment.

Julian: Na ja, aber es sind eben nicht gute Noten, wie sie meine Eltern erwarten.

Therapeutin: Hast du eine Ahnung, in welchem Beruf du deine Fähigkeiten nutzen könntest?

Julian: Ich habe schon an die Reisebranche gedacht, aber das ist wohl zu wenig gut für meine Eltern.

Therapeutin: So gut, wie du deine Eltern kennst, was müssten sie dich tun sehen, damit sie das Gefühl bekommen, unser Julian wird es auf die Reihe bringen?

Julian: Das weiß ich nicht, das müssen Sie sie selbst fragen, die trauen mir nichts zu.

THERAPEUTIN: Hm, das scheint zurzeit dein Eindruck zu sein.

JULIAN: Das ist nicht nur mein Eindruck, sondern es ist so. Ich höre tagtäglich, welch ein Versager ich bin und wie ich meine Talente angeblich nicht nutze.

THERAPEUTIN: Die Aussagen deiner Eltern scheinen bei dir hängen zu bleiben. Glaubst du, deine Eltern wissen, dass dem so ist?

JULIAN: Die sollen doch glauben, was sie wollen, denen kann man es ja nie recht machen.

THERAPEUTIN: Woran würdest du denn merken, dass du es ihnen recht gemacht hast? Wie zeigen sie dir oder, besser gesagt, wie haben sie es dir früher gezeigt, dass du etwas gut gemacht hast?

JULIAN: Das ist schon lange her, ich weiß gar nicht mehr ... [längere Pause] ... nun, die Mutter sagte früher häufig »Gut, gut«, und sie hat mir meine Lieblingsspeise gekocht, sie ist nämlich eine sehr gute Köchin. Aber heute, puh!, Sie sollten ihr Geschrei und Lamento hören!

THERAPEUTIN: Und der Vater?

JULIAN: Der? Der hat selten etwas direkt zu mir gesagt, aber ich habe ihn öfter zu Freunden sagen hören, er sei stolz auf mich.

THERAPEUTIN: Und das hat dich gefreut?

JULIAN: Ja klar.

THERAPEUTIN: Und wenn er seltenerweise etwas direkt zu dir sagte?

JULIAN: Dann hat er mich mit ins Geschäft genommen oder mir etwas von seiner Arbeit erzählt, da wusste ich, er achtet mich als vernünftig und klug.

THERAPEUTIN: Möchtest du jetzt noch etwas sagen, bevor ich mich zu deinen Eltern wende?

JULIAN: Nein.

THERAPEUTIN: Julian, ich werde mich nun mit deinen Eltern unterhalten, und ich bitte dich, deinerseits gut zuzuhören und unser Gespräch nicht zu unterbrechen.

Ich bitte die Eltern, mir als Erstes zu berichten, was ihnen positiv aufgefallen ist.

Die Mutter zeigte sich gerührt, dass ihr Sohn sie als gute Köchin bezeichnete. Der Vater war überrascht von der Rolle seines Sohnes beim Schulfest. Er zeigte sich erfreut und auch etwas erstaunt und ungläubig. Ich fragte nach anderen bemerkenswerten Informationen, die sie erhalten hätten. Anscheinend hatte Julian noch nie von einem Beruf in der Reisebranche gesprochen, und der Vater meinte, da könnte er sich Julian sehr gut vorstellen. Im Übrigen sei es gar nicht so, dass er darauf bestehe, dass er aufs Gymnasium gehe, es sei ihm einfach wichtig, dass er eine solide Berufsausbildung mache. Die Mutter erwähnte, dass es sie erstaunt, dass man angeblich beim Gamen etwas lernen könne. Sie trauen dem nicht so ganz, aber für sie sei es ein neuer Aspekt.

Angesprochen auf neue Ideen, schlug der Vater vor, mit Julian zur Berufsberatung zu gehen und die Berufe in der Reisebranche näher zu evaluieren. Die Mutter wollte Julian bitten, ihr das Spiel, das er am häufigsten spielt, zu zeigen und zu erklären.

Nach dem klassischen Vorgehen im Reflecting Team hat der Interviewte, hier also Julian, Gelegenheit, sich zu den Inputs der Zuhörenden zu äußern. Diesen Schritt befolge ich oft, jedoch nicht regelmäßig. In diesem Fall hatte ich den Eindruck, dass sich die Atmosphäre stark entspannt hatte, und ich entschloss mich daher, den Raum zu verlassen, um der Familie wie nach einer Beratung im üblichen Setting eine gemeinsame Rückmeldung zu geben.

Rückmeldung

THERAPEUTIN: »Ich möchte mich bei Ihnen für Ihre Mitarbeit herzlich bedanken. Sie als Eltern haben mich überrascht, wie gut Sie sich auf das Neue und Positive bei Ihrem Sohn haben fokussieren können. Das ist nicht selbstverständlich angesichts der Sorgen, die Sie sich wegen des häufigen Computerspiels Ihres Sohnes machen und der polarisierenden Bemerkungen, die er gemacht hat. Du, Julian hast mir gezeigt, dass viel in dir steckt und dass du dir schon einige Gedanken gemacht hast über deine Zukunft. Es scheint fast so, als ob du diese Seite, aus welchen Gründen auch immer, zu Hause nicht gerne zeigen möchtest. Ich bin froh, dass du dich entschieden hast, in diesem Rahmen davon zu berichten. Es könnte sein, dass du deinem Vater dadurch eine Gelegenheit gegeben hast, einen Schritt auf dich zuzugehen, und du deinerseits erfahren konntest, dass für deine Eltern auch noch andere Wege als das Gymnasium diskutierbar sind.

Julian, überlege dir, ob du deiner Mutter das Computerspiel erklären möchtest. Und angenommen, Sie als Vater möchten wieder einmal einen guten Zuhörer haben, es scheint mir, Ihr Sohn schätzt es, wenn Sie ihm von Ihrer Arbeit erzählen.

Klar scheint auch, dass die Zeit vor dem Computer neu festgelegt werden muss. Es besteht, so wie ich gehört habe, eine Übereinstimmung, dass du, Julian, eine gute Ausbildung machen sollst. Julian, für dich ist auch klar: Von nichts kommt nichts. Das heißt, du weißt, dass du für die Schule arbeiten musst. Überlege dir einmal, wie viel Zeit du für die Schule brauchst, damit du in zehn Jahren dort bist, wo du sein willst.

Beispiel 2: Lehrerinnen suchen Lösungswege

Ausgangslage

Seit längerer Zeit hatte ich einen elfjährigen Jungen in Behandlung, der eine ausgesprochene ADHS-Symptomatik aufwies. Er fiel immer wieder durch seine Hyperaktivität, seine Impulsivität während des Unterrichts und seine Schwierigkeiten im Umgang mit den anderen Kindern auf. Eine schulpsychologische Abklärung hatte ergeben, dass er über eine sehr gute Intelligenz verfügte, die wegen seiner Verhaltensschwierigkeiten jedoch kaum wirksam werden konnte. Markus wurde von zwei Lehrerinnen unterrichtet, die sich sehr um ihn bemühten. Gegen Ende der fünften Klasse suchten die Lehrerinnen Unterstützung.

Ich schlug den Lehrkräften ein Gespräch in Anwesenheit des Kindes und seiner Eltern vor.

Setting

Kind als Zuhörer, Lehrerinnen und Mutter wurden von mir interviewt.

Verlauf

Ich rahmte das Gespräch wie folgt.

An die Lehrerinnen: »Ich möchte zunächst von Ihnen hören, welche Stärken Markus bei Ihnen in der Schule zeigt, welche Sozialkompetenzen Ihnen in welchem Kontext aufgefallen sind. Danach ist es mir ein Anliegen, zu hören, was sich verändern muss, damit Sie mit dem Verhalten von Markus weniger belastet sind. Und welche Unterstützungen Sie vom Elternhaus und mir erhoffen.«
An die Mutter: »Ich werde auch Sie bitten zu erörtern, was Sie bei Markus sehen müssen, damit Sie sich als Eltern weniger Sorgen machen, und wie aus Ihrer Sicht die Zusammenarbeit mit der Schule eventuell noch verbessert werden könnte.«
An Markus: »Ich bitte dich, dem Gespräch aufmerksam zu folgen und dir Notizen zu machen, wenn dir etwas auffällt und dir eine gute Idee kommt. Ich bin mir bewusst, dass ich sehr viel von dir verlange, denn du darfst nur zuhören, während wir hier am Tisch miteinander reden. Wähle dir noch einige Sachen zum Trödeln aus, damit du diese Aufgabe gut bewältigen kannst.«

Markus holte sich Knetmasse und zwei Bälle. Ich stellte ihm außerdem ein großes Becken, gefüllt mit ungekochten Hülsenfrüchten, zur Verfügung, damit er, falls nötig, mit seinen Füßen darin wühlen konnte. Hyperaktive Kinder suchen immer wieder taktile Reize, um sich zu stabilisieren. Ungekochte Hülsenfrüchte – ist eine einfache, praktisch lautlose Lösung, dem Kind eine solche Möglichkeit zu verschaffen.

Diese Sitzung scheint für Markus eine Wende bedeutet zu haben. Er hörte viel Wertschätzung vonseiten der Lehrerinnen und realisierte, dass er mit einem anderen Verhalten seine Lehrerinnen unterstützen und entlasten könnte. Es schien ihm Auftrieb zu geben, auch etwas Wichtiges beitragen zu können zur Verbesserung der Situation und so eine wichtige Rolle einnehmen zu können.

5. Was tun, wenn …?

Unverhandelbare Regeln

Am Anfang jedes lösungsfokussierten Prozesses steht die Erarbeitung eines wohlgeformten Ziels. Was jedoch, wenn der Klient es mit unverhandelbaren Vorgaben und Regeln zu tun hat, diese jedoch in keiner Art und Weise seinen persönlichen Zielvorstellungen entsprechen?

Was, wenn der Klient die Vorgaben und Regeln umgehen will oder sie hartnäckig als veränderlich wahrnimmt?

Im Alltagskontext bestehen viele als unverhandelbar konstruierte Vorgaben und Regeln. Einige dieser Regeln bleiben oft über sehr lange Zeit unverhandelbar und gelten für sehr viele Personen. Ich denke da an Verkehrsregeln, an Regelungen im Betäubungsmittelgesetz, an die obligatorische Schulpflicht. Andere Regeln und Vorgaben betreffen nur eine Gruppe oder sogar nur ein Individuum, zum Beispiel Auflagen von der Justizbehörde. Sie werden für eine bestimmte Zeit als unverhandelbar deklariert. Nach Ablauf der gesetzten Zeit können Anpassungen ausgehandelt werden; danach gelten neue Vereinbarungen, die unter Umständen wieder unverhandelbar sind und erst bei einer nächsten Verhandlungsrunde abgeändert werden können.

In vielen Fällen haben Kinder und Jugendliche bei solchen Prozessen und Verhandlungsrunden nur ein Recht, Änderungswünsche vorzubringen und Anregungen zu machen. Was als verbindlich postuliert wird, bestimmen nach der Anhörung die Erwachsenen.

Grundsätzlich sind klar definierte Rahmen notwendig, sie erleichtern das Zusammenleben, da sie Orientierung und Sicherheit geben. Je jünger die Kinder sind, umso mehr müssen für die verschiedensten Belange solche Regeln etabliert werden. Für jüngere Kinder ist es einfacher, die vorgegebenen Ziele zu akzeptieren, da es für sie wichtig ist, von Eltern und den nahestehenden Personen anerkannt und gelobt zu werden. Bei Jugendlichen und Erwachsenen kommt es öfter zu Konflikten, da aus ihrer Sicht unsinnige Regeln und Auflagen eingehalten werden müssen und ihre Abhängigkeit vom Wohlwollen der unmittelbaren Bezugspersonen bereits kleiner ist. Als Beratende – vor allem bei der Arbeit mit Jugendlichen – stehen wir oft in diesem Spannungsfeld. Auf der einen Seite sind die unverhandelbaren Vorgaben und Regeln, auf der anderen Seite der Drang der Jugendlichen nach Selbstbestimmung. Meist ist es ein Leichtes, in den Wünschen der Jugendlichen etwas Positives zu sehen, und gleichzeitig muss der Berater die unverhandelbaren Vorgaben respektieren.

In solchen Beratungssituationen hilft es, sich als Berater Klarheit zu verschaffen, in welchem Ausmaß und wo Handlungsspielraum vorhanden ist und wo es sich klar um unverhandelbare Vorgaben und Regeln handelt.

Ist eine Regel als unverhandelbar konstruiert, so muss der Berater das Gespräch darauf fokussieren, wie es dem Klienten am ehesten gelingen kann, die Regeln einzuhalten. Aufgepasst! Jugendliche Klienten sind oft Meister darin, die Beratenden in Diskussionen zu verwickeln über Dinge, die nicht verhandelbar sind.

Es ist die Aufgabe des Beraters, geduldig und wiederholt auf die Grenzen und Vorgaben hinzuweisen. Gleichzeitig ist es wichtig, sich sehr interessiert und offen zu zeigen für die individuellen Ideen dazu, wie am ehesten die Auflagen erfüllt werden können.

Der verbreitete Gedanke, dass immer alle Ziele mit den Klienten ausgehandelt werden können, muss modifiziert werden. Dies gilt gleichermaßen für Kinder, Jugendliche und Erwachsene.

In der Therapie und der Beratung geht es oft darum, Vor- und Nachteile zu erörtern, die für den Klienten entstehen, wenn er sich innerhalb des gesetzten Rahmens bewegt oder eben nicht. Der Klient muss wissen, was geschieht, wenn er sich für das eine oder für das andere entscheidet. Es kann auch wichtig sein, unser fachspezifisches Wissen einfließen zu lassen. Wie der Klient letztendlich entscheidet, liegt nicht in der Hand des Beraters (siehe Kap. 2, Abschn. »Autonomie der Kinder und Jugendlichen beachten«).

Vorgehen

- Als Berater Auflagen und unverhandelbare Regeln erkennen und anerkennen.
- Dem Klienten gegenüber die eigene Haltung in Bezug auf die Verhandelbarkeit respektive Unverhandelbarkeit transparent machen.
- Den Wunsch hinter dem Nichtbeachten der Regeln explorieren und mit dem Klienten herausfinden, ob das geäußerte Bedürfnis auch auf andere Weise gestillt werden kann, ohne dass dabei die Vorschriften verletzt werden.

- Fokussieren des Gesprächs auf die vorhandenen Fähigkeiten, die nützlich dafür sein könnten, die Auflagen zu erfüllen oder die Regeln einzuhalten.
- Ausnahmen suchen: Wann und wie konnte der Klient bis anhin Regeln befolgen und Auflagen erfüllen?
- Über die Vor- und Nachteile des Beachtens respektive Nichtbeachtens der Regeln und Auflagen informieren.
- Entscheidung über und Verantwortung für das weitere Vorgehen dem Klienten übergeben.

Beispiel 1: Auch ein intelligenter Gymnasiast muss sich an die Schulordnung halten

Ausgangslage

Felix, ein 15-jähriger Jugendlicher, wurde von seinen Eltern zur Therapie angemeldet, da ihm wegen wiederholten Verstoßes gegen die Schulordnung ein Ausschluss aus dem Gymnasium drohte.

Felix besuchte zum Zeitpunkt des Gesprächs die erste Klasse der mathematisch-naturwissenschaftlichen Abteilung. Seine Leistungen waren genügend, obwohl er kaum jemals zu Hause für die Schule arbeitete, wie er offenherzig bekannte. Wegen seiner schnellen Auffassungsgabe hatte er in der Grundschule eine Klasse übersprungen.

Verlauf

THERAPEUTIN: Felix, ich möchte mich bei dir bedanken, dass du mir bis hierher so offen geantwortet hast. Ich nehme an, du bist nicht sehr gerne zu mir gekommen und würdest es bestimmt vorziehen, etwas anderes zu tun.

FELIX: Allerdings.

THERAPEUTIN: Sicherlich haben deine Eltern dir mitgeteilt, weshalb sie dich hier angemeldet haben. Ich frage mich, was aus deiner Sicht heute in diesem Gespräch geschehen muss, damit du nicht mehr gezwungen wirst, mich aufzusuchen?

FELIX: Es ist absolut lächerlich, dass meine Eltern sich so besorgt zeigen, nur weil ich diese stupiden Regeln der Schule nicht einhalte. Übrigens bin ich nicht der Einzige der Klasse, und den anderen wird nicht mit Ausschluss gedroht.

THERAPEUTIN: Ich merke, du bist recht ärgerlich über die jetzige Situation und fühlst dich auch ungerecht behandelt. [Mit dieser Feststellung versuche ich, dem Klienten zu signalisieren, dass ich seine Sicht der Dinge wahrgenommen habe. Dies scheint mir wichtig, bevor ich die Frage wiederhole mit der Hoffnung, dass er eher bereit ist, darauf einzugehen.] Was können wir heute hier tun, damit sich die Situation verbessert?

FELIX: Ich meine, sie müssten diese idiotischen Regeln in der Schule an die heutige Zeit angleichen, wer macht denn heute noch so ein Geschrei wegen einer verpassten Schulstunde? Solange ich genügende Leistungen erbringe ... das ist doch das Wichtigste.

THERAPEUTIN: Stelle ich das richtig fest, es ist dir wichtig, genügende Leistungen in der Schule zu erbringen? [Sofort das Ziel, das in dieser Antwort vorkommt, aufgreifen.]

FELIX: Mensch, das ist doch klar, ich will meine Matura machen und danach Physik studieren. Ich will die Matura machen, aber nicht in einem Kindergarten, diese Abwesenheitskontrolle ist ja lächerlich!

THERAPEUTIN: Also, du bist ein junger Mann, der ganz klare Pläne hat und bereits weiß, was er in der Zukunft erreichen will. Oh, da unterscheidest du dich von vielen anderen Jugendlichen, die weit weniger bestimmt sind.

FELIX: Klar, ich bin ja nicht blöd.

THERAPEUTIN: Ganz und gar nicht, es scheint mir sogar, du hast einen sehr hellen Kopf und kannst gut überlegen. Felix, erkläre mir das noch etwas genauer: Du willst die Matura machen, und es könnte sein, dass du am Gymnasium bleiben möchtest, wenn ich das richtig verstehe. [Hier benutze ich die zögerliche Sprache, damit Felix die Gelegenheit hat, mir, falls nötig, zu widersprechen.]

FELIX: Ja klar, ich will doch meine Kollegen nicht verlieren.

THERAPEUTIN: Und du bist zurzeit nicht bereit, die Schulordnung einzuhalten. Welche Überlegungen hast du dir gemacht, wie du das hinkriegst?

Hier könnte man versucht sein, den Jugendlichen auf den Widerspruch aufmerksam zu machen, der darin steckt, dass er die Kollegen nicht verlieren will und gleichzeitig jedoch die Schulordnung missachten möchte. Neugierde ist hilfreich in diesem Kontext!

FELIX: Nein, dieses Kindergartengetue scheißt mich an, ich erbringe ja meine Leistungen, und wenn ich zu Hause lernen würde, die würden staunen ...

THERAPEUTIN: Hm ... [Ich warte, da er auf meine Frage noch keine Antwort gegeben hat.]

FELIX: Ich weiß nicht, ich habe null Bock, mich kontrollieren zu lassen, sollen die mich doch ausschließen.

THERAPEUTIN: Jetzt bin ich etwas verwirrt. [Mit dieser Formulierung beschreibe ich meinen Zustand. Ich war interessiert zu hören, wie er seine Ziele erreichen will, erhalte darauf jedoch noch keine Antwort. Meine Verwirrung gibt mir eine gute Möglichkeit, die Frage zu wiederholen.] Du willst die Matura machen, du willst am Gymnasium bleiben und deine Kollegen nicht verlieren, und du scheinst nicht bereit, die Schulordnung zu respektieren ...

Felix: Sie verstehen mich sicher, das ist doch einfach idiotisch ... Der Grund, weshalb ich mich überreden ließ, zu Ihnen zu kommen ist die Hoffnung, dass Sie sich bei der Schulleitung für mich einsetzen können.

Therapeutin: Felix, in den letzten 20 Minuten habe ich dich als einen Jugendlichen kennengelernt mit vielen guten Eigenschaften. Du kannst dich gut ausdrücken, du weißt, was du erreichen willst beruflich, du bist sportlich und trainierst regelmäßig dreimal die Woche. Nun stehst du vor der Tatsache, dass du die Schulordnung, deren Sinn du nicht einsiehst, akzeptieren musst, das ist hart. Die Schulordnung ist jedoch nicht verhandelbar. Ich bin gerne bereit, mit dir zu sprechen, wie es dir gelingen kann, dein Ziel, Physiker zu werden, zu erreichen innerhalb des gegebenen Rahmens. Ich gehe davon aus, dass du auch schon erfolgreich unsinnige Regeln hast akzeptieren können. [Ich fasse das Gespräch zusammen, nenne die Ziele, die ich vom Jugendlichen gehört habe, wertschätze ihn, umreiße, was im therapeutischen Rahmen möglich ist, und versuche dem Gespräch danach eine Wende zu geben, indem ich auf wahrscheinlich vorhandene Kompetenzen hinweise.]

Felix: Dann war also meine Hoffnung vergebens. Ich habe es noch gedacht.

Therapeutin: Du bist ein aufmerksamer Zuhörer, und, ja, deine Hoffnung ist in diesem Punkt vergebens. [Wichtig: die Sätze nicht mit dem Wort »aber« verbinden, dies würde dem ersten Teil der Aussage einen anderen Stellenwert geben!] Was ich tun kann, ist, dir behilflich sein, deine Fähigkeiten zu entdecken, mit lästigen Rahmenbedingungen klarzukommen.

Felix: Aber ich habe vernommen, dass Sie in der Aufsichtskommission unseres Gymnasiums sind, da wäre es doch ein Leichtes, sich für eine Ausnahme einzusetzen ...

Therapeutin: Schulordnungen sind nicht verhandelbar ... stell dir vor, einfach angenommen, du könnest dich damit abfinden, ich meine nicht, einverstanden zu sein, einfach schlucken und einhalten ... was wäre der erste Schritt?

Felix (scheint ärgerlich, wendet sich ab und schweigt).

Therapeutin: Es ist dein gutes Recht, ärgerlich zu sein, nimm dir Zeit, zu überlegen, ob es dir etwas bringen könnte, dir bewusst zu werden, wie du bis anhin mit lästigen Auflagen zurechtgekommen bist. Einfach so, weil es dir vielleicht wichtig war, keine Schwierigkeiten mit deinen Eltern zu haben, oder weil du unbedingt mit der besseren Mannschaft beim Turnier mitspielen wolltest ... oder weil du einfach ... Physiker werden willst ...

In der nächsten Viertelstunde begann Felix, Strategien zu erarbeiten, wie er sich am besten an die Regeln halten konnte. Es wurde schnell klar, dass er enorm viel Zeit mit Computerspielen verbrachte und eine gewisse Abhängigkeit vom Spielen bestand. Er meinte, er müsse seine Zeit vor dem Computer in den Griff bekommen, damit er tagsüber, statt zu spielen, wirklich die Schulstunden besuche. Diese Passage des Gesprächs stellte für mich eine Herausforderung dar. Die Zeit vor dem Computer in den Griff zu bekommen, um rechtzeitig in der Schule zu sein, durfte ich nicht verwechseln mit einer Bereitschaft, seine Spielzeit insgesamt zu reduzieren und damit seine wahrscheinlich vorhandene Spielsucht zu verändern.

THERAPEUTIN: Also, Felix, es scheint, dass du deine Zeit besser einteilen musst, damit du die Schulstunden besuchen kannst. Wann hast du es zum letzten Mal geschafft, dich aus dem Spiel abzumelden, um rechtzeitig in der Schule zu sein?

FELIX: Das war letzte Woche, aber da war ich im Spiel gerade auf einer mäßigen Mission.

THERAPEUTIN: Und sonst ...?

FELIX: Nun, eigentlich sind die Morgen ganz okay, da gehe ich mit meiner Mutter aus dem Haus, aber über Mittag bin ich alleine, und da wird es bedeutend schwieriger.

Hier könnte die Gefahr bestehen, darin bereits einen Ansatz für eine Lösung zu sehen, also zu beginnen, eine voreilige Lösungsstrategie zu erfragen im Sinne von: »Wer könnte dich unterstützen am Nachmittag, wenn deine Mutter außer Haus ist zum Beispiel?«

THERAPEUTIN: Wann war es das letzte Mal, als du auch nachmittags die Stunden besuchtest?

FELIX: Eigentlich jedes Mal, wenn ich Fußballtraining habe, gehe ich vorher zur Schule. Es ist eher dann, wenn ich nicht Training habe ...

THERAPEUTIN: Ich stelle fest, du hast schon einiges auf der Reihe, um dich den Präsenzregeln deiner Schule zu stellen. Wenn 10 dafür steht, ich gehe in alle Schulstunden, 0 ist das Gegenteil, wo siehst du dich auf diese Skala?

FELIX: Ich bin bestimmt auf einer 7 ... sehen Sie, die sind doch voll kleinlich, wegen diesen lumpigen Nachmittagsstunden.

Die Einschätzung von Felix mag recht hoch erscheinen. Dies hat keine Relevanz, da die Skala ja nicht eine arithmetische Metapher ist, das heißt, der Schritt von 7 auf 8 kann wesentlich schwieriger zu erreichen sein, als der von 2 nach 3. Hilfreich ist es immer wieder, die Außenperspektive zu erfragen, um damit, wie in diesem Fall, eine weitere Wahrnehmung als Referenzpunkt zu erhalten.

THERAPEUTIN: So gut, wie du die Schulleitung kennst, wo musst du auf der Skala sein, damit du einen Ausschluss verhindern kannst?
FELIX: Sie haben mir gesagt, dass ich im nächsten halben Jahr keine einzige unentschuldigte Absenz mehr haben darf … d. h. also bei 10.
THERAPEUTIN: Wie willst du das hinkriegen?
FELIX: Ich weiß nicht, ich könnte eigentlich über Mittag nicht mehr nach Hause gehen … aber dann bin ich zu wenig online im Spiel präsent.
THERAPEUTIN: Was sonst noch könntest du tun?
FELIX: Ich weiß nicht … ich weiß wirklich nicht … aber das Spiel lasse ich mir nicht nehmen!

Felix ist in einen Reflexionsprozess eingestiegen. Die Bemerkung »Aber das Spiel lasse ich mir nicht nehmen« kann in dem Sinn gehört werden, dass er realisiert hat, dass rund um sein Spielverhalten sich wohl etwas ändern müsste. Deshalb ist es äußert wichtig, darauf nicht einzugehen, da wir sonst Gefahr laufen, die sich anbahnende Eigeninitiative zu unterbrechen, und ihn einladen, in Opposition zu gehen.

THERAPEUTIN: Felix, du bist ganz klar und weißt, dass du dir nichts mehr leisten kannst, du hast einige gute Ideen, wie du in den Schulstunden präsent sein kannst, wie wäre es, wenn du diesen Ideen eine Chance geben würdest?

Felix wurde nicht von der Schule ausgeschlossen. Beim Abschluss der Beratung teilte er mit, dass es für ihn sehr wichtig war, dass ich im ersten Gespräch nicht wie alle Erwachsenen rund um ihn darauf gepocht hätte, seine Spiellust in den Griff zu bekommen. Ich hätte nur davon gesprochen, die Zeit besser einzuteilen. Er habe ja dann selbst gemerkt, dass er dies nicht könne, solange das Spiel online für ihn so wichtig gewesen sei.

Beispiel 2: Vorteile und Nachteile reflektieren

Ausgangslage

Susanne ist 19-jährig, Mutter zweier Kinder, die beide einen Beistand haben. Susanne hatte eine sehr belastende Kinder- und Jugendzeit.

Sie war früh mit Drogen in Kontakt gekommen, und im Rahmen eines stationären Entzugs hatte sie den Vater ihrer beiden Kinder kennengelernt, einen 20-jährigen arbeitslosen jungen Mann ohne Berufsausbildung. Der junge Mann war gewalttätig, und Susanne hatte wiederholt zu ihrem Schutz die Polizei gerufen.

Nach einem solchen Vorfall hatte der Beistand der Kinder Susanne vor die Wahl gestellt, entweder mit ihren Kindern in eine Institution für Mütter mit ihren Kinder einzutreten, oder es werde eine Platzierung der Kinder in einem Kinderheim anberaumt. Von der Rechtslage her war es klar: Die junge Mutter musste sich für das eine oder für das andere entscheiden. Diese Auflage war unverhandelbar. Susanne bat mich um einen sofortigen Termin. Zuvor hatte mich der Beistand über die Auflage informiert.

Verlauf

THERAPEUTIN: Es scheint, Sie sind in einer schwierigen Lage. Ich bin froh zu hören, dass Sie zu Ihrem Schutz und zum Schutz der Kinder gestern Abend die Polizei gerufen haben. Was hat Ihnen geholfen, sich und Ihre Kinder in den letzten Stunden zu beruhigen?

SUSANNE: Die Polizei hat meinem Freund ein Hausverbot gegeben, und ich habe lange mit meiner Großmutter telefoniert. Gegen Mitternacht war ich todmüde, und ich bin, ohne mich auszuziehen, eingeschlafen. Heute Morgen habe ich mir zunächst einen Kaffee gemacht, danach die Kleine gestillt. Es war ganz friedlich, bis mich die Beiständin über die neue Auflage informiert hat. Sie hat gesagt, sie werde auch Sie informieren.

THERAPEUTIN: Das hat sie.

SUSANNE: Das kommt gar nicht infrage, ich trenne mich nicht von meinen Kindern und von meinem Freund auch nicht. Ich brauche ihn, und jetzt ist es ja vorbei, das mit der Gewalt. Sie müssen mir helfen, dass die Kinder bei mir bleiben können.

THERAPEUTIN: Ich höre, Sie wollen um alles in der Welt mit Ihren Kindern zusammenbleiben und sich auch nicht von Ihrem Freund trennen … und da ist nun diese Auflage der Behörde, dass sich etwas ändern muss, da sich die Gewalt ja schon mehrmals wiederholt hat.

SUSANNE: Ich weiß, aber ich verspreche Ihnen, wir gehen in eine Paartherapie, und dann wird alles gut. Sie haben kein Recht, mir die Kinder wegzunehmen und mich von meinem Freund zu trennen.

THERAPEUTIN: Ich sehe noch nicht klar, wie unser Gespräch für Sie hilfreich sein kann. Was kann sich hier in dieser Stunde Nützliches ereignen?

SUSANNE: Ich habe ja schon gesagt, Sie müssen mir helfen, dass alles beim Alten bleibt.

THERAPEUTIN: Susanne, die Auflagen der Behörden sind unter den gegebenen Umständen nicht verhandelbar. Ich kann mit Ihnen die beiden vorgeschlagenen Möglichkeiten mit ihren Vor- und Nachteilen anschauen, damit Sie danach für sich und Ihre Kinder eine gute Entscheidung fällen können. Ich kenne Sie nun schon sehr lange, und ich bin immer wieder beeindruckt, wie sehr das Wohl Ihrer Kinder Ihnen am Herzen liegt.

SUSANNE: Da gibt es gar nichts anzuschauen, ich bleibe zusammen mit meinem Freund und den Kindern.

THERAPEUTIN: Hm ...

SUSANNE: Oder glauben Sie wirklich, dass die mir meine Kinder wegnehmen?

THERAPEUTIN: Ja, ich gehe davon aus. Sie müssen sich ernsthaft mit Ihrer Situation auseinandersetzen, und ich frage mich, wie ich Ihnen dabei behilflich sein kann.

SUSANNE: Ich habe mir ja so ein Mutter-Kind-Heim bereits einmal angeschaut. Aber wissen Sie, dort will ich nicht hin, dort ist alles so geregelt, ich würde mich dort nicht wohlfühlen, ich bin anders ...

THERAPEUTIN: Also, für Sie scheint dies kein geeigneter Ort. Welchen Eindruck hatten Sie für die Kinder?

SUSANNE: Für die Kinder ist es in Ordnung. Milena könnte mit Gleichaltrigen spielen, und für das Baby wäre es sicher auch gut ... aber wenn es mir nicht wohl ist, ist dies auch nicht gut für die Kinder, oder?

THERAPEUTIN: Nun, da haben Sie recht, Kinder reagieren natürlich auf die Stimmungen ihrer Mutter, wo immer sie sich befinden, ob im Mutter-Kind-Heim oder bei ihnen zu Hause.

SUSANNE: Glauben Sie, dass die Kleinen gestern Abend etwas mitbekommen haben von dem, was abging?

THERAPEUTIN: Wie Sie vorhin selbst sagten, Kinder spüren, wenn es den Müttern gut geht und umgekehrt.

SUSANNE: Denken Sie, die Kinder haben einen Schaden genommen?

THERAPEUTIN: Das kann ich so nicht sagen, es ist aber erwiesen, dass Kinder, die in einer gespannten häuslichen Atmosphäre aufwachsen, in der auch Gewalt vorkommt, nicht gut gedeihen.

SUSANNE: Was soll ich tun?

THERAPEUTIN: Also, im Mutter-Kind-Heim ginge es nach Ihren Einschätzungen den Kindern recht gut, Ihnen eher nicht. Was halten Sie davon, die Kinder in einem Heim zu platzieren, wo Sie sie eventuell auch mit Ihrem Freund regelmäßig besuchen könnten?

SUSANNE: Da bin ich nicht bereit, auch nur einen Gedanken zu verschwenden, das kommt nicht infrage.

THERAPEUTIN: Also bleibt die Möglichkeit des Mutter-Kind-Heims.

SUSANNE: Oder ich ziehe um, in einen anderen Kanton ...

THERAPEUTIN: Welche Vorteile erhoffen Sie sich von dieser Lösung?

SUSANNE: Dort kennt man uns nicht, und die Behörden würden bestimmt nicht gleich so einfahren.

THERAPEUTIN: Und was noch?

SUSANNE: Ich könnte mit den Kindern und meinem Freund zusammenbleiben, falls er mit uns umzieht.

THERAPEUTIN: Eine Seite in mir sagt, da haben Sie für kurze Zeit Ruhe, die andere Seite sagt sofort, das ist nur ein Aufschub, das ist nicht eine Lösung. Die Kinder und Sie sind auch in einem anderen Kanton nicht in Sicherheit vor der Gewalttätigkeit Ihres Freundes, und darum geht es ja. Und im Übrigen ist da die unverhandelbare Auflage der Behörde.

SUSANNE: Aber ich brauche meinen Freund, einfach so ... er hilft mir ja eigentlich nicht mit den Kindern, ich weiß nicht, ich kann mir ein Leben ohne ihn einfach nicht vorstellen. Alle sagen immer, ich solle mich von ihm trennen, da er mich ja nicht unterstützt ... aber manchmal ist er lieb zu mir, und ich kann kuscheln.

THERAPEUTIN: Ich verstehe gut, dass Sie als junge Frau, die ihren Kindern so viel Liebe und Wärme gibt, auch Zuneigung und Nähe brauchen ... [lange Pause] ... was werden Sie nun tun?

SUSANNE: Ich ziehe in einen anderen Kanton um, das ist die Lösung.

THERAPEUTIN: Wissen Sie, was geschieht, wenn Sie in einen anderen Kanton umziehen? Möchten Sie, dass ich Sie informiere?

SUSANNE: Warum nicht ...

THERAPEUTIN: Wenn Sie umziehen, müssen Sie sich auf der Gemeinde abmelden und bei der neuen Wohngemeinde anmelden, unter anderem, damit Sie finanzielle Unterstützung erhalten. Die Fürsorgebehörde der alten Gemeinde wird der Fürsorgebehörde der neuen Gemeinde melden, dass Ihre beiden Kinder einen Beistand haben, und Sie werden dort für die Kleinen einen neuen Beistand erhalten. Ja, und da das Kinderschutzgesetz für die ganze Schweiz gilt, werden Sie sehr schnell in der genau gleichen Situation sein wie jetzt. Wie ich vorhin sagte, das ist nur ein ganz kurzer Aufschub ...

SUSANNE: Dann tauche ich einfach unter.

THERAPEUTIN: Sie, die fürsorgliche Mutter?

SUSANNE: Ja, es will mir ja sowieso niemand beistehen.

THERAPEUTIN: Das sehe ich anders. Ich kenne viele Menschen rund um Sie, die besorgt sind um Ihr Wohl und das der Kinder. Die Tatsache ist, dass diese Menschen die Situation anders einschätzen als Sie und damit zu anderen Schlüssen kommen. Ich glaube, Sie kennen die Konsequenzen, die Sie erwarten, wenn Sie sich nicht an den vorgeschriebenen Rahmen halten. Wissen Sie übrigens, was geschieht, wenn Sie untertauchen? Da die Kinder verbeiständet sind, wird man polizeilich nach ihnen fahnden, um die Sicherheit der Kinder zu gewährleisten.

SUSANNE: (steht auf, wütend, sehr entschlossen und ist im Begriff, die Praxis zu verlassen).

THERAPEUTIN: Susanne, ich wünsche Ihnen alles Gute, damit Sie eine gute, nachhaltige Entscheidung treffen können, und was Sie auch immer jetzt tun werden, Sie können mich jederzeit wieder anrufen.

Susanne ist untergetaucht, wurde von der Behörde aufgegriffen und hat sich nach zwei Monaten wieder bei mir gemeldet, um ihre Situation zu reflektieren.

Unfreiwilligkeit

Fast alle Kinder und Jugendlichen sind unfreiwillige Klienten, da es nicht ihrem Denken entspricht, sich bei Problemen an eine Fachperson zu wenden. Jüngere Kinder wissen oft gar nicht, dass es Beratungsmöglichkeiten gibt. Jugendliche ziehen es eindeutig vor, sich mit Gleichaltrigen auszutauschen, wenn sie denn überhaupt bei sich eine Schwierigkeit orten und davon sprechen wollen. Die Tatsache der Unfreiwilligkeit spielt bei Jugendlichen eine weit größere Rolle als bei jüngeren Kindern, da bei Jugendlichen schon klarere eigene Vorstellungen vom Leben vorhanden sind. Die Bereitschaft, sich einzufügen und gesetzte Rahmen zu akzeptieren, ist kleiner. Die meisten Kinder und Jugendlichen sehen keine Notwendigkeit für eine Beratung. Vor allem Jugendliche tendieren oft auch dazu, eine Art Opferrolle einzunehmen. Sie konzeptualisieren die Situation wie folgt: Das Problem liegt bei den anderen. Beispielsweise bei den Eltern, Lehrkräften, dem Lehrmeister oder anderen Jugendlichen. Da die anderen nicht breit sind, ihre Probleme in den Griff zu kriegen, muss der Jugendliche herhalten und wird in eine Therapie geschickt.

So aus der Luft gegriffen ist diese Wahrnehmung nicht. Der Leidensdruck ist nämlich häufig sehr viel größer bei den Überweisenden als bei den unfreiwilligen Jugendlichen selbst.

Es scheint mir ganz zentral, bei allen Kindern und Jugendlichen die Unfreiwilligkeit anzusprechen und von *ihrer* Wahrnehmungskonstruktion auszugehen. Vielfach versuchen Beratende jedoch genau das Gegenteil: Sie bemühen sich meist vergebens, die Jugendlichen zur Einsicht zu bringen, ihren Anteil am Geschehen und der Situation einzugestehen. Solche Beratende gehen davon aus, dass eine Veränderung nur möglich ist, wenn alle am Geschehen Beteiligten sich hinterfragen. Dem stellt der lösungsfokussierte Ansatz die Annahme gegenüber, dass jeder Mensch für sich die jeweils nützlichste Wahrnehmungskonstruktion vornimmt. Dass ein Jugendlicher beispielsweise gute Gründe haben muss, sich als Opfer der uneinsichtigen Eltern zu sehen.

Unfreiwilligkeit wird im lösungsfokussierten Ansatz nicht als ein Hindernis konzeptualisiert, sondern als eine Variante des Beratungskontexts, mit der auf eine ganz bestimmte Art und Weise umgegangen werden muss.

Wie ich die Unfreiwilligkeit thematisiere und zur Kooperation nutze, hängt etwas vom Alter der Kinder ab. Bei jüngeren Kindern reicht es oft aus, Verständnis dafür zu zeigen, dass die Gesprächssituation für sie ungewohnt ist, und anzuerkennen, dass sie bestimmt lieber anderswo wären und spielen würden.

Bei Jugendlichen dagegen ist es wesentlich, immer wieder explizit darauf hinzuweisen, dass der Beratende sich darüber im Klaren ist, dass sie keine Notwendigkeit für eine Beratung sehen und aus ihrer Sicht Dritte ein Problem haben.

Solange Unfreiwilligkeit besteht, gibt es nur die von Dritten (Eltern, Schule, Jugendanwaltschaft etc.) vorgegebenen Ziele, die der Klient meist nicht teilt. Die beste Kooperation mit dem Jugendlichen erreicht der Berater, wenn er bei der Wahl seiner Fragen sich strikt an dieser Wahrnehmungskonstruktion orientiert. Dies bedeutet, dass der Berater exploriert, was am ehesten die Chancen vergrößern könnte, die Überweiser davon zu überzeugen, dass eine Beratung nicht mehr nötig ist.

Mit dieser Art der Gesprächsführung wird die Unfreiwilligkeit anerkannt. Dadurch fühlen sich die Jugendlichen respektiert und ernst genommen, und Gefühle der Fremdbestimmung werden gemindert.

Treten erste Anzeichen auf, dass der Jugendliche in Betracht zieht, auch an *seinem* Verhalten etwas zu ändern, ist es ratsam, zögerlich und zurückhaltend darauf zu reagieren. So kann der Jugendliche das Gesicht wahren. Die Zurückhaltung wird fast immer mit zunehmender Offenheit und Kooperation belohnt.

Vorgehen

- Unfreiwilligkeit als einen Beratungskontext mit besonderen Ressourcen konzeptualisieren.
- Wahrnehmungskonstruktion der Unfreiwilligkeit aufnehmen. D. h. immer fragen, was aus der Sicht des Überweisers geschehen muss. Gut darauf achten, im Laufe des Gesprächs

nicht die Ziele Dritter sprachlich als diejenigen des unfreiwilligen Klienten darzustellen.

- Sich für die Sichtweise des Unfreiwilligen interessieren: Was würde sich verändern, wenn die Dritten Beratung annehmen würden und sie sich ändern würden?
- Versuchen, mit dem Jugendlichen Nützliches in fremden Ideen herauszuarbeiten, eingeleitet mit dem Wort »angenommen«. Einfach angenommen, er würde einmal einer Forderung des Überweisers Folge leisten, was würde dann geschehen? Was würde sich allenfalls für ihn verbessern? Wie würde sich die Beziehung zum Überweiser allenfalls verändern?

Beispiel 1: Ein Vermittlungsgespräch mit der Mutter anbahnen

Ausgangslage

Jan, 17-jährig, wurde von seiner Mutter in die Psychotherapie gebracht, da sein Verhalten zu Hause inakzeptabel war. Die Therapieziele der Mutter lauteten: vermehrte Teilnahme am Familienleben, Übernahme von Aufgaben im Haushalt, mehr soziale Kontakte zu Gleichaltrigen, reduzierte Zeit vor dem Computer und gesündere Ernährung.

Die zwei erstgenannten Ziele waren ihr am wichtigsten. Es war klar, dass die Mutter sich Sorgen machte um Jan und anderseits auch frustriert und enttäuscht war. Während die Mutter ihre Erwartungen an die Therapie darlegte, saß Jan missmutig da und sprach kein Wort. Gelegentlich verdrehte er die Augen und seufzte. Meine Versuche, ihn in ein Gespräch einzubinden, blieben erfolglos. Ich schlug deshalb vor, den Rest der Stunde mit Jan allein zu arbeiten. Sowohl die Mutter als auch Jan waren damit einverstanden. Bevor die Mutter jedoch den Raum verließ, gab ich ihr folgende Rückmeldung: »Es ist offensichtlich, dass Jan nicht hier sein möchte. Dennoch ist es Ihnen gelungen, ihn davon zu überzeugen, mitzukommen. Das beeindruckt mich. Meiner Erfahrung nach ist dies nämlich keine Selbstverständlichkeit. Sie und Jan müssen in der Vergangenheit einiges gut gemacht haben. Es scheint, dass Jan ein Mensch ist, der auch bereit ist, Unangenehmes auf sich zu nehmen. Gerade heute, wo den Jungen nachgesagt wird, dass sie alles auf die *easy* Art erledigen wollen.«

Gespräch mit Jan

Als die Mutter den Raum verlassen hatte, entstand zwischen Jan und mir folgender Dialog.

THERAPEUTIN: Zunächst möchte ich mich bei Ihnen bedanken, dass Sie hierher gekommen sind. Wie ich soeben erwähnte, ist das für mich keine Selbstverständlichkeit.

JAN: Ich hatte keine Wahl.

THERAPEUTIN: Es scheint so, und das ist bestimmt sehr lästig für Sie ... könnte es sein, dass Sie vor allem in Ruhe gelassen werden möchten?

JAN: Hm, ja ... das Gejammer meiner Mutter geht mir auf die Nerven.

THERAPEUTIN: Eigentlich möchte ich zunächst von Ihnen erfahren, was Sie gerne tun, was Ihnen wichtig ist. Wären Sie wohl bereit, mir etwas von sich zu erzählen?

JAN: Eigentlich habe ich keine Lust, hier viel zu sprechen. Meine Mutter hat ein Problem mit dem Erwachsenwerden ihrer Kinder, und mich trifft das besonders hart, weil ich der Ältere bin. Meine Mutter braucht einen Psychiater und nicht ich.

THERAPEUTIN: Ich sehe, Sie beurteilen die Situation ganz anders als sie. Und Sie haben recht, es ist in der Regel nicht einfach, als Eltern angemessen zu reagieren, wenn die Kinder erwachsen werden, und es trifft die Erstgeborenen jeweils besonders hart.

JAN: Also Sie stimmen mir zu, dass meine Mutter ein Problem hat!

THERAPEUTIN: Ich möchte meine Aussage anders verstanden wissen. Nach meiner Erfahrung sind Meinungsverschiedenheiten und Auseinandersetzungen im Leben einer Familie normal. Je mehr es den Eltern gelungen ist, ihre Kinder zu aufgeweckten, jungen Menschen mit eigenen Ideen heranwachsen zu lassen, umso mehr prallen dann eben verschiedene Meinungen aufeinander, und dies zu einem Zeitpunkt, da man noch unter einem Dach wohnen muss.

JAN: Ja, ausziehen, das wäre es! Am liebsten würde ich in einer WG wohnen, dann wäre ich das Gejammer meiner Mutter los.

THERAPEUTIN: Sie wünschten sich also mehr Freiheit und Entscheidungskompetenz, verstehe ich das recht?

JAN: Ja natürlich, meine Mutter hat ja das Gefühl, ich würde verhungern ohne ihre Fürsorge, oder mir würden gleich die Zähne ausfallen, weil ich nie Obst esse ...

THERAPEUTIN: Sie sind wirklich in einer schwierigen Lage, Sie fühlen sich kompetent und gut gerüstet, Ihr Leben selbst in die Hände zu nehmen, und gleichzeitig können Sie nicht ausziehen, nehme ich auf jeden Fall an, weil Sie sich das Alleinewohnen schlicht nicht finanzieren können.

JAN: Genau, meine Eltern drohen mir, mich in ein Internat zu stecken, aber das wäre wohl noch schlimmer als zu Hause. Vom Wohnen in einer Wohngemeinschaft wollen sie gar nichts wissen, dabei käme das viel billiger als ein Internat.

THERAPEUTIN: Eine recht vertrackte Situation.

JAN: Nun gut, wenn meine Mutter endlich lernte, dass man mit einem 17-Jährigen anders umgehen sollte als mit einem dreijährigen Kind, wäre schon vieles besser.

THERAPEUTIN: Ich stelle fest, Ihre Mutter sagt: Jan muss sich ändern, und Sie sagen: Die Mutter muss sich ändern ...Was sagt eigentlich ihr Vater zur ganzen Situation?

JAN: Mein Vater, der mischt sich kaum ein. Wenn er nach Hause kommt, sagt er, er habe schon den ganzen Tag sich mit Problemen auseinandergesetzt, er brauche jetzt seine Ruhe, und zwischendurch sagt er zur Mutter, sie solle mich doch lassen, aber ihn interessiert das alles nicht wirklich.

THERAPEUTIN: Es ist also Ihre Mutter, die Sie ihrer Ansicht nach nicht genügend in Ruhe lässt.

JAN: Solange ich in der Schule gute Leistungen erbringe, ist es dem Vater egal ... nur wenn die Mutter allzu laut jammert, kommt er mit der Idee vom Internat, damit ich es einmal schätzen lerne, was meine Mutter für mich tut. Ja es ist eigentlich meine Mutter.

THERAPEUTIN: Jan, lassen Sie mich zusammenfassen, was ich bis jetzt von Ihnen gehört habe: Sie wünschen sich mehr Freiheit, Ihr Leben so zu gestalten, wie Sie es sich vorstellen. Die Lösung, Distanz von Ihrem Elternhaus zu bekommen mit dem Eintritt in ein Internat, erscheint Ihnen nicht erstrebenswert ... und irgendwie scheinen Sie mir und eigentlich auch Ihre Mutter ... Sie beide sind recht stark auf sich selbst gestellt, ohne wirkliche Unterstützung und Verständnis für die eigenen Anliegen zu finden im nahen Umfeld.

JAN: Diese Ähnlichkeit zwischen mir und meiner Mutter habe ich nicht bemerkt vorher. Nur wollen wir eben nicht dasselbe.

THERAPEUTIN: Das ist normal. Wären Sie bereit, mit Ihrer Mutter ein Gespräch zu führen, wie die verschiedenen Interessen, die Sie haben, unter einem Dach lebbar wären? Dabei muss ich Ihnen aus Erfahrung sagen, ohne Abstriche von beiden Seiten geht es nicht. Wären Sie dazu bereit?

In der folgenden Stunde führte ich mit Jan und der Mutter ein Mediationsgespräch.

Nützliches in fremden Ideen

Manchmal gelingt es, mit unfreiwilligen Klienten Nützliches in der Forderung Dritter zu entdecken. Es geht darum, dem Klienten die Möglichkeit zu eröffnen, für sich gewisse Chancen zu erkennen und in der gegebenen Situation Ansätze für mögliche persönliche Ziele zu erkennen.

Folgende Fragen können hilfreich sein:

- Was veranlasst den Überweiser X aus deiner Sicht, dich in die Beratung zu schicken?
- Was sollte sich aus der Sicht von X ändern?
- Was ist für dich erstrebenswert?
- Angenommen, etwas von dem, was X von dir verlangt, könnte für dich in irgendeiner Weise nützlich sein, was wäre dies?
- Was von dem, das du tun musst, könntest du für das Realisieren deines Ziels gebrauchen?

Beispiel 2: Realität und Traum: Der Einritt in eine geschlossene Institution

Ausgangslage

Steven, ein 14-jähriger Jugendlicher, wurde von der Schule in eine Auszeit geschickt, weil er wiederholt die Schulregeln missachtet und in der Schule wiederholt Geld gestohlen hatte.

Es gelang ihm nicht, diese Auszeit konstruktiv zu nutzen, und kurz nachdem er wieder die Schule besuchen konnte, kam es erneut zum Diebstahl. Die Mutter bat mich, mit Steven zu sprechen, da ich ihn vorher im Zusammenhang mit der Behandlung des jüngeren Bruders hie und da gesehen hatte.

Verlauf

THERAPEUTIN: Steven, deine Mutter wollte unbedingt, dass ich mit dir spreche. Danke, dass du gekommen bist.

STEVEN: Hm.

THERAPEUTIN: Soweit ich informiert bin, wirst du nun ganz von der Schule ausgeschlossen, und die Jugendanwaltschaft hat beschlossen, dass du die obligatorische Schulzeit in einer Institution beenden sollst, in der du auch eine Lehre machen kannst. Ich gehe davon aus, dass das für dich sehr hart ist.

STEVEN: Ja und, was wollen Sie von mir?

THERAPEUTIN: Es war ein Anliegen deiner Mutter, dass ich mit dir spreche. Sie wünscht sich, dass du diese neue Situation nicht nur als Strafe siehst, sondern als Möglichkeit zum Neubeginn. Ich bin mir nicht sicher, ob das überhaupt möglich ist. Ich hab zu deiner Mutter gesagt, ich kann jederzeit mit Steven sprechen, wenn er dies will. Ob es einen Unterschied machen wird, dafür besteht keine Garantie. Ich weiß, dass Steven ein intelligenter Junge ist, der sich für seine Zukunft viel vorgenommen hat.

STEVEN: Es kann doch meiner Mutter gleich sein, wie ich über diese Scheißinstitution denke, sie war in letzter Zeit auch nur mit Geldverdienen und ihrem Freund beschäftigt.

THERAPEUTIN: Offensichtlich bist du ihr nicht so egal, wie du annimmst.

STEVEN: Ja, jetzt, wo sie die Polizei im Haus hat und sie auf die Jugendanwaltschaft muss, ist ihr das natürlich peinlich.

THERAPEUTIN: Welche Gründe auch immer dabei mitspielen, sie wünscht sich für dich eine gute Zukunft, ein besseres Leben, als sie es gehabt hat.

STEVEN: Na und ...

THERAPEUTIN: Hm ...

STEVEN: Na und ...

THERAPEUTIN: Steven, angenommen du wirst es allen zeigen, der Mutter, dem Vater, allen, die jetzt denken, du seist ein Versager, und die über dich tuscheln, weil du von der Schule ausgeschlossen wirst, wie sähe dein Leben aus?

STEVEN: Ich weiß nicht ...

THERAPEUTIN: Hm ... früher hast du mir einmal von Auftritten als Rapper erzählt und davon, dass du gerne bei Modeschauen Kleider vorführen möchtest ... und von der Arbeit als DJ.

STEVEN: Früher ... In dieser Scheißinstitution kann man ja nur Schreiner lernen und Schlosser und solchen Mist lernen, darauf habe ich gar keinen Bock, und das soll ich als Neubeginn sehen, ist ja lachhaft.

THERAPEUTIN: Sag, was braucht es eigentlich, um ein guter DJ zu werden und ein Engagement als Rapper zu erhalten?

STEVEN: Wollen Sie schleimen? Man muss viel von Musik verstehen, Rhythmus im Blut haben ... und entdeckt werden.

THERAPEUTIN: Und was, denkst du, kannst du davon bereits?

STEVEN: Also, beim Rappen muss ich noch etwas zulegen, sonst bin ich eigentlich bereits o. k.

THERAPEUTIN: Und wie ist es, wenn du deinen Rap aufnehmen und verkaufen willst?

STEVEN: Hm, das weiß ich nicht, auf jeden Fall muss man schauen, dass man nicht übers Ohr gehauen wird.

THERAPEUTIN: Das denke ich mir auch; es könnte wirklich hilfreich sein, wenn man einen Vertrag genau lesen und verstehen kann. Und als DJ?

STEVEN: Hm, weiß doch nicht, gut ankommen, höflich sein und solche Sachen, und natürlich Englisch muss man können.

THERAPEUTIN: Wenn ich überdenke, was du mir über deinen Berufstraum erzählt hast, und vergleiche, zu was du jetzt verknurrt werden wirst, ist das hart. Von all dem, was du in einer Schreinerlehre lernst, gäbe es wohl das eine oder andere, das du auch für deinen späteren Job gebrauchen könntest?

STEVEN: Hm, ich weiß schon, Sie denken an die Höflichkeit und das Rechnen. Wie meine Mutter, die sagt auch immer, es ist alles zu etwas gut.

THERAPEUTIN: Ob alles zu etwas gut ist oder, andersrum gesagt, ob man aus einer Situation etwas machen kann, kommt auf den Einzelnen an. Da hat jeder eine gewisse Wahl! Auf jeden Fall scheint mir wichtig, gib deinen Traum vom Rapper und DJ nicht auf! Du hast das Zeug dazu. Es könnte sein, dass du dich entscheidest, alles zu nutzen, was dich zu diesem Ziel führt. Ich kenn mich in der Musikszene nicht aus, ich kenne aber einige berühmte Menschen, die zuerst einen ganz anderen Beruf erlernt hatten, bevor sie entdeckt wurden.

Konflikte zwischen Kindern

Konflikte zwischen Kindern sind normal. Konflikte können die Atmosphäre in einer Familie, in einer Klasse oder Institution jedoch massiv beeinträchtigen, sobald sich die Auseinandersetzungen häufen und auch die Entwicklung der Kinder beeinträchtigt.

Der lösungsfokussierte Umgang mit Konflikten erfordert von Erwachsenen ein Reagieren auf drei Ebenen.

Erste Ebene

Unmittelbare Reaktion des Erziehers auf ein Fehlverhalten eines Kindes, ähnlich wie ein Schiedsrichter beim Fußballspiel, der bei Übertretungen pfeift: Der Erwachsene muss die Grenzüberschreitung markieren. Er muss Schutz gewähren und dafür sorgen, dass möglichst keine Schäden entstehen. Dies geschieht durch direkte Interventionen, zum Beispiel durch Trennen der Streitenden. Der Erwachsene übernimmt klar die Führung und befiehlt. Man kann dies das Handeln auf der Alltagsebene nennen.

Zweite Ebene

Es geht um die Förderung konstruktiver Konfliktlösungsstrategien. Die Erzieher bewegen sich mit den Beteiligten auf der Reflexionsebene. Die Erwachsenen zeigen auf dieser Ebene eine andere Haltung als während der unmittelbaren Intervention: Sie sind interessiert, gemeinsam mit den Kindern oder Jugendlichen herauszufinden, wie eine sinnvolle Bewältigung von schwierigen Situationen bewerkstelligt werden kann. An die Stelle des Befehlens seitens des Erwachsenen tritt ein Interesse für Beweggründe für das Verhalten des Einzelnen und das Eruieren von bereits bestehenden Kompetenzen. Es wird eine gemeinsame Strategie für zukünftiges Handeln erarbeitet.

Es liegt auf der Hand, dass eine solch anspruchsvolle Arbeit nur möglich ist, wenn die Emotionen, die durch einen Konflikt aufgewühlt wurden, abgeklungen sind und alle Beteiligen einen klaren Kopf haben. Dies kann Stunden bis Tage dauern.

Dritte Ebene

Es muss die Entscheidung gefällt werden, welche Konsequenzen oder Sanktionen ein bestimmter Vorfall nach sich zieht. Diese dritte Ebene wird üblicherweise von den Erwachsenen bestimmt. Im lösungsfokussierten Ansatz werden Kinder oder Jugendliche jedoch immer wieder eingeladen, sich Gedanken zu machen über Wiedergutmachung. Dabei ist es erstaunlich, wie oft Jugendliche sehr nützliche Beiträge einbringen können und wie streng sie häufig mit sich selbst sind. Auf der dritten Ebene treten die Erwachsenen sowohl anordnend als auch gemeinsam mit den Beteiligten reflektierend auf. Die Anordnung lautet: Es ist unverhandelbar, dass eine Wiedergutmachung stattfindet oder eine Sanktion ausgesprochen wird. Die gemeinsame Reflexion mit den Jugendlichen geht dahin, welche Maßnahme zum gegebenen Zeitpunkt für sie am sinnvollsten ist. Konsequenzen und Sanktionen werden also nicht im Voraus in einem Strafenkatalog festgelegt, sondern angepasst an die Betroffenen und den aktuellen Lebenskontext.

Bei diesem ganzen Prozedere ist es ausschlaggebend, dass die Erwachsenen klar wissen, welches das Ziel der jeweiligen Intervention ist und auf welcher Ebene sie agieren.

Zur Reflexionsebene nach einem Konflikt

Im lösungsfokussierten Denken geht man davon aus, dass die Unterscheidung in »Opfer« und »Täter« oft nicht hilfreich ist. Diese Unterscheidung konstelliert wieder ein Gegeneinander. Die Interaktionen zwischen den Beteiligten lassen oft auch nicht eine solch eindeutige Unterscheidung zu. Daher ist es sinnvoll, von »Beteiligten« zu sprechen. Wie überall gibt es dazu Ausnahmen. (Siehe Kap. 5, Abschn. »Konflikte zwischen Kindern«, »Konstellation Täter/Opfer«.)

Vorgehen

Konfliktbewältigung, ausgehend von der Situation, dass der Erziehende die Konfliktparteien als ungefähr gleich stark wahrnimmt: Diese Wahrnehmung wird in den meisten Fällen von den Konfliktparteien nicht geteilt wird. In der Regel fühlen sich alle am Konflikt Beteiligten vorwiegend als Opfer.

- Die Streitenden trennen und für alle Schutz etablieren und weitere Zerstörung verhindern.
- Emotionen abklingen lassen. Beiden (oder allen) Parteien mitteilen, dass ein Gespräch stattfinden wird.
- Termin für ein Fördergespräch festlegen. Bestimmen, wer das Gespräch führen wird. Manchmal sind Erwachsene von einem Vorfall mitbetroffen und daher kaum in der Lage, die Gesprächsführung zu übernehmen. In Schulen können Lehrerkollegen gebeten werden, das Gespräch zu führen, in Institutionen Sozialpädagogen einer anderen Gruppe.
- Eröffnung des Fördergesprächs mit einer Wertschätzung und Bekanntgabe des Gesprächsziels. Sich bedanken, für die Tatsache, dass sich alle eingefunden haben, um zu erarbeiten, wie das Zusammenleben in Zukunft verbessert werden kann.
- Auf die Frage, was passiert ist und wen die Schuld trifft, wird verzichtet. Steve de Shazer sagte: Um eine verschlossene Tür zu öffnen, muss man das Schloss nicht kennen, es genügt, den Schlüssel zu finden. Aus der Erfahrung scheint es jedoch oft wichtig, dass die Beteiligten kurz etwas sagen können. Eine gute Frage lautet: »Ist es für einen von euch noch ganz wichtig, etwas zum Vorfall zu sagen, bevor wir schauen, was getan werden kann, damit ihr ein nächstes Mal besser zurechtkommt?«
- Den Beteiligten kurz Zeit lassen, sich zu äußern. Es ist die Aufgabe des Gesprächsleiters, diese Bemerkungen zeitlich zu begrenzen.
- Allen Beteiligten signalisieren, dass ihre Anliegen ernst genommen werden. Eine mögliche Einleitung ist zum Beispiel: »In der Auseinandersetzung mit X hast du, Y, die Kontrolle verloren und dich hinreißen lassen. Es scheint fast, du bist Opfer deiner Wut geworden. Ich weiß, dass du anders reagieren kannst. Es scheint so, als ob du dich diesmal von X provozieren ließest.«
- Die Standardfrage, die als Nächstes bearbeitet wird, heißt: »Was müssen wir/ihr/musst du in einer ähnlich gelagerten Ausgangslage anders machen, damit es nicht wieder zu einer solchen Gewaltanwendung/zu einem solchen Vorfall kommt?
- Wichtig beim Erarbeiten von neuen Verhaltensmustern ist die Suche nach Ausnahmen. Also fragen: »Ist es dir auch schon

einmal gelungen, auf eine Situation ohne Gewalt zu reagieren, obschon du dafür die Gelegenheit gehabt hättest?« Eine möglichst genaue Beschreibung des angestrebten Verhaltens und der konstruktiven Interaktion zwischen allen Beteiligten erarbeiten.
- Den Vorfall abschließen und dem Drang widerstehen, die Kinder an Abmachungen zu erinnern, außer dies wurde von ihnen ausdrücklich gewünscht.

Beispiel: Heimalltag – Gespräch mit zwei 12-Jährigen

Ausgangslage

Ich wurde gebeten, mit zwei zwölfjährigen Jungen ein Gespräch zu führen. Beide Kinder sind seit längerer Zeit in einem Wochenschulheim. Zwischen den beiden Knaben, die in verschiedenen Wohngruppen leben, jedoch dieselbe Schulklasse besuchen, hatte sich im Laufe einiger Wochen ein erbitterter Zwist entwickelt, der oft bereits bei kleinsten Unstimmigkeiten auf das Heftigste entflammte.

Vorbereitung

Da mir die Jugendlichen zuvor nicht bekannt waren, wollte ich vor dem Gespräch von den Wohngruppenleitern wissen, welche Stärken die Kinder haben, und vor allem war ich interessiert zu hören, in welchen Situationen sie Fähigkeiten zeigten, Konflikte konstruktiv zu lösen.

Anordnung

Beim nachfolgenden Gespräch achtete ich darauf, dass die beiden Jugendlichen nicht direkten Augenkontakt haben konnten. Ich setzte mich zwischen die beiden, und selbstverständlich erhielten sie beide etwas in die Hände, mit dem sie spielen konnten.

Verlauf

THERAPEUTIN: Sebastian und Max, ich möchte mich bei euch bedanken, dass ihr euch hier zusammensetzt und ihr so pünktlich zu diesem Gespräch erschienen seid. Ich kann mir gut vorstellen, dass ihr lieber an einem anderen Ort etwas anderes tun würdet, als jetzt hier gemeinsam mit mir zu sprechen. Ich will euch sagen, was in dieser Stunde geschehen wird. Ich möchte euch am Anfang kurz kennenlernen, und dann werden wir gemeinsam darüber nachdenken, wer wann was wo und wie tun kann, damit ihr in Zukunft friedlicher nebeneinander vorbeikommt. Ich habe gehört, dass du, Max, beim letzten Streit von Sebastian körperlich angegriffen wurdest. Ich gehe davon aus, dass das sehr schmerzhaft war. Du, Sebastian, hast in dieser Situation die Kontrolle verloren. Es scheint fast, als ob du von schlechten Gefühlen überrollt wurdest und zu diesem Zeitpunkt nicht anders reagieren konntest. Von deinem Gruppenleiter weiß ich jedoch, dass du dich oft auch beherrschen kannst. Wie gesagt, ihr müsst euch nicht mögen, das Ziel ist, die Häufigkeit eurer Konflikte, Raufereien und Beschimpfungen zu reduzieren.

MAX: Es ist aber immer Sebastian, der anfängt, und er hetzt alle Kinder seiner Wohngruppe gegen mich auf!

THERAPEUTIN: Max, ich merke, dass dich die Situation beschäftigt und dass es für dich zurzeit sehr belastend ist. Wir werden uns Zeit nehmen, Lösungen zu finden, denn es ist ganz klar, dass sich zwischen euch was ändern muss. [Diese Bemerkung ist sehr wichtig, damit Max spürt, dass man sein Problem ernst nimmt.] Lass mich zuerst hören, was du gerne tust, was du gut kannst und von dem auch andere denken, dass du es gut kannst.

SEBASTIAN: Der kann gut die anderen verpetzen, und daneben ist er eine völlige Niete.

Diese Bemerkung kann als Einladung gesehen werden, Regeln für das Gespräch einzuführen. Meines Erachtens war es jedoch wichtig, die Jugendlichen auf positive Art ins Gespräch einzubinden, und daher schien mir ein Reframing des »Verpetzens« eher geeignet.

THERAPEUTIN: Ich höre, du denkst, Sebastian, dass Max sich gut Hilfe holen kann. Also, Max, was kannst du sonst noch gut? [Engmaschige Führung des Gesprächs!]

MAX: Ich bin gut im Zeichnen, ich kann gut kochen, ja, und was noch …

THERAPEUTIN: Was denkst du, hat dein Gruppenleiter mir gesagt, was du gut kannst?

MAX: Keine Ahnung, ich denke, der hat die Nase voll.

THERAPEUTIN: Er schätzt an dir deine Pünktlichkeit, deinen Sinn für Ordnung, und er hat mir von deinen witzigen Cartoons erzählt, die du zeichnest.

MAX (ungläubig): Hat er das?

THERAPEUTIN: Ja, erstaunt dich das?

MAX: Ja, ich habe gedacht, er hat meine Streite mit Sebastian voll satt, und er mag mich eigentlich nicht mehr.

THERAPEUTIN: Nun, was die Streite mit Sebastian angeht, hast du ganz recht, und trotzdem habe ich den Eindruck bekommen, dass er dich sehr mag.

MAX: Hm.

THERAPEUTIN: Sebastian, was machst du gerne und kannst du gut?

SEBASTIAN: Weiß nicht ... ich fahre gerne Rollbrett, wissen Sie, ich brettere die ganze Treppe runter bei unserem Pavillon, ja und dann habe ich es einfach gerne, wenn etwas läuft, so Action.

THERAPEUTIN: Was machst du gerne in der Gruppe und auf deinem Zimmer?

SEBASTIAN: Ich lege mich gerne an mit den anderen Kindern und lese gerne Science-Fiction und Comics, und ich bin stark in Mathematik.

THERAPEUTIN: Was würde dein Lehrer sagen, was du sonst noch gut kannst?

SEBASTIAN: Ich bin gut in Sport, und im Klassenlager habe ich die lange Wanderung am besten gemeistert.

THERAPEUTIN: Hast du eine Ahnung, welche Stärken dein Gruppenleiter bei dir ausmacht?

SEBASTIAN: Der? Keine Ahnung, der wird Ihnen wohl gesagt haben, dass ich vor allem Blödsinn im Kopf habe.

THERAPEUTIN: Er hat mir tatsächlich von deiner Streitlust gesprochen. Er möchte dich jedoch nicht missen, weil du, wenn es darauf ankommt, wirklich hilfsbereit bist. Vorhin hast du das Klassenlager erwähnt. Er hat mir gesagt, dass du den Rucksack eines anderen Kindes getragen hast, weil das nicht mehr mithalten konnte. Nun, das tut nicht jeder!

Lasst mich zusammenfassen: Ich spreche mit zwei Jugendlichen, die eindeutig Stärken haben und die auch das Problem haben, dass sie zurzeit zu oft und zu heftig miteinander streiten. Von euren beiden Gruppenleitern habe ich gehört, dass ihr in der Gruppe mit anderen Kindern oft friedlich spielt. Das sagt mir, dass ihr also durchaus die Fähigkeiten habt, mit anderen auszukommen.

SEBASTIAN: Ja, mit anderen ist das doch einfach, aber mit Max, dem Lahmarsch ...

THERAPEUTIN: Es scheint, irgendwie kommst du mit den Eigenarten der anderen Kinder leichter zurecht. Sag einmal, wie gelingt dir dies?

SEBASTIAN: Das verstehe ich nun nicht, so eine typische Psychofrage.

THERAPEUTIN: Entschuldige, wenn ich mich unverständlich geäußert habe. Ich versuch es nochmals, und du kannst mir dann sagen, ob es klarer war. Also, alle Menschen, mit denen wir zusammenleben, haben Seiten, die man besser mag, und so gewisse Dinge, die einem auf den Keks gehen. Es ist ganz normal, dass dies bei den einen mehr sind, bei den anderen weniger. Man sagt dann auch oft, der oder die ist mir sympathisch, der oder die andere nicht. Wie gelingt es dir bei den Kindern im Heim, die dir vielleicht nicht so sympathisch sind – und ich gehe nun einmal davon aus, da gibt es mehrere –, dass es da nicht dauernd zu Raufereien kommt? Sag einmal, wie schaffst du das?

SEBASTIAN: … Hm, ich weiß nicht, die schleimen einfach nicht so.

THERAPEUTIN: Was tun sie denn stattdessen?

SEBASTIAN: Ja, die gehen mir entweder aus dem Weg oder sagen direkt, was sie wollen.

THERAPEUTIN: Max, jetzt hast du ganz lange zugehört. Vielen Dank für deine Geduld. Von Sebastian habe ich gehört, dass es für ihn einfacher ist, wenn man ihm aus dem Weg geht und, falls man etwas von ihm will, man das direkt sagt. Wie sieht das von deiner Seite aus, was müsste denn sein, dass es runder läuft zwischen euch beiden?

MAX: Wissen Sie, Sebastian will immer das Sagen haben, der ist ein elender Shower, und dabei ist er gar nicht überall so gut, wie er meint. Außer in Mathe bin ich zum Beispiel viel besser in der Schule als er. Aber er denkt einfach, er sei der Größte.

THERAPEUTIN: Also, was könnte Sebastian aus deiner Sicht tun, was hilfreich wäre?

MAX: Einmal seine Klappe halten und merken, dass andere auch was können. Ich gebe ja zu, er ist der beste Rollbrettfahrer im Heim zurzeit, trotzdem ist er nicht überall der Coolste.

THERAPEUTIN: Sebastian, hast du gewusst, dass Max findet, du bist der beste Rollbrettfahrer im Heim?

SEBASTIAN: Hat er mir auch noch nie gesagt.

THERAPEUTIN: Höre ich richtig, Max, es würde für dich einen Unterschied machen, wenn Sebastian auch deine Fähigkeiten irgendwie anerkennen würde? Dann hättest du den Eindruck, dass er weiß, dass er nicht in allem der Beste ist.

MAX: Ich weiß nicht, vielleicht schon, dann käme mir seine Prahlerei sicher weniger auf die Nerven.

THERAPEUTIN: Max, angenommen, einfach angenommen, Sebastian wäre bereit, dir Anerkennung zu geben, woran würdest du merken, dass er das tut?

MAX: Schwierige Frage … er würde einfach nicht so herumbluffen.

THERAPEUTIN: Was würde er stattdessen tun?

MAX: Also, wenn wir eine Prüfung zurückbekommen und der Lehrer erwähnt, dass ich gut abgeschnitten habe, würde er in der Pause nicht gleich loslegen und sagen, ich sei ein Streber.

THERAPEUTIN: Was würde er dann stattdessen tun?

MAX: Ich hab's ja gesagt, die Klappe halten oder vielleicht irgendwie etwas sagen wie »Hoppla!« oder so, ich weiß doch nicht … jetzt merke ich etwas: Es sind auch seine Grimassen und seine Faxen, die er macht, die mich beleidigen. Er würde vielleicht »Hoppla!« sagen und mich angrinsen, auf eine nette Art.

THERAPEUTIN: Jungs, ihr seid beide hart an der Arbeit! Das beeindruckt mich. Ich stelle sehr schwierige Fragen, und ich merke, dass ihr bemüht seid, Antworten zu finden, obschon dies nicht leicht ist. – Sebastian, wann war es deiner Meinung nach das letzte Mal, dass du dich ein klein wenig so verhalten hast, wie Max es soeben beschrieben hat?

SEBASTIAN: Also, wir waren in derselben Gruppe bei einer Arbeit in Mensch und Umwelt. Da kamen wir als Gruppe ganz steil heraus, und ich habe zu Max gesagt, dass das wegen Tim und ihm sei. Aber ich nehme an, er hat nur gehört, dass es wegen Tim war. Max muss man es nämlich dick aufs Brot streichen, bis er merkt, dass man ihn meint.

THERAPEUTIN: Du scheinst ein guter Beobachter zu sein, du hast also gemerkt, dass man Max direkt und alleine ansprechen muss, dass er das Positive hört.

SEBASTIAN: Scheint so ...

THERAPEUTIN: Sebastian, du hast erwähnt, dass es für dich nützlich ist, wenn man dir aus dem Weg geht, kannst du da noch etwas genauer werden?

SEBASTIAN: Ich habe einfach das Gefühl, Max schleicht so um mich herum und sagt nichts, das mag ich nicht leiden. Nun, wenn ich ihm jetzt zugehört habe, möchte er wohl, dass ich ihm sage, er habe es gut gemacht. Das werde ich aber bestimmt nicht tun, der soll sich doch sein Lob woanders holen. Der Lehrer rühmt ihn ja ohnehin oft vor der ganzen Klasse.

THERAPEUTIN: Du hast gut zugehört, es wäre aus der Sicht von Max wirklich gut, wenn du anders reagieren würdest. Ich habe jedoch gehört, dass es für ihn bereits o. k. ist, wenn du kommentarlos zur Kenntnis nimmst, falls Max etwas gelungen ist, und du darauf verzichtest, Faxen zu machen. Eine Anerkennung aussprechen wäre wohl ein weiterer Schritt, aber der ist in meiner Einschätzung viel zu groß und auch nicht nötig, damit ihr die Situation in den Griff bekommt. [Zu MAX:] Max, angenommen, du würdest Sebastian aus dem Weg gehen, wüsstest du, woran er merken würde, dass du dich bemühst?

MAX: Ich glaube schon, es stimmt, wenn er so doof reagiert hat, wenn ich in der Schule gelobt werde, hat es mich genervt, und irgendwie suchte ich dann mit Sebastian die Auseinandersetzung. Aber bis anhin war mir das auch nicht ganz so klar, ich habe ihn genervt und er mich, und dann sind wir eben aufeinander losgegangen. Also, ich denke, ich könnte versuchen, etwas mehr mit den anderen in der Pause zu sein, vor allem, wenn mir vorher in der Schule etwas gelungen ist.

THERAPEUTIN: Habt ihr noch andere Ideen?

Sebastian und Max verneinen.

THERAPEUTIN: Gut, dann werde ich jetzt eine kurze Pause machen und euch dann eine Rückmeldung geben.

Während dieses Gesprächs wurde klar, welche Interaktionen jeweils abgelaufen waren und wo die Stolpersteine lagen. Dies zeigt, dass im lösungsfokussierten Ansatz Schwierigkeiten und Probleme sehr wohl evident werden. Oft wird vorgebracht, dass dieser Ansatz Probleme nicht genügend beachtet. Dies scheint mir nur begrenzt zuzutreffen.

- Beim soeben erläuterten Vorgehen zum Beispiel gibt man den Klienten kurz Zeit, sich zum Vorfall zu äußern. Es gibt Klienten, die haben das Bedürfnis, etwas länger beim problematischen Zustand zu verweilen, andere können sich schneller auf das Geschehen in der Zukunft einlassen. Es ist sinnvoll, dem Problem, falls nötig, einen gewissen Raum zu geben, solange der Interviewer gewillt ist, die meiste der zur Verfügung stehenden Zeit dem Erarbeiten von Lösungsstrategien zu widmen.
- Außerdem ist es sehr wichtig, dass der Beratende die Beschreibung der Schwierigkeit empathisch konnotiert. Zum Beispiel: »Diese Situation scheint sehr beschwerlich zu sein, ich kann mir vorstellen, wie belastend dies ist.« Oder, wie im obigen Interview zu Max: »Ich merke, dass dich die Situation beschäftigt und dass es für dich zurzeit sehr belastend ist.«

Konstellation Täter/Opfer

Es gibt Fälle, in denen die Außenstehenden die Wahrnehmung haben, die Beteiligten des Konflikts hätten sehr unterschiedliche Rollen inne, es sich also eher um eine ausgeprägte Täter-Opfer-Konstellation handle. Sollte dies der Fall sein, muss das beschriebene Prozedere wie folgt modifiziert werden.

Einzelgespräch mit dem Opfer mit folgendem Fokus

- Woran würde der Jugendliche merken, dass die Situation für ihn wieder in Ordnung ist? Dies gibt den Erwachsenen Hinweise darauf, was es aus der Sicht des Betroffenen als Wiedergutmachung braucht.
- Erarbeiten einer genauen Beschreibung dessen, was wer wo tun kann, damit schwierige Situationen konstruktiv bewältigt werden können.
- Genaue Kontextualisierung des erwünschten Verhaltens, also: Wann ist es für das Opfer ganz besonders wichtig, dass das neue Verhalten gezeigt wird?
- Information darüber, dass auch mit dem Täter ein Gespräch stattfinden wird, dass auf jeden Fall eine Wiedergutmachung geschehen wird – eventuell nicht ganz genau so wie vom Opfer

gewünscht – und dass ein gemeinsames Gespräch mit dem Täter geplant wird.

Einzelgespräch mit dem Täter

- Kompetenzen würdigen, eventuell ein Reframing vornehmen: Jugendlicher war Opfer seiner Wut.
- Festhalten, dass eine Wiedergutmachung eingefordert wird. Ideen sammeln, wie der Täter diese Wiedergutmachung gestalten könnte.
- Erarbeiten einer genauen Beschreibung dessen, was wer wo tun kann, damit schwierige Situationen konstruktiv bewältigt werden können.

Beim Einzelgespräch mit dem Opfer wie mit dem Täter müssen die Beteiligten Empathie wahrnehmen und die Überzeugung des Erwachsenen spüren, dass in Zukunft die Dinge besser verlaufen können. Vor allem die Täter brauchen die Zuversicht, dass sie bereits einige Fähigkeiten dafür besitzen, konstruktiver zu handeln, und dass sie auch in der Lage sind, ihre Kompetenzen für eine friedliche Konfliktlösung noch zu verbessern.

Regelüberschreitungen

Ein gutes Zusammenleben unter Menschen ist nur möglich, wenn sich alle an die wichtigsten Regeln und Konventionen halten. Kinder und Jugendliche brauchen Zeit, um zu lernen, sich ein zuordnen und Weisungen zu beachten. Dieser Lernprozess ist langwierig, und je ausgeprägter das Empfinden ist, das eigene Streben und die eigenen Absichten würden durch die Regeln eingeschränkt, umso schwieriger fällt es ihnen, Grenzen zu respektieren. So ist es denn auch nicht verwunderlich, dass vor allem in der Pubertät und während der Adoleszenz Regelüberschreitungen sehr häufig vorkommen. Nicht selten sind Grenzüberschreitungen auch Zeichen einer zunehmenden Persönlichkeitsentwicklung und des Suchens nach eigenen Werten und Normen.

Vorgehen

- Regelüberschreitung markieren. Werden Regeln überschritten, ist es in jedem Fall sehr wichtig, als Erziehende sofort und

unmissverständlich zu reagieren. Die Betroffenen müssen realisieren, dass sie etwas Unerlaubtes getan haben.
- Wiedergutmachung, die Angelegenheit wieder in Ordnung bringen.
- Reflexionsgespräch mit dem Ziel, Verhalten zu fördern, das hilft, Regeln einzuhalten.
- Unter Umständen müssen Wege gefunden werden, wie Bedürfnisse des Kindes oder Jugendlichen auf neue, konstruktive Art berücksichtigt werden können.
- Vereinbarung treffen: festhalten, wer was tut, und Evaluationstermin festlegen. Bis zu diesem Termin gelten die getroffenen Abmachungen.

Strafen

Aus lösungsfokussierter Sicht ist eine klare Reaktion auf Grenzüberschreitungen wichtig, damit das Kind mit der Zeit lernt, Anweisungen und Regeln zu beachten. Regelverstöße werden nicht als durch Böswilligkeit ausgelöst angesehen, sondern als mangelnde Kontrollfähigkeit des Kindes. Diese Kontrollfähigkeit muss durch die Erziehenden gefördert werden. Wie das Kind die Regeln am besten einhalten kann, wird in regelmäßigen Fördergesprächen reflektiert (siehe Kap. 1, Abschn. »Das pädagogische Gespräch wirksam gestalten«, »Fördergespräch«). Nach einem Regelverstoß wird das Kind auch angehalten, in irgendeiner Form die Angelegenheit wieder in Ordnung zu bringen. Dies kann mit einer Entschuldigung geschehen oder indem das Kind eine bestimmte Leistung oder auch materiellen Ersatz erbringt. Die Art und Weise der Wiedergutmachung wird am besten ebenfalls im Fördergespräch erarbeitet.

Aus lösungsfokussierter Sicht sind dies die maßgebenden Reaktionen auf eine Regelüberschreitung.

Viele Institutionen halten jedoch an dem Gedanken der Strafe fest. Dies wirft viele Fragen auf: Welche Strafe ist sinnvoll? Sind zum Voraus festgelegte Strafen nützlich, und haben sie eine abschreckende Wirkung? Soll eine Strafe dem jeweiligen Kontext angepasst werden? Sind Sanktionen im Sinne zum Beispiel von Fernseh- oder PC-Verbot hilfreich?

Nach meiner Erfahrung sind diejenigen Maßnahmen am nachhaltigsten, die gemeinsam mit dem Kind erarbeitet wurden. Ich bin immer wieder erstaunt, welch gute Vorschläge Kinder und Jugendliche machen und wie harte Einschränkungen sie sich oft auferlegen. Kinder wollen Teil einer Gemeinschaft sein, und dafür sind sie bereit, an ihrer Kontrollfähigkeit zu arbeiten. Wenn Erziehende Kinder als wertvolle Gesprächspartner in die Förderungsplanung einbeziehen, resultiert daraus oft eine erstaunlich gute Kooperation.

Das Anliegen hinter der Regelüberschreitung explorieren

Es lohnt sich auch, mit den Kindern und Jugendlichen herauszufinden, welche Beweggründe hinter der Regelüberschreitung stecken. Dies erleichtert oft enorm das Suchen nach Lösungen. Es geht darum, dass sie ihre Bedürfnisse innerhalb des gesetzten Rahmens befriedigen können.

Die Beweggründe für ein bestimmtes Verhalten zu eruieren ist jedoch oft nicht so einfach. Meist erhalten wir auf unsere Fragen nach den guten Gründen der Regelüberschreitung zunächst die Antwort: »Ich weiß nicht.« Dies ist verständlich, da die Kinder und Jugendlichen sich oft selbst darüber nicht im Klaren sind.

Nützliche Fragen

- Du musst einen guten Grund haben zu schwänzen/Drogen zu nehmen/zu stehlen ... Kannst du ihn nennen?
- Wie ist das für dich hilfreich: davonzulaufen/die Aufgaben nicht zu machen/dir das Leben zu nehmen?
- Welchen Unterschied macht es für dich, wenn du so handelst? Was daran ist wichtig für dich?
- Erkläre mir nochmals, welchen Unterschied macht es für dich, wenn du deiner Verpflichtung nicht nachkommst?
- Was planst du zu tun? Welche Gedanken gehen dir durch den Kopf? Was erwarten deine Eltern/der Lehrer von dir, und welcher Vorteil erwächst dir, wenn du ihre Erwartungen nicht erfüllst?
- (Falls ein Beweggrund sich abzeichnet:) Wie ist das ein Problem für dich: z. B. keinen Freund zu haben/dass deine Eltern streng sind/du nicht gut bist in der Schule? Was ist das Schwierige für dich daran? (Diese Frage gibt Aufschluss über die ganz persönliche Wertung des Klienten und hilft zu vermeiden, dass wir unsere eigenen Ideen einfließen lassen.)

Beispiel: Regelüberschreitung als Selbstheilungsversuch

Ausgangslage

Jasmin, eine 15-jährige Schülerin, wurde an mich überwiesen, weil sie bekifft den Unterricht besuchte und oft alkoholisiert war. Mit diesem Verhalten verletzte sie klar die Schulregeln.

Verlauf

THERAPEUTIN: Ich möchte zusammenfassen, was ich bis jetzt von dir vernommen habe: Du bist eine Jugendliche, die mit Erfolg das neusprachliche Gymnasium besucht. Sprachen machen dir Spaß, Mathe bereitet dir deutlich mehr Mühe, es gelingt dir jedoch immer wieder, einen genügenden Notenschnitt zu erlangen, vor allem dank deiner hervorragenden schriftlichen Leistungen. In der Freizeit liest du gerne, du interessierst dich für Politik, du machst Gedichte, malst und du hast eine gute Freundin. Diese würde mir sagen, dass man sich auf dich verlassen kann, dass man dir Geheimnisse anvertrauen kann und dass sie deine ruhige Art schätzt. – Nun, deine Eltern haben sich bei mir gemeldet, weil du die Schulregeln bezüglich Alkohol und Cannabis wiederholt missachtet hast und weil sie sich Sorgen machen, du könntest damit deine schulische Zukunft gefährden. Woran würdest *du* merken, dass das Gespräch für dich heute hilfreich war?

JASMIN: Wenn mich alle in Ruhe lassen, ich weiß, was ich tue.

THERAPEUTIN: Verstehe ich recht, von dir aus kann alles so bleiben, wie es ist? Du bist heute hierher gekommen, weil dich deine Eltern darum gebeten haben?

JASMIN: Weil meine Mutter mich gebeten hat, was der Vater von mir verlangt, ist mir egal.

THERAPEUTIN: Macht sich deine Mutter denn berechtigt Sorgen?

JASMIN: Ich weiß nicht, vielleicht schon. In letzter Zeit haben sie mich an der Schule wiederholt erwischt, und da könnte es schon eng werden.

THERAPEUTIN: Magst du noch etwas mehr sagen?

JASMIN: Ich meine, ich kenne die Schulregeln, und wenn ich zu häufig dagegen verstoße, werden sie mir mit Ausschluss drohen. [Jasmin wirkt zunehmend bedrückt.]

THERAPEUTIN: Wenn ich dich so ansehe, scheint das auch für dich nicht etwas, was du unbedingt möchtest?

JASMIN: Klar nicht, aber ich werde das schon in den Griff bekommen.

THERAPEUTIN: Was genau meinst du mit »in den Griff bekommen«?

JASMIN: Ich meine das mit dem Kiffen und Alkoholtrinken.

THERAPEUTIN: Du denkst also, du wirst das schaffen? – Sag einmal, was tun die Drogen Gutes für dich? Du musst doch gute Gründe haben, sie einzunehmen und vor allem auch an Orten, an denen du dadurch in Schwierigkeiten kommst? Ich kann mir schlecht vorstellen, dass Jasmin dies einfach *so* tut. [Jasmin bleibt stumm und kämpft gegen die Tränen. Ich warte und füge nach einiger Zeit hinzu:] Nicht eine einfache Frage, nimm dir Zeit, und ich möchte dich daran erinnern, dass du meine Fragen auch unbeantwortet stehen lassen darfst. [Diese Bemerkung empfand ich als wichtig, da ich realisierte, wie Jasmin unter Druck stand.]

JASMIN: Ich weiß nicht, ich weiß nicht, ob es Sinn hat, darüber zu sprechen, ich habe Ihnen ja gesagt, ich werde das in den Griff bekommen.

THERAPEUTIN: Wie gesagt, das kannst nur *du* beurteilen. Irgendwie habe ich soeben den Eindruck erhalten, dass das Kiffen und der Alkohol durchaus einen Zweck erfüllen, und es scheint mir, du möchtest nicht darüber sprechen, was diese Substanzen für dich tun. Das ist o. k. Wie könnest du die Zeit für dich hier nutzen, da du nun einmal gekommen bist? [Loslassen und die Wahl über den Inhalt des weiteren Gesprächs Jasmin überlassen. Die einzige Vorgabe ist: die Zeit *nutzen*.]

JASMIN: Es fällt mir so schwer, darüber zu sprechen, es ist alles so schwierig … Ich weiß nicht, ob ich kann …

THERAPEUTIN: Zu entscheiden, ob man jemandem etwas erzählen will oder nicht, ist wirklich manchmal recht schwierig. Das ist normal. Ich denke, es ist sehr wichtig, dass du gut auf dich hörst und du mir allenfalls nur so viel erzählst, wie für dich gut ist. [Nach einer Pause:] Hast du eine Ahnung, woran du merken würdest, dass davon sprechen hilfreich war?

JASMIN: Vielleicht würde es helfen, die Dinge in den Griff zu bekommen, ich meine die Ängste.

Pause. Dieser Teil des Interviews entwickelt sich in sehr kleinen Schritten. Es ist nützlich, sich daran zu erinnern, dass, als je schwieriger sich die Situation präsentiert, umso kleiner die Schritte vonseiten des Beraters sein müssen. Insoo Kim Berg pflegte zu zitieren: »Wer schnell sein will, muss langsam gehen.«

Es gilt hier, das Expertentum der Klientin zu respektieren. Nur sie weiß, ob wann und wo es für sie nützlich ist, von ihren Ängsten zu sprechen.

JASMIN: Wissen Sie, in letzter Zeit habe ich immer mehr Mühe, vor anderen Leuten etwas zu sagen oder mich in der Klasse zum Beispiel am mündlichen Unterricht zu beteiligen. Ich weiß nicht, warum, das ist mir früher ganz leichtgefallen, aber jetzt habe ich oft das Gefühl, als ob ich einen Kloß im Halse hätte, und dann bringe ich nichts raus, und ich sollte mich doch äußern, das sagen mir alle Lehrer, ich sollte endlich wieder mehr mitmachen und mich melden.

THERAPEUTIN: Da bist du wirklich in einer schwierigen Situation! Und es scheint, du verstehst die ganze Sache überhaupt nicht, du scheinst verwirrt über dich selbst.

JASMIN: Ja genau, meine größte Angst ist, dass ich eine psychische Erkrankung habe, wissen Sie, wie meine Cousine, die schizophren ist und die auf einmal auch so eigenartig wurde.

THERAPEUTIN: Könnte es sein, dass du seit einiger Zeit mit dieser Befürchtung lebst, psychisch krank zu sein wie deine Cousine?

JASMIN: Hm, ich glaube, ja.

THERAPEUTIN: Was für eine Belastung für dich! Wie ist es dir nur gelungen, damit einigermaßen klarzukommen?

JASMIN: Eben nicht wirklich. Wenn ich kiffe oder Alkohol trinke, geht es mir besser, weil ich dann nicht immer daran denken muss und ich mich nicht dauernd selbst beobachte.

THERAPEUTIN: Das ergibt Sinn, das ist einleuchtend, so hast du etwas gefunden, was dir etwas Ruhe verschafft.

JASMIN (erstaunt): Aber das ist doch gar nicht gut!

THERAPEUTIN: Wenn ich sage, das ergibt Sinn, beziehe ich mich auf die Tatsache, dass du in deiner Not etwas gefunden hast, was dich zumindest vorübergehend entlastet. Dies zu hören freut mich, weil es mir zeigt, dass du ein junger Mensch bist, der Lösungen sucht.

JASMIN: Ja, aber das ist ja gar keine wirklich Lösung, einerseits geht es mir nur besser, wenn ich bekifft bin oder Alkohol trinke, und zweitens bekomme ich damit Schwierigkeiten in der Schule.

THERAPEUTIN: Du bringst es auf den Punkt. Hinter dem Kiffen und Alkoholkonsum steckt der Wunsch, die Sorgen um deine Gesundheit zu vergessen. Es scheint fast, als ob du die Schulregeln einhalten und dich auch wieder in der Klasse melden könntest, wenn du bezüglich deiner Gesundheit mehr Klarheit hast. Jasmin, wäre es wohl nützlich für dich, wenn wir versuchten herauszufinden, wie du zu dieser Gewissheit gelangen kannst?

Rückfälle

Ein Rückfall kann beschrieben werden als eine vorübergehende verminderte Abrufbarkeit einer bestimmten Fähigkeit und, damit verbunden, eine Verminderung der Kontrolle des Individuums über ein gewisses Geschehen.

Ein Auf und Ab in den Fähigkeiten, eine gewisse Kompetenz zu zeigen und sehr oft auch eine Stagnation auf einem bestimmten Niveau, gehört zur menschlichen Entwicklung. Wir können nie von einer linearen, stetigen Zunahme von Kompetenzen ausgehen. Erinnern Sie sich selbst an das letzte Mal, als Sie etwas Neues lernten. An einem Tag hatten Sie das Gefühl, dass Sie es schon recht gut beherrschten, am nächsten Tag ging es wieder äußerst harzig. Im Französischen gibt es das zutreffende Sprichwort: »Il faut reculer pour mieux sauter«, was übersetzt so viel heißt wie: Man muss einige Schritte zurückgehen, um weiter nach vorne springen zu können. Schwankungen in der Kontrollfähigkeit sind häufig und normal.

Das therapeutische Tun hängt von dem ab, was wir über Rückfälle denken. Normalerweise verleiten Rückfälle zur Annahme, die Situation sei wie zu Beginn des Kompetenzerwerbs, also es beginne alles wieder von vorne. Nach der Annahme »Nichts bleibt gleich, Veränderung ist unvermeidlich« kann nach einem Rückfall nicht alles wieder sein wie zuvor. Der Klient ist älter geworden und hat während einer bestimmten Zeit eine gewisse erwünschte Kompetenz gezeigt.

Beratende und Klienten bleiben jedoch oft im Denken verhaftet: Es ist alles wieder wie früher, zurück auf Feld 1. Außerdem wird oft angenommen, dass das Verhalten während des Rückfalls X gleich war wie während des Rückfalls Y. Damit wird die große Chance verpasst, kleinen Veränderungen Aufmerksamkeit zu schenken. Ganz im Gegensatz zu anderen Beratungsmodellen, die sich intensiv mit der Zeit während des Rückfalls beschäftigen, wird im lösungsfokussierten Ansatz vor allem dem Verhalten Aufmerksamkeit geschenkt, das der Klient kurz vor dem Wiederauftreten des unerwünschten Verhaltens gezeigt hatte, und dem Verhalten der Periode, nachdem er wieder an Kontrollfähigkeit gewonnen hat. Das Interesse liegt bei einer detaillierten Beschreibung der Kompetenzen, die dafür mobilisiert wurden, den Rückfall aufzuschieben, und des Moments, in dem die Kontrollfähigkeit wieder wirksam wurde. Es lohnt sich zu explorieren: Wer hat was wo und wie getan, damit das nützliche Verhalten sich zunächst etwas länger zeigen konnte und nach dem Rückfall wieder einsetzte?

Grundsätzlich geht man davon aus, dass jeder Mensch versucht, sein Verhalten zu steuern und zielführend zu kontrollieren. Auf dieser Grundannahme basiert auch die Überzeugung, dass jeder Mensch vor dem Auftreten des unerwünschten Verhaltens Anstrengungen macht und auch Kompetenzen zeigt, um die Situation im Griff zu behalten. Dies mögen oft nur kurze Momente sein. Momente, denen der Klient oft keine Beachtung schenkt, die jedoch als Ressource utilisiert werden können.

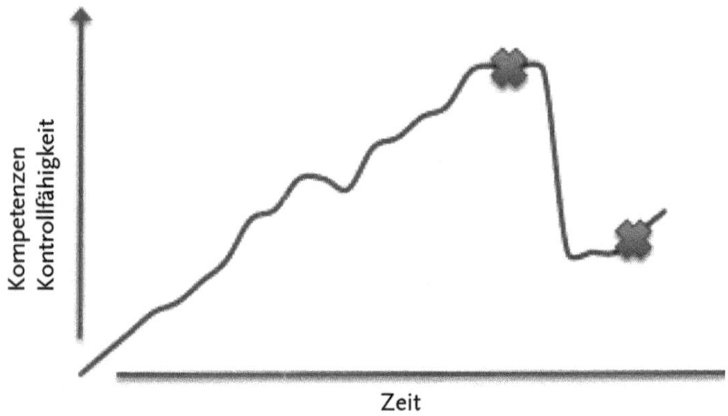

Abb.: Normale Schwankungen im Kompetenzerwerb und in der Kontrollfähigkeit. Die markierten Zeipunkte sind nach einem Rückfall genau zu explorieren.

Bei der Exploration des Rückfalls sollte man auf diese Momente fokussieren.

Ein Rückfall kann außerdem auch Hinweis sein für ein Bedürfnis, das im Rahmen der neu erworbenen Kompetenzen zu kurz kommt. Ein Rückfall kann ein Zeichen sein dafür, dass die Balance zwischen neuem und altem Verhalten nicht ausgewogen ist. In diesen Fällen gilt es, vor allem diesen Aspekten viel Aufmerksamkeit zu schenken.

Vorgehen

Sich als Berater dessen bewusst sein, dass kein Rückfall gleich ist wie der vorangegangene, und fragen:

- Wie hast du die Situation vor dem Rückfall gemeistert?
- Was hast du getan, um den Rückfall aufzuschieben?
- Was war dabei wichtig?
- Was genau hast du gedacht und getan, Tage, Stunden, eventuell auch Minuten, bevor du das unerwünschte Verhalten X gezeigt hast?
- Was noch hast du getan, bevor das Verhalten X auftrat?
- Was haben andere getan, das hilfreich war?
- Welches ist der spezifische Kontext beim vorliegenden Rückfall?
- Wie ist es dir gelungen, deine Kompetenzen wieder zum Wirken zu bringen?

- Wie kann dieses Wissen dafür genutzt werden, das Verhalten in Zukunft positiv zu beeinflussen?
- Wie, wo und wann könntest du geneigt sein, eine Einladung zum Kontrollverlust erneut anzunehmen?
- Welche allfällig zusätzlichen Bedürfnisse müssen auf konstruktive Art beachtet werden, damit sich die Kontrollfähigkeit erhöht?
- Gibt es Dinge, die du tun musst, um allfälligen Schaden wiedergutzumachen?

Beispiel 1: Martin besiegt ein Wutmonster

Ausgangslage

Martin, ein zehnjähriger Knabe, wurde mir von der Schule überwiesen wegen seines aggressiven Verhaltens. Vor allem während der Pausen und auf dem Schulweg war sein Sozialverhalten auffällig.

Martin war eher ein scheuer, schmächtiger Knabe, der nicht gerne von sich erzählte.

Im Gespräch erfuhr ich, dass er sich von den anderen Kindern oft provoziert und angegriffen fühlte. Dabei wurde er von negativen Gefühlen überschwemmt und zeigte ein aggressives Verhalten. Aus seiner Sicht war es bloß Notwehr.

Verlauf

THERAPEUTIN: Also, verstehe ich dich recht, Martin, wenn die anderen Kinder auf dem Pausenplatz so ganz nahe an dir vorübergehen und dich dabei anschauen, ohne etwas zu dir zu sagen, hast du das Gefühl, die mögen dich nicht, und du denkst, denen habe ich ja gar nichts zuleide getan, und dann steigt das Wutmonster in dir hoch? (Siehe Kap. 4, Abschn. »Externalisierung«.)

M: Ja, genau, und wenn ich dann frage, ob ich beim Fußball mitspielen kann, und sie sagen Nein, da sie schon genug Spieler haben, finde ich das gemein, und ich werde noch wütender.

THERAPEUTIN: Sag einmal, wo in deinem Körper spürst du das Wutmonster, wenn sie so an dir vorbeischleichen, und wo, wenn sie dich nicht mitspielen lassen?

M: Also, wenn die so vorbeischleichen, ist es mehr im Bauch, und wenn die mich dann nicht mitspielen lassen, zuckt es in meinen Fäusten, ja, und wenn am Ende der Pause mich beim Hineingehen einer stößt, muss ich einfach mit den Fäusten draufloshauen.

Martin entschloss sich, dem Wutmonster einen Streich zu spielen und die Fäuste in Zukunft in den Taschen zu lassen. Dabei nahm er jeweils einen kleinen Gummiball in jede Hosentasche, den er drücken konnte und der ihm half, ruhig zu bleiben. Der Trick funktionierte zu Beginn gut, und er erhielt viel Lob von der Lehrerin.

Etwa drei Monate nach meiner ersten Begegnung mit Martin erhielt ich von der Lehrerin erneut einen Telefonanruf mit der Mitteilung, das Verhalten von Martin sei wie früher, wenn nicht noch schlimmer. Sie könne es sich gar nicht erklären, es sei doch so gut gegangen. Er habe zwischenzeitlich sogar mit den anderen Kindern gespielt in der Pause und sei viel offener gewesen.

Ich hatte Martin während dieser drei Monate dreimal gesehen und an seinem Selbstvertrauen gearbeitet, indem wir über ihn einen Steckbrief verfassten (siehe Steiner u. Berg 2005, S. 127). Da er erstaunlich geschickt war im Umgang mit elektrischen Geräten, lehrte er mich, einen Stecker zu flicken, und beim Befehlerlisspiel (siehe ebd.) genoss er es, mich in der unwissenden Position zu erleben.

Als ich Martin wiedersah, war er zerknirscht. Er sagte, es gehe ihm schlecht, das Wutmonster sei wieder da, nur noch schlimmer als früher.

THERAPEUTIN: Also, du meinst, das Wutmonster ist wieder stärker als du? Ich weiß nicht, ob das zutrifft, auf jeden Fall warst du drei Monate der Starke. Wärst du so gut und würdest mir einmal genau erzählen, wie das war mit dem Monster das letzte Mal, als du zugeschlagen hast?

MARTIN: Weiß nicht, ich mag nicht darüber sprechen.

THERAPEUTIN: Das verstehe ich, ich meine einfach, es könnte sein, dass es nicht genau gleich ist wie vorher; du bist ja auch nicht mehr der Gleiche wie vor drei Monaten.

MARTIN: Glauben Sie?

THERAPEUTIN: Ich weiß natürlich nicht, da müsstest du mir schon einmal genau erzählen, was denn jetzt abläuft.

MARTIN: Also, schlimm wird es mit meiner Wut, wenn die anderen sagen, ich hätte einen schlechten Pass gespielt, und daher hätte unsere Mannschaft verloren.

THERAPEUTIN: Warte einmal, erzähl ganz von vorne. Wenn du in die Pause gehst, wie ist es jetzt?

MARTIN: Nichts Besonderes, wieso? Wir gehen einfach Fußball spielen.

THERAPEUTIN: Das heißt, wenn die Kinder neben dir vorbeigehen, ohne etwas zu sagen, das geht ohne Wutgefühl im Bauch.

MARTIN: Na klar.

THERAPEUTIN: Und wie schaffst du es, dass du von Anfang weißt, dass du beim Fußballspielen mit dabei bist?

MARTIN: Das habe ich Ihnen ja schon einmal erzählt: Ich frage eben schon im Klassenzimmer, bevor die Mannschaft komplett ist.

THERAPEUTIN: Also, was ich so höre, verhältst du dich anderes. Früher war es beim In-die-Pause-Gehen bereits schwierig, und du konntest nicht mitspielen und wurdest dann oft sehr wütend und hast dreingeschlagen. Erzähl weiter.

MARTIN: Nun, wir spielen in jeder großen Pause Fußball; ich bin Stürmer und eben verantwortlich, dass wir Tore machen. Ich bin schon gut, aber eben nicht so gut, wie ich sein möchte, und wenn mir so ein Zuspiel misslingt, ärgere ich mich schrecklich über mich. Da müssen mir die anderen nicht noch unter die Nase reiben, dass ich nicht gut gespielt habe! Das merke ich ja selbst ... ja, und das macht mich so wütend. Ich versuche, die Wut zu schlucken, und meist gelingt mir das beim ersten verpatzten Tor, wenn es jedoch zweimal vorkommt während einer Pause, schaffe ich es nicht, und ich schlage dem, der mich verhunzt, voll ins Gesicht, der muss ja nicht glauben, ich sei blöd.

THERAPEUTIN: Martin, ich habe noch zusätzlich etwas gehört, das du anders machst. Früher hast du gar nicht versucht, die Wut hinunterzuschlukken, du hast dreingeschlagen. Jetzt gelingt es dir, einen verfehlten Pass wegzustecken!

MARTIN: Dann ist es gar nicht so wie früher, wie meine Lehrerin sagte?

THERAPEUTIN: Ja, ich glaube es hat sich etliches verändert. Sag einmal woran würdest du merken, dass es dir um eine Stufe besser gelingt, den zweiten verfehlten Pass zu verkraften?

MARTIN: Hm, weiß nicht ... vielleicht würde ich einfach denjenigen, der eine blöde Bemerkung macht, anfluchen, anstatt dreinzuschlagen. Also, auf irgendeine Weise muss ich dem schon zeigen, dass er ein Blödmann ist.

THERAPEUTIN: Ja, wenn du fluchen würdest, anstatt zu schlagen, das würde bestimmt einen Unterschied machen.

Dank der genauen Exploration des Verhaltens vor dem Wiederauftreten der Aggressivität konnte Martin merken, dass er durchaus etwas verändert hatte, und er schöpfte neuen Mut dafür, erneut Möglichkeiten zu finden, wie er mit der Enttäuschung beim Fußballspielen zurechtkommen könne.

Der springende Punkt bei der Arbeit im Umgang mit einem Rückfall liegt also darin, dass der Berater dem Klienten die Möglichkeit gibt zu erkennen, zu welchen Veränderungen er vor dem Rückfall fähig war. Sehr oft erleben sich die Klienten nach einem Rückfall wie in diesem Fall Martin als Versager, und sie schämen sich. Sobald der Berater für den Klienten die Möglichkeit kreiert zu erkennen, dass er bereits Kompetenzen entwickelt hat, beginnt er, positiver über sich nachzudenken. Damit wachsen die Zuversicht und das Vertrauen, weitere Fortschritte machen zu können (siehe auch Kap. 8).

Beispiel 2: Das Stehlen in den Griff bekommen

Hier ein Beispiel dafür, dass ein Rückfall Hinweis ist auf ein Bedürfnis, das zu wenig beachtet wird.

Ausgangslage

Claudia ist ein 13-jähriges Mädchen, das von seinem Vater angemeldet wurde wegen wiederholten Diebstahls. Als ich das erste Mal mit Vater und Tochter sprach, hatte sie bereits seit drei Monaten auswärts nichts mehr gestohlen. Auch in der Familie konnte sie eine gewisse Zeit das Mein und Dein berücksichtigen. Drei Wochen vor dem Erstgespräch hatte sie jedoch wieder begonnen, vor allem von ihrer um drei Jahre älteren Schwester Gegenstände zu »borgen«. Dabei kam es vor, dass sie diese Gegenstände verlor oder kaputt machte; anscheinend ohne Skrupel. Dieser Rückfall alarmierte den Vater, und er war überzeugt, dass alles wieder beim Alten war, sogar noch viel schlimmer.

Aus dem Erstgespräch mit dem Vater und Claudia hatte ich folgende Informationen: Claudia hatte auswärts ihre Besitzwünsche zu kontrollieren begonnen, nach einer Vorladung bei der Jugendanwaltschaft. Sie wollte später in einem Pflegeberuf arbeiten und wollte ihren guten Leumund nicht verlieren. Die Erfahrung bei der Jugendanwaltschaft und die daraus resultierende Einsicht, dass sie ihren späteren Berufswünsche riskierte, halfen ihr, sich auswärts zu beherrschen. In der Familie konnte sie sich jedoch nicht kontrollieren. Hier drohte kein öffentlicher Verweis, und sie hatte nicht die Angst, das Gesicht zu verlieren.

Verlauf

Auszug aus dem dritten Gespräch mit der Jugendlichen:

THERAPEUTIN: Auswärts hat du das Stehlen gut in den Griff bekommen, in der Familie klappt es noch nicht. Sag mir einmal, Claudia, welchen Unterschied macht es für dich, wenn du von deiner Schwester Dinge »borgst«, wie du das nennst?

CLAUDIA: Ich weiß nicht …

THERAPEUTIN: Hm.

CLAUDIA: Die Dinge gefallen mir eben, und wenn ich hübsch zurechtgemacht bin, mit schönen Ohrringen oder einem coolen T-Shirt, dann bemerkt man mich.

THERAPEUTIN: Was meinst du mit »bemerkt man mich«?

CLAUDIA: Wissen Sie, meine Schwester ist sehr hübsch, sie ist intelligent und hat die Sekundarschule A besucht, und ich gehe nur ins B. Sie ist schlagfertig, kann gut diskutieren, und überall dreht sich alles um sie, zu Hause und auch auswärts. Mein Vater und meine Schwester können ganz intensive Diskussionen haben. Ich glaube, mein Vater bewundert meine Schwester, weil sie so gut mit ihm argumentieren kann. – Ich habe aber lieber meinen Frieden und bin in meinem Zimmer. Ich glaube, mein Vater findet mich langweilig, irgendwie »Scheiße«.

THERAPEUTIN: Es scheint mir, als ob du auch etwas mehr Anerkennung gebrauchen könntest. Schließlich hast du es in vielem schwieriger und musst dich viel mehr anstrengen in der Schule als deine Schwester, der alles so leichtfällt.

CLAUDIA: Vielleicht, ich weiß nicht.

THERAPEUTIN: [Hier ist es wichtig, wieder auf die ursprüngliche Frage zu kommen, welchen Unterschied es macht Dinge zu borgen, und nicht direkt das Verhältnis zur Schwester in den Fokus zu nehmen.] Also, sag noch einmal, wenn du von deiner Schwester Dinge borgst, wie ist dies nützlich für dich?

CLAUDIA: Nun, in der Schule finden sie diese Dinge meist lässig, und ich werde ein wenig bewundert, und zu Hause, das wissen Sie ja schon, da gibt es dann Schwierigkeiten.

THERAPEUTIN: Verstehe ich recht, in der Schule beachtet man dich mehr, und du bekommst Komplimente, wenn du etwas geborgt hast. Dort bringt das Borgen Vorteile, zu Hause jedoch scheint dies nicht eine gute Lösung zu sein.

CLAUDIA: Es hat mir gutgetan, als mein Vater beim ersten Gespräch hier auf Ihre Fragen, was ich gut kann, sich endlich einmal anstrengen musste, etwas zu sagen, was auch ich gut kann. Aber Sie haben ja gesehen, wie lange er überlegen musste. Meine Schwester und mein Vater sind eben sehr gleich in der Art, so Draufgänger.

THERAPEUTIN: Claudia, denkst du, dass das mit dem Borgen sich zu Hause ändern könnte, falls du und dein Vater besser miteinander zurechtkommen könntet?

CLAUDIA: Hm, ich weiß nicht ... Vielleicht schon, aber das wird nicht möglich sein, weil, ich kann nicht werden wie meine Schwester, und das ist das Einzige, was ihm imponiert.

THERAPEUTIN: Da hast du recht, wie deine Schwester kannst du nicht werden, und ich denke, solltest du auch nicht. Angenommen, einfach angenommen, auch wenn es ganz schwierig ist, sich das vorzustellen, dein Vater und du, ihr kämt besser miteinander aus, und er würde dich mehr beachten, was würde dann zwischen euch beiden geschehen, was jetzt nicht möglich ist?

CLAUDIA: Puh … er würde mir einmal zuhören! Zuhören, wenn ich von dem berichte, was mich interessiert … wissen Sie, nicht Politik und solche Sachen, sondern er würde sich interessieren für die Musikgruppe, für die ich schwärme, oder anerkennen, dass es viel Arbeit braucht, so tanzen zu können, wie ich es in der Tanzgruppe tue.

THERAPEUTIN: Was noch?

CLAUDIA: Ich weiß nicht, vielleicht hätten dann Mama und er nicht immer Streit wegen mir. Papa würde Mama nicht mehr vorwerfen, sie unterstütze ihn nicht in der Erziehung von mir und dass sich mich immer in Schutz nimmt …

THERAPEUTIN: Da würde sich einiges ändern, wie ich höre. Wären dies Änderungen, die du dir wünschest?

CLAUDIA: Ja schon, aber, wissen Sie, das ist nicht möglich.

THERAPEUTIN: Weiß dein Vater von diesen Wünschen?

CLAUDIA: Nein, klar nicht, das interessiert ihn doch nicht …

THERAPEUTIN: Claudia, wärest du bereit, diese Wünsche deinem Vater zu sagen?

CLAUDIA: Hm … ich glaube nicht, weil er nicht auf mich hört.

THERAPEUTIN: Was, denkst du, könnte helfen, dass dein Vater deine Wünsche hört?

CLAUDIA: Ich weiß nicht … vielleicht könnten ja Sie mit ihm sprechen, er hat Ihnen ja gesagt, wie wichtig es für ihn ist, dass ich schön brav bin.

THERAPEUTIN: Warte einmal, hier geht es nicht um Schön-brav-Sein. Aus meiner Sicht haben wir von einem Wunsch gesprochen, der ganz normal und verständlich ist. Vom Wunsch, von seinem Vater wahrgenommen zu werden und Anerkennung zu bekommen.

CLAUDIA: Denken Sie, das ist normal? … Man hat mir immer gesagt, ich sei eifersüchtig auf meine Schwester.

THERAPEUTIN: Ja, ich denke, es ist normal, dass jeder für seine Eigenart Anerkennung wünscht, schließlich haben Eltern unter anderem aus diesem Grund mehrere Kinder.

Das Wort »brav« scheint mir nicht das Ziel von Claudia zu umschreiben. Sie wollte Anerkennung, und dies war ohne Zweifel ein wohlgeformtes Ziel. Aus diesem Grund nahm ich ihr Bedürfnis noch einmal auf und normalisierte es.

CLAUDIA: Na, wenn Sie meinen …

THERAPEUTIN: Claudia, wenn ich mir das Ganze so überlege, gäbe es auch die Möglichkeit, dass ich mit deinen Eltern alleine ein Gespräch führe. Es scheint mir einfach wichtig, dass dein Vater von deinen Wünschen hört, sonst hat er ja gar nicht die Gelegenheit, wenn er möchte, sie dir zu erfüllen. Niemand kann natürlich voraussagen, was er tun wird, wenn er von deinem Anliegen hört, so wie ich ihn im Erstgespräch jedoch kennen gelernt habe, ist ihm sehr viel an deinem Wohlergehen gelegen.

Claudia: Ja, das wäre gut, wenn ich danach wieder eine Stunde mit Ihnen alleine haben kann.

Therapeutin: Das geht in Ordnung.

In dem Gespräch mit den Eltern wurde klar, dass der Vater eine große Bereitschaft zeigte und es auch seinem Wunsch entsprach, zu seiner jüngeren Tochter ein besseres Verhältnis zu entwickeln. Ihr Fehlverhalten mit dem Stehlen hatte ihn jedoch so sehr beunruhigt, dass er jedes Vertrauen in sein Kind verloren hatte. Seine große Beunruhigung wurde auch verständlich, als er von seiner Migration erzählte und davon, wie sehr er unter der Tatsache litt, dass seine Landsleute in der Schweiz einen schlechten Ruf haben. Daher waren seine Reaktionen auf das Stehlen besonders heftig ausgefallen. Im Umgang mit der älteren Tochter hatte er nicht gelernt, sich nach etwas zu erkundigen, das ihn nicht interessierte, sie waren sich ähnlich. Seine jüngere Tochter gab ihm die Gelegenheit, etwas Neues zu erfahren, und er war gerne dazu bereit.

Dieser Fall zeigt deutlich, wie wichtig es ist, einen Rückfall im spezifischen Kontext und in der Interaktion zu explorieren. Ging es beim Stehlen außerhalb der Familie vor allem darum, die Fähigkeit zu entwickeln, die Erfüllung von Bedürfnissen aufzuschieben zu lernen, ging es beim Stehlen innerhalb der Familie um die Beziehung zwischen Claudia und dem Vater. Im Vordergrund stand nicht mehr die mangelnde Kontrollfähigkeit, sondern ein Bedürfnis nach mehr Aufmerksamkeit seitens des Vaters.

Wäre ich von der Annahme ausgegangen, dass vor allem die Kontrollfähigkeit bezüglich des Besitzes von materiellen Gütern erneut das zentrale Thema sei, hätte ich die Arbeit nicht wertgeschätzt, welche Claudia bereits geleistet hatte.

Wenn Kinder stehlen und lügen

Es ist die Aufgabe von Erziehern, Kinder in ihrer Entwicklung zu unterstützen und ihre Impulse und Wünsche so zu kontrollieren, dass es den kulturellen Normen entspricht. Ein Kind muss zum Beispiel lernen zu warten, bis es an der Reihe ist, oder es muss Spielvorschläge von Kameraden berücksichtigen, auch wenn es selbst lieber etwas anderes spielen möchte. Solche Fähigkeiten müssen langsam wachsen, und von den Erziehern ist viel Geduld gefragt. Diese Tatsache wird von den meisten Erziehern akzeptiert.

Im Umgang mit dem Stehlen und Lügen denken jedoch viele Erwachsene anders. Es herrscht ein ausgesprochenes Schwarz-Weiß-Denken: Das Kind hat gestohlen oder nicht, es sagt die Wahrheit oder nicht. Dadurch wird die Förderung gerade in diesen Bereichen sehr erschwert.

Stehlen und lügen tangieren ganz besonders den Gerechtigkeitssinn in einer Gemeinschaft. Es kann sein, dass gerade deshalb Erziehende besonders sensibel reagieren, wenn ihnen die Kontrolle entgleitet. Sie werfen sich vor, der Forderung, Kinder zum ethisch-moralischen Handeln hinzuführen, nicht zu genügen.

10 stehe dafür, dass ein Kind, falls nötig, auf den Besitz von etwas verzichten kann und in jedem Kontext die Wahrheit sagt, 0 stelle das vollständige Fehlen dieser Kompetenzen dar. Versuchen wir uns einmal einige Stufen vorzustellen, die dazwischenliegen.

Mein/Dein:

- Akzeptieren der Tatsache, dass nicht alles immer zur Verfügung steht
- Aufbau von Toleranz gegenüber verzögerter Bedürfnisbefriedigung
- Aufbau der Fähigkeit, verzichten zu können
- Aufbau der Fähigkeit, den Interessenfokus zu verschieben
- Gefühl aushalten, dass andere das haben, was ich begehre
- Unterschiede aushalten können.

Die Wahrheit sagen:

- Erfassen, was verlangt wird
- Unterschied machen können zwischen Wunschdenken und Realität
- Aufbau von Frustrationstoleranz
- Konsequenzen tragen lernen
- Stärke haben, sich auch unbeliebt zu machen.

Nach einem Vorfall von Lügen oder Stehlen steht in pädagogischen Institutionen, Schulen und oft auch in Familien die Sanktion im Vordergrund – in der Annahme, dass dies das Einzige und Wichtigste ist. Das setzt voraus, dass der Täter oder die Täterin bestimmt werden kann. Ein sehr schwieriges, ja oft unmögliches Unterfangen.

Statt Gelassenheit entsteht ein Machtkampf, der durch Hilflosigkeit und Gefühle der Ohnmacht bestimmt wird.

Es bewährt sich, die Interventionen nach einem Vorfall zu unterteilen in:

- Wiedergutmachung und allfällige Sanktion
- Förderungsprozess.

Der Gedanke, die Sanktion alleine stelle gleichzeitig auch die Förderung dar, trifft nicht zu. Bei der Förderung wird der Fokus auf ganz andere Bereiche gelegt als bei der Sanktion oder Wiedergutmachung.

Die Förderung beginnt mit einer gemeinsamen Reflexion. Dabei ist es wichtig, zunächst aus der Position des Nichtwissens zu explorieren, welchen guten Grund hinter dem Lügen und Stehlen steht. Lügen und Stehlen stellen Handlungsweisen dar, die Mittel und Zweck dafür sind, etwas zu erreichen. Es ist evident, dass mit Lügen und Stehlen ganz unterschiedliche Bedürfnisse gestillt werden. Sobald das Bedürfnis klar ist, das durch das unakzeptable Verhalten erreicht werden soll, muss eine Form gefunden werden, wie das Kind das Bedürfnis auf eine Art befriedigen kann, die von der Gesellschaft toleriert werden kann (siehe Kap. 1, Abschn. »Das pädagogische Gespräch wirksam gestalten«).

Vorgehen

Allgemein:

- Sich dessen bewusst sein, dass die Wahrheit zu sagen oder dem Drang zu widerstehen, etwas zu entwenden, Kompetenzen sind, die Schritt für Schritt entwickelt werden müssen.
- Energie auf Momente fokussieren, in denen das Kind die Kompetenzen bereits zeigt. Also: Wann und wo hat das Kind die Wahrheit gesagt oder auf etwas verzichtet, obschon es die Möglichkeit gehabt hätte, ein Fehlverhalten zu zeigen?

- Dem Kind regelmäßig Rückmeldung und Wertschätzung geben für seine Aufrichtigkeit und Kontrollfähigkeit.
- Als Berater die Erziehenden stärken, trotz Kritik der Umwelt die kleinen Fortschritte des Kindes wahrzunehmen.
- Erziehenden Hilfe und Unterstützung dabei gewähren, mit der oft harschen Kritik der Umwelt fertig zu werden. Ermutigung und Anleitung geben, wie sie den Entwicklungsprozess ihres Kindes geduldig Schritt für Schritt begleiten können.

Nach einem Vorfall:

- Die Frage der Wiedergutmachung, des Schadenersatzes und einer allfälligen Sanktion getrennt vom Förderungsprozess angehen. Unter Umständen müssen die Interventionen auch von zwei verschiedenen Personen durchgeführt werden.
- Explorieren, welche Bedürfnisse mit dem Stehlen und Lügen befriedigt werden. Mit den Kindern und Jugendlichen Möglichkeiten erarbeiten, diese Bedürfnisse legal und in einer von der Gesellschaft akzeptierten Art zu befriedigen.

Beispiel: Auf angemessene Art Anerkennung finden

Ausgangslage

Eva, ein zehnjähriges Mädchen, wird überwiesen wegen Stehlen und Lügen. Eva ist kognitiv knapp durchschnittlich begabt. Anfänglich erreichte sie durchschnittliche Resultate in der Schule, ab der dritten Klasse hatte sie kaum mehr schulische Erfolgserlebnisse. Familiär war die Situation belastet.

Eva suchte wie alle anderen Kinder Anerkennung und Anschluss in der Kindergruppe. Sie versuchte, dies mit Prahlerei und Verschenken von Süßigkeiten zu erreichen. Ihr Lösungsversuch wurde zum Problem.

Als zu Beginn der Therapie klar wurde, dass Eva dringend mehr Erfolgserlebnisse brauchte, zeigte sich die Schule bereit, für Eva den Unterricht zu individualisieren, damit sie wieder vermehrt gute Ergebnisse erzielen konnte.

Verlauf

In den Therapiestunden fokussierte ich mich auf die Stärkung des Selbstwertgefühls. Eva zeigte zum Beispiel gute Fähigkeiten im Zeichnen und ein erstaunliches Geschick beim Ordnunghalten und Reinemachen. Auf ihre Bemerkung, in meinem Schrank mit den Spielen herrsche Unordnung, bat ich sie, mir zu zeigen, wie sie die Dinge anordnen würden. Sie ordnete alles sehr gut, und ich verlieh ihr eine Goldmedaille fürs Aufräumen.

Als herausfordernder erwies sich die Arbeit mit der Mutter. Sie reagierte jeweils sehr ungehalten, wenn Eva wieder Geld gestohlen oder eine Unwahrheit erzählt hatte. Oft bestrafte sie das Mädchen sehr hart und reagierte auch mit Liebesentzug. Das Tun ihrer Tochter verletzte sie. Sie fühlte sich hilflos und spürte gleichzeitig Empörung und wollte sich von dieser »Göre« nicht kleinkriegen lassen, wie sie es nannte.

Es stellte für sie eine Schwierigkeit dar, die langsam wachsenden Fähigkeiten ihrer Tochter als einen Prozess wahrzunehmen und geduldig zu begleiten. In einem ersten Schritt schlug ich der Mutter vor, während einiger Zeit darauf zu achten, wann ihre Tochter sich angemessen verhielt, obschon sie Gelegenheit zum Lügen und Stehlen hätte. Die Mutter war beim Auswerten des Protokolls erstaunt darüber, wie oft sich ihre Tochter bereits beherrschen konnte. In einem zweiten Schritt begann sich die Mutter dafür zu interessieren, wie es ihrer Tochter gelang, die Wahrheit zu sagen und vom Stehlen abzusehen.

Wann immer Eva jedoch einen Rückfall hatte und die Kontrolle verlor, war die Mutter entmutigt und sehr enttäuscht.

Auszug aus einer Sitzung mit der Mutter:

Mutter: Was nutzt das, wenn meine Tochter zunehmend die Wahrheit sagt und nicht mehr stiehlt? Sie tut es doch noch ab und zu, und das ist einfach inakzeptabel.

Therapeutin: Ja, Sie haben ganz recht, das Ziel muss sein, dass Eva die Wahrheit sagt und nicht mehr stiehlt. Ihre Beobachtungen zeigen, dass sie sich diesbezüglich verbessert hat, jedoch noch nicht dort ist, wo sie sein muss. Auf einer Skala zwischen 0 und 10, wenn 10 dafür steht, aus Ihrer Sicht hat Eva das Ziel erreicht, 0 ist der Moment, in dem Sie sich bei mir gemeldet haben, wo würden Sie heute das Verhalten von Eva einstufen?

Mutter: Nun, ich denke, sie ist bei einer 6.

Therapeutin: Eva ist es also mit Ihrer Unterstützung gelungen, innerhalb von drei Monaten von 0 auf 6 zu kommen. Es scheint mir, das ist eine beachtliche Leistung. Was, denken Sie, hat Eva am meisten geholfen, sich so zu verbessern?

Mutter: Ich weiß nicht, sicher, dass sie in der Schule etwas geändert haben und sie jetzt zu Ihnen kommt.

THERAPEUTIN: Das kann sein, was denken Sie, was von alldem, was *Sie* getan haben, war am hilfreichsten?

MUTTER: Ich weiß nicht ... vielleicht, dass ich sie jetzt häufiger lobe und sie mir erzählen kann, wie es ihr gelungen ist, sich zu beherrschen. Wissen Sie, sie ist immer sehr stolz, wenn sie mir erzählen kann, wie sie es geschafft hat.

THERAPEUTIN: Es ist eindrücklich, wie Sie die Kraft und die Geduld aufbringen, sich für die kleinen Fortschritte von Eva zu interessieren. Wenn ich mir vorstelle, wie schwierig es für Sie sein muss, zu vernehmen, dass Eva erneut irgendetwas entwendet oder gelogen hat.

MUTTER: Ja genau, die Leute sehen eben nur, dass es wieder passiert ist, und nicht, dass es sich schon gebessert hat. Ich schäme mich jeweils sehr. Es wird erwartet, dass ich als Mutter mein Kind so erziehen kann, dass es die Wahrheit sagt und nicht stiehlt. Ich fühle mich so schlecht!

THERAPEUTIN: Ja, Sie haben ganz recht, das wird als das Wenigste erachtet, was Eltern zu leisten haben! Dabei ist das für alle Kinder eine große Herausforderung und für bestimmte Kinder wie Ihre Eva, die mit so vielen Frustrationen in der Schule fertigwerden muss, ganz besonders schwierig. Wenn es darum geht, die Wahrheit zu sagen oder dem Drang zu widerstehen, Sachen zu entwenden, zeigt unsere Gesellschaft eben wenig Verständnis, dass da Fähigkeiten gebraucht werden, die langsam wachsen müssen. Den Erziehenden werden sehr schnell Vorwürfe gemacht. Das ist wirklich nicht leicht zu ertragen, und Sie als alleinerziehende Mutter müssen ganz alleine damit fertigwerden. Sie haben gemeinsam mit Ihrer Tochter jedoch schon mehr als die Hälfte des Wegs geschafft. Woran würden Sie merken, dass Eva bei einer 7 ist?

MUTTER: Schwer zu sagen ... vielleicht, wenn sie anders vom Turnunterricht erzählt. Meist berichtet sie da von Dingen, die niemals stimmen können, und ich weiß sofort, dass sie nun wieder maßlos übertreibt.

THERAPEUTIN: Was, denken Sie, möchte Eva im Turnen erreichen?

MUTTER: Sie erzählt immer von sehr gefährlichen Dingen, die sie im Unterricht machen müssen ... So richtige Mutproben. Zunächst war ich sehr erschrocken, und ich habe der Lehrerin sogar Vorwürfe gemacht, dass sie solche Dinge von den Kindern verlangt. Aber eben, auch das hat sich als Lügengespinst herausgestellt.

THERAPEUTIN: Könnte es sein, dass Eva sich einmal wirklich mutig zeigen möchte? Haben Sie eine Ahnung, was Eva als eine echte Herausforderung ansehen würde, die sie auch imstande ist zu bestehen?

MUTTER: Nun, sie ist eine echte Wasserratte. Sie möchte immer gerne ins Hallenbad und dort am liebsten vom Turm springen. Sie wissen ja, in Oerlikon gibt es einen Springturm von zehn Metern. Dort möchte sie einmal hinunterspringen, aber da bin ich dagegen, das ist viel zu gefährlich.

Die Mutter ermöglicht Eva einige wenige Lektionen im Wasserturmspringen. Eva erhielt dadurch die Möglichkeit, gefahrlos ihren Mut zu beweisen mit einem Sprung vom zehn Meter hohen Brett. Die Lehrerin machte es möglich, dass Eva in der Schule davon berichten konnte.

Stehlen bei Jugendlichen

Bei Jugendlichen fällt auf, dass das Stehlen eine ganz andere Bedeutung haben kann als im Kindesalter. Oft geht es nicht darum, sich illegal etwas Begehrenswertes zu beschaffen, sondern darum, dass Jugendliche beim Stehlen eine Grenzerfahrung suchen. Wenn ihnen der Diebstahl gelingt, sie nicht erwischt werden, erleben sie ein ganz besonderes Glücks- und Machtgefühl. Auch hier ist es wie in vielen anderen Bereichen sehr wichtig, auf der Reflexionsebene mit den Jugendlichen herauszufinden, worum es geht, um danach angemessene Formen zu finden, das Bedürfnis zu stillen.

Beispiel: Stehlen als Überlegenheitsbeweis

Ausgangslage

Marco, 14-jährig, wurde von der Jugendanwaltschaft überwiesen, da er wiederholt Ladendiebstähle begangen hatte. Er wurde zuvor mehrere Male verwarnt und hatte bereits auch während einer Woche einen sozialen Einsatz bei einem Bauern geleistet. Dieser hatte den Jugendlichen als sehr hilfsbereit und arbeitswillig eingestuft.

Verlauf

Ausschnitt aus der ersten Sitzung:

THERAPEUTIN: Marco, du hast in den ersten zehn Minuten unseres Gesprächs sehr deutlich zum Ausdruck gebracht, wie überzeugt du bist, dass dein Hierherkommen Leerlauf ist und du nur da bist, weil du musst. Obschon du unfreiwillig hier bist, warst du pünktlich und hast bis anhin meine Fragen sehr korrekt und offen beantwortet. Es scheint mir, du hast diese Wahl getroffen, weil du weißt, dass du sonst noch größere Unannehmlichkeiten auf dich nehmen musst. Was mir bis anhin klar wurde, ist, dass du möglichst schnell diese Therapie bei mir beenden möchtest.

MARCO: Allerdings!

THERAPEUTIN: Laut dem Jugendanwalt wurdest du das letzte Mal erwischt, wie du Dinge gestohlen hast, die du mit großer Wahrscheinlichkeit nicht gebrauchen kannst. Du scheinst mir ein gut intelligenter Jugendlicher zu sein, daher nehme ich an, dass du deine guten Gründe hast, Dinge zu stehlen, die du selbst nicht gebrauchen noch an Kollegen weitergeben oder verkaufen kannst. Sag einmal, was ist für dich das Reizvolle an deinem Tun?

MARCO: Hm … [zögert ein wenig und schaut mich fragend an] … wieso interessiert Sie das?

THERAPEUTIN: Dies ist eine berechtigte Frage. Marco, es interessiert mich, weil ich in der kurzen Zeit, seit du hier bist, zwei Dinge begriffen habe: Erstens bist du höchst unfreiwillig hier, und zweitens scheinst du, wie bereits erwähnt, ein aufgeweckter Junge zu sein, der zwei und zwei zusammenzählen kann. Du wurdest vorgewarnt, du hast mit Erfolg einen sozialen Einsatz geleistet. Es war dir klar, dass du beim nächsten Mal, wenn sie dich erwischen, unter anderem zu einer Therapie verknurrt werden wirst, und trotzdem hast du es wieder getan. Da muss doch etwas sehr Wichtiges mit diesem Stehlen verbunden sein. Etwas, das wichtig scheint für dein Leben.

MARCO: Wissen Sie, es geht einfach darum, smarter zu sein als all diese doofen Überwachungsanlagen in den Einkaufszentren, cleverer als diese Aufpasser und Wichtigtuer. Es gibt mir einfach den ultimativen Kick, wenn es mir gelingt, unter immer schwierigeren Umständen Dinge zu klauen. Mann, das fühlt sich einfach cool an, alle auszutricksen und nicht wie ein angepasstes Rädchen zu spuren. Wir machen uns einen Sport daraus. Kalkuliertes Risiko eben, wie bei den Base-Jumpers, nur dass es dort den Bullen, der Polizei, völlig egal ist, ob einer zu Tode fällt. Es kommt ja angeblich bei denen kein anderer zu Schaden wie beim Klauen.

THERAPEUTIN: So ganz langsam beginne ich, etwas zu begreifen: Es tönt fast so, als ob bei diesem Klauen viel Denkarbeit, genaues Beobachten und viele Überlegungen involviert sind, also eine recht große geistige Herausforderung. Daneben geht es um das prickelnde Gefühl des Risikos und, falls ich richtig zugehört habe, auch irgendwie darum, wem es am besten gelingt in der Gruppe. Du hast doch gesagt, *wir* machen uns einen Sport daraus.

MARCO: Klar, wir spornen einander an, und es tut gut, für eine gewisse Zeit Rekordhalter zu sein.

THERAPEUTIN: Lass mich einmal zusammenfassen: Könnte es sein, dass du Lust hast, deine Intelligenz auf möglichst spannende Art und Weise unter Beweis zu stellen, dass es wichtig ist, etwas zu beherrschen, so quasi die Macht zu haben über gewisse Dinge?

MARCO: Hm, könnte sein.

THERAPEUTIN: Dagegen ist nichts einzuwenden. Ich könnte mir vorstellen, die schnellste Art, wie du hier freikommst, besteht darin, gemeinsam herauszufinden, wo du genau dies tun kannst, ohne das Gesetz zu verletzen und so in Schwierigkeiten zu geraten. Du weißt ja, ich muss dem Jugendanwalt Rückmeldung machen über deine Fortschritte, und wenn es dir gelingen wird, dich im Rahmen der gesellschaftlichen Norm zu verhalten, wird er erlauben, die Therapie zu beenden. Natürlich stützt er sich bei diesem Entscheid auf meine Beurteilung.

Wie so oft war es zu Beginn dieser Therapie ausschlaggebend herauszufinden, welchen Unterschied das Stehlen für Marco in seinem Leben bewirkt. Stehlen war auch in diesem Fall nur Mittel zum Zweck, und daher wäre das Fokussieren auf das Stehlen im eigentlichen Sinn kaum nützlich gewesen. Für Marco war es wichtig, andere, legale Möglichkeiten zu finden, wie er seine Neigung zum Tüfteln und das Gefühl, etwas zu beherrschen, erreichen konnte. Er wurde in der Folge ein Computerfreak, der für seine Kameraden viele Probleme auf dem PC lösen konnte. Außerdem erwies sich das Unglück des einen als Glück des anderen. Der Bauer, bei dem Marco einen Sozialeinsatz absolviert hatte, verunfallte, und Marco war während der Sommerferien in diesem Betrieb erneut eine gute Arbeitskraft. Dies stärkte sein Selbstbewusstsein, und er fühlte sich nützlich und gebraucht.

Geheimnisse

Zur normalen Entwicklung eines Menschen gehört das Herausbilden einer Persönlichkeit und, damit verbunden, einer Privatsphäre. Teilt der Säugling in der Symbiose noch alles mit seiner Mutter, so zeigt bereits das Kleinkind einen großen Drang nach Eigenständigkeit. Es stört sich nicht, wenn die Aktivitäten von allen beobachtet werden. Relativ früh beginnt das Kind jedoch, gewisse Dinge am liebsten für sich selbst oder mit Gleichaltrigen auszuprobieren. Mit dem Eintritt in die Pubertät nimmt das Bedürfnis nach Kontrolle über das, was mit wem geteilt wird, schnell zu.

Für die Heranwachsenden entspricht die zunehmende Abgrenzung einem natürlichen Bedürfnis. Für Eltern und Betreuer ist ein angemessener Umgang mit dieser Veränderung zum Teil sehr herausfordernd. Dies mag unter anderem damit zusammenhängen, dass sie sich für das Gedeihen und Wohlergehen der jungen Menschen verantwortlich fühlen. Geheimnisse verunmöglichen jedoch eine umfassende Information über das Tun der Jugendlichen. Die Kontroll- und Einflussmöglichkeiten schwinden, und die Erwachsenen sind verunsichert.

Geheimnisse im Beratungsrahmen

Es ist normal, dass im Rahmen der Ablösung von der Herkunftsfamilie gewisse Themen mit fremden Drittpersonen diskutiert werden, vorab mit Peers, hie und da jedoch auch in der Therapie oder Beratung. Daher kommt es immer wieder vor, dass Jugendliche uns Geheimnisse anvertrauen wollen.

Besondere Beachtung verdient das Wort »Geheimnis«. Dieser Ausdruck weist darauf hin, dass das, wovon der Jugendliche sprechen möchte, aus seiner Sicht eine besondere Bedeutung hat. Nicht selten hören wir: »Ich möchte ihnen etwas ganz Wichtiges erzählen, Sie müssen mir jedoch versprechen, dass Sie niemandem davon erzählen.«

Mit dieser Einleitung konstruiert der Jugendliche eine besondere Ausgangslage. Als lösungsfokussierte Beraterin nehme ich die Konstruktion »Geheimnis« ernst. Ich will das Expertentum des Klienten respektieren und gleichzeitig besser verstehen, welche Bedeutung dieser Wahrnehmung als »geheim« zukommt. Deshalb stelle ich aus der Position des Nichtwissens Fragen. Wenn immer möglich, hinterfrage ich die angebotene Konstruktion, noch bevor das Geheimnis erzählt wird.

Manchmal ist dies nicht möglich, und die Fragen nach dem guten Grund, aus dem etwas geheim gehalten werden soll, können erst später gestellt werden. Es lohnt sich jedoch auf jeden Fall, sich darüber mit dem Jugendlichen zu unterhalten.

Fragen zur Konstruktion »Geheimnis«

Es sind Fragen, die eine Reflexion bezüglich der Konstruktion »Geheimnis« anregen und uns Beratenden die Situation aus der Sicht des Klienten näherbringen. Die Jugendlichen haben wie immer die Freiheit, Fragen nicht zu beantworten. In diesem Arbeitskontext erwähne ich dies immer explizit, bevor ich beginne:

- Welchen Unterschied wird es machen für dich, wenn du mir das Geheimnis erzählt hast?
- Seit wann denkst du, dass das, was du mir erzählen möchtest, geheim gehalten werden sollte?

- Welchen Unterschied macht es für dich, wenn du das, was du mir erzählen willst, als Geheimnis verstanden haben möchtest?
- Welchen guten Grund hast du für dieses Vorgehen?
- Welcher Vorteil erwächst dir daraus?
- Wer profitiert allenfalls sonst noch?
- Gibt es Personen, die dadurch eher einen Nachteil erleiden könnten?
- Angenommen, die Personen, vor denen du die Sache X geheim halten willst, hörten das, was du mir anvertrauen willst, wie würden sie reagieren? Was würde dich erwarten?
- Welche Auswirkungen würde die von dir erwartete Reaktion auf dein Leben haben?
- Als wie wahrscheinlich stufst du die von dir soeben beschriebene Reaktion ein auf einer Skala von 0 bis 10?
- Wer von deinen Bekannten sieht die Dinge wie du, und wo würden diese Personen die Wahrscheinlichkeit der von dir beschriebenen Reaktion einstufen?
- Wer deiner Bekannten könnte am ehesten die Situation anders einschätzen?
- Welche Reaktion würden diese Personen auf die Lüftung des Geheimnisses erwarten?
- Hast du schon jemandem von deinem Geheimnis erzählt?
- Wenn ja, welchen Unterschied hat dies gemacht?
- Angenommen, im Zusammenhang mit deinem Geheimnis würde ein Wunder geschehen, welches wäre das beste Ergebnis?
- Angenommen, die Personen würden so reagieren, wie du dir das erwünschst, was würde dann geschehen?
- Wie würdest du darauf reagieren?

Es ist klar, dass nicht alle diese Fragen gestellt werden müssen. Sinnvoll ist es, eine recht detaillierte Exploration der Geheimniskonstruktion durchzuführen. Am Ende das Gehörte zusammenzufassen. Die Geheimhaltung wird danach von den Jugendlichen oft relativiert, und das Beratungsgespräch fokussiert auf andere Aspekte.

Wichtig scheint es mir auf jeden Fall, nur Versprechen abzugeben, die eingehalten werden können. Ohne Kenntnis der Sachlage ist es unvorsichtig, den Jugendlichen zuzusichern, dass auf keinen Fall Dritte informiert und involviert werden. Zu Beginn jeder Therapie spreche ich daher von der Schweigepflicht. Meine Haltung: Es werden nur Dritte informiert, wenn es zwingende Gründe gibt. Der Klient erhält auf jeden Fall Kenntnis davon, falls Drittpersonen involviert werden.

Es ist klar, dass diese Rahmung der Schweigepflicht einen offeneren Ausgangspunkt kreiert, als wenn ich sagte: »Alles, was hier besprochen wird, bleibt unter uns.« Viele Beratende haben vor dieser offenen Formulierung Angst, weil sie denken, der ganz persönliche Raum, den die Jugendlichen in einer Therapie suchen, werde so nicht geschaffen. Nach meiner Erfahrung brauchen Jugendliche jedoch nicht nur eine Person, der sie sich anvertrauen können. Sie brauchen auch einen Menschen, der ihnen ermöglicht, ihre Wahrnehmungen und Konstruktionen zu reflektieren und zu überprüfen. Dies erweitert den Handlungsspielraum und hilft den Jugendlichen, ihr Leben nach ihren Wünschen zu gestalten.

Beispiel: Die Schwangerschaft geheimhalten?

Ausgangslage

Marieka, 14-jährig, besuchte die Hauptschule und kam zu mir auf Anraten des Schulpsychologen. Vier Jahre zuvor war sie von den Philippinen in die Schweiz gekommen. Ihre Mutter war bereits seit neun Jahren in der Schweiz. Sie hatte ihre Tochter bei der Großmutter gelassen, sich jedoch geschworen, sie so bald als möglich in die Schweiz kommen zu lassen, damit sie eine gute Ausbildung machen könne.

Zum Zeitpunkt unseres Gesprächs hatte Marieka bereits sehr gute Deutschkenntnisse. Nach ihren Angaben fühlte sie sich in der Schweiz nicht wohl. Mit ihrem Stiefvater kam sie nicht sonderlich gut aus. Auch zu ihrer Mutter bestand emotional eine Distanz. Sie schätzte jedoch die Idee der Mutter, ihr eine Möglichkeit für eine gute Ausbildung zu geben. Mariekas Plan war es, gleich nach Abschluss der Ausbildung in ihr Heimatland zurückzukehren.

Verlauf

Ziel nach der ersten Stunde: Sie wollte Wege finden, wie sie möglichst gut die Ausbildungszeit hier in der Schweiz überstehen könne, ohne wie bis anhin in große emotionale Tiefs zu geraten.

Zu Beginn der zweiten Stunde wollte sie mir ein Geheimnis anvertrauen. Ihre Mutter und ihr Stiefvater durften nichts davon erfahren.

Auszug der zweiten Sitzung, nachdem sie angekündigt hatte, sie wolle mir ein Geheimnis anvertrauen:

THERAPEUTIN: Verstehe ich recht, du möchtest mit mir ein Geheimnis teilen?

MARIEKA: Ja genau, aber Sie dürfen zu gar niemandem davon sprechen, zu gar niemandem! Sie müssen mir das jetzt versprechen.

THERAPEUTIN: Marieka, warte einen Moment, bevor du mir dieses Geheimnis erzählst, möchte ich dir einige Fragen stellen.

MARIEKA: Also, wissen Sie ...

THERAPEUTIN: Marieka, ich bitte dich um etwas Geduld. Du willst von mir ein Versprechen, dass ich zu niemandem von dem spreche, was du mir jetzt berichten willst. Ich möchte zunächst verstehen, wie du auf diese Idee kommst. Wenn ich etwas klarer sehe und mehr weiß, werde ich zu deinem Wunsch Stellung nehmen und mir gerne anhören, was du mir berichten willst.

MARIEKA: Sie stehen also nicht zu mir? Man hat mir im schulpsychologischen Dienst gesagt, dass ich Ihnen alles erzählen kann und dass alles, was ich Ihnen sage, geheim bleibt und Sie niemandem etwas davon erzählen. Ihnen kann ich also nicht trauen, die haben mich belogen ... [Sie beginnt zu weinen.]

THERAPEUTIN: Marieka, gerade das Gegenteil soll der Fall sein. Wenn ich dir sage, es ist so und so ..., dann sollst du die Gewissheit haben, dass ich genau handle, wie ich es versprochen habe. Nun willst du von mir ein Versprechen, und ich kann nicht abschätzen, ob ich es auch einhalten kann. Daher möchte ich dir zunächst einige Fragen stellen.

MARIEKA: Ich weiß nicht [wütend, verzweifelt], niemand versteht mich, ich bin immer so alleine.

THERAPEUTIN: Ich sehe, ich mache dir die Sache im Moment schwer. Ich bin bereit, dir zuzuhören, wenn wir danach gemeinsam darüber sprechen können, welches das beste Vorgehen ist. Ich höre dir zu, wenn ich dir zum Voraus nicht dieses Versprechen abgeben muss.

MARIEKA: Das müssen sie jedoch.

THERAPEUTIN: Dann haben wir ein Problem. Wie ich dir bereits sagte, wenn ich etwas verspreche, will ich es halten.

MARIEKA: Es geht immer nur nach dem Willen der Erwachsenen.

THERAPEUTIN: Siehst du das so? Ich habe von dir gehört, dass du sicher sein willst und wissen willst, was geschieht. Genau diesen Wunsch von dir möchte ich respektieren.

Die Antworten zu einigen Fragen bezüglich der Geheimhaltung machten klar, dass ihre größte Angst war, vom Stiefvater weggewiesen zu werden, wenn er vom Geheimnis Kenntnis erhalten würde, und sie demzufolge keine Chance hätte, eine Ausbildung zu machen. Aus ihrer Sicht wären ihre schwierigen Jahre hier in der Schweiz vergebens gewesen. Sie machte sich auch Sorgen um ihre Mutter, die bestimmt in große Bedrängnis käme.

Auf die Frage, wer dies vielleicht anders sehen könnte, nannte sie die Großmutter. Als das Beste, was geschehen könnte, bezeichnete sie den Wunsch (den sie als nicht realisierbar konstruiert hatte), dass sie alles ihrer Mutter erzählen könnte und dass diese ihr helfen würde, einen Weg zu finden.

THERAPEUTIN: Marieka, nun sehe ich etwas klarer. Du scheinst mir gute Gründe zu haben, dass dein Stiefvater vom Geheimnis nichts erfährt. Auf jeden Fall nicht zum jetzigen Zeitpunkt. Wenn ich deine Antworten auf meine Fragen bedenke, scheint es mir jedoch fast, es könnte sinnvoll sein, wenn deine Mutter davon erfahren würde, vorausgesetzt, sie käme dadurch nicht in Schwierigkeiten. Du machst mir Eindruck, wie einfühlsam du bist mit deiner Mutter und wie du sie nicht belasten willst. Du nimmst es eher auf dich, das Geheimnis für dich zu behalten. Sag einmal, angenommen, nur angenommen, es würde deiner Mutter gelingen, mit dem Geheimnis, das du ihr anvertrauen würdest, klarzukommen, würdest du es gerne mit ihr teilen?

MARIEKA: Ja klar, aber das wird nie so sein?

THERAPEUTIN: Nun, deine Großmutter scheint deiner Mutter viel zuzutrauen.

MARIEKA: Die kennt meinen Stiefvater nicht.

THERAPEUTIN: Da hast du recht, und es scheint mir, deine Großmutter denkt, deine Mutter ist eine starke Frau.

MARIEKA: Ja, das tut sie. Wissen Sie, sie hat mir immer gesagt, deine Mutter ist in der Schweiz, und es ist nicht sicher, ob es ihr gelingen wird, dich zu holen. Als sie mich dann wirklich holte, war meine Großmutter traurig, aber auch sehr beeindruckt, dass meine Mutter es geschafft hatte, mir eine gute Möglichkeit für eine Ausbildung zu geben. Und diese Chance will ich nutzen.

THERAPEUTIN: Ja, das ist sinnvoll. Wie wäre es denn, wenn ich dir verspreche, deinem Stiefvater gegenüber bestimmt nichts zu sagen, und wir hier Wege suchen könnten, wie du allenfalls mit deiner Mutter über die Situation sprechen könnest?

MARIEKA: Glauben Sie wirklich, dass das möglich sein wird?

THERAPEUTIN: Das kann ich dir nicht versprechen. Es ist einen Versuch wert. Ich würde dich da gerne unterstützen.

MARIEKA: Also, kein Sterbenswörtchen zu meinem Stiefvater, und mit meiner Mutter werden wir sehen.

Marieka erzählte mir in der Folge, dass sie gerade einen illegalen Schwangerschaftsabbruch hinter sich hatte. Ihre Mutter hatte sie vor dem jungen Mann gewarnt, aber sie hatte nicht auf ihren Rat gehört.

Gemeinsam besprachen wir, wie wir die Mutter einbeziehen könnten.

Marieka lud ihre Mutter zu einem gemeinsamen Gespräch mit mir ein. Sie wollte ihrer Mutter sagen, was geschehen war, und sie auch bitten, mit ihr zur Frauenärztin zu gehen.

In dieser gemeinsamen Therapiestunde mit der Mutter geschah etwas Berührendes: Nachdem Marieka von ihrer ungewollten Schwangerschaft erzählt hatte, berichtete die Mutter ihrer Tochter erstmals, wie es ihr ergangen war, als sie als junge Frau mit Marieka ungewollt schwanger wurde. Wie alleine sie sich gefühlt hatte und wie schwierig es damals war für sie. Dieses Gespräch zwischen Mutter und Tochter wurde zum Anfang einer wesentlich besseren Beziehung zwischen den beiden.

Aus meiner Sicht wurde diese positive Wende unter anderem möglich durch das Hinterfragen der Konstruktion »Geheimnis«.

Zusammenfassung

- Sich Gedanken machen zur Schweigepflicht und persönlichen Stil finden.
- Wahrnehmungskonstruktion »Geheimnis« und »geheim« offen und mit Neugierde hinterfragen.
- Neue Aspekte, die sich nach dem Hinterfragen der Konstruktion »Geheimnis« unter Umständen ergeben, nutzen.
- Informationen ordnen und formales Prozedere mit Klient festlegen.
- Informationsfluss transparent gestalten.

Fehlende Motivation

In Kursen sind unmotivierte Kinder und Jugendliche immer wieder ein Thema. Die Frage lautet: Was kann man tun, wenn Jugendliche nicht motiviert sind?

Steve de Shazer pflegte auf diese Frage zu antworten: »Das ist keine hilfreiche Art, über Klienten nachzudenken. Menschen sind grundsätzlich zu etwas motiviert, vielleicht nur nicht zu dem, was von ihnen verlangt wird.»

Ausgehend von dieser Annahme, muss die Beschreibung lauten: Ich habe es mit einem Klienten zu tun, der für X und Y motiviert ist und für Z keine oder noch keine Begeisterung zeigt.

Wir beeinflussen den Beratungsprozess ganz wesentlich durch die Art und Weise, wie wir unsere Klienten beschreiben, und durch das, was wir über sie denken. Ich habe mir deshalb angewöhnt, hie und da meine Beschreibung laut auszusprechen und mir dabei zuzuhören. Ich möchte Sie auffordern, dies am nachstehenden Beispiel einmal zu tun.

Sagen Sie einmal laut: »Max ist ein unmotivierter Jugendlicher«, und stellen Sie sich vor, es ist Ihre Aufgabe, mit dem unmotivierten Max zu arbeiten.

Danach sagen Sie laut zu sich: »Max ist an Musik und Mädchen interessiert, und für die Schule kann er sich nicht motivieren.«

Mit welchem Klienten hätten sie eher Lust zu arbeiten?

Beim unmotivierten Max verspüre ich persönlich eine große Last. Ich habe das Gefühl, ich müsse bei null beginnen. Bei Max, der sich für Musik und Mädchen interessiert, ist etwas vorhanden, woran ich anknüpfen kann; es kommen mir auch viel eher Fragen in den Sinn, die ich ihm stellen könnte.

Was ist ausschlaggebend dafür, dass sich Menschen anstrengen und etwas verändern wollen?

Motivierte[4] Klienten sind solche, die vorwärtskommen wollen. Menschen strengen sich am ehesten an, wenn sie das erreichen können, was sie wollen, oder wenn sie in dem, was sie erreichen müssen, zumindest für sich einen gewissen Grad an Nützlichkeit entdecken. Der Motor für Veränderung ist der persönliche Wunsch, etwas zu erreichen, das sich in irgendeiner Weise lohnt, und auch die Überzeugung, die Voraussetzungen zu haben, dieses Ziel zu erreichen.

Nun ist es aber so, dass Menschen, besonders aber Kinder und Jugendliche, sehr oft Dinge erreichen müssen, die sie sich nicht zu erreichen wünschen und wozu sie oft auch nur wenige Fähigkeiten haben. Da ist es nicht möglich, aus dem vorgegebenen Ziel Energie zu schöpfen. Es schleichen sich eher eine Trägheit und eine Interes-

4 Das Verb »motivieren« hat mit dem lateinischen Verb *movēre (movēo, movi, motus)* = »(sich) bewegen« zu tun; »motivieren« in der Bedeutung »zu etwas bewegen, anregen, motivieren« kam nicht im 18. Jahrhundert über das französische *motiver,* sondern erst in der zweiten Hälfte des 20. Jahrhunderts über das englische *to motivate* ins Deutsche (siehe u. a. Drosdowski 1989).

senlosigkeit ein, die bei Außenstehenden oft den Eindruck erwecken, die betreffenden Jugendlichen zeigten für gar nichts Begeisterung. Nicht selten verlieren auch die Jugendlichen selbst Zugang zu ihrer Vitalität, und es scheint eine enorme Leere vorhanden zu sein. Häufig steht hinter fehlender Motivation auch eine lange Geschichte von Misserfolgen.

Klienten darin zu unterstützen, wieder an ihre Ressourcen zu glauben, und ihnen zu helfen, ihre Selbstwirksamkeit neu zu entdecken, kann sehr langwierig sein. Dabei hilft die unbeirrbare Überzeugung, dass auch diese Klienten einmal neugierige, unternehmungslustige Kleinkinder waren, die voller Tatendrang die Welt erobern wollten.

Es braucht von den Beratenden viel Kreativität. Kreativität unter anderem auch dafür, die verschiedensten Unterstützungsarten zu evaluieren, die nützlich sein könnten. Oft zeigen Bemühungen im Bereich Arbeitseinsatz oder Erlebnispädagogik nämlich wesentlich mehr Erfolg als eine Beratung.

Vorgehen

- Nützliche Unterstützungsform evaluieren. Entmutigung beachten und Rahmen suchen, der Erfolgserlebnisse ermöglicht: Arbeitseinsatz, Schulwechsel, Erlebnispädagogik.
- In der Beratung: explorieren, wozu der Klient motiviert ist.
- Auf Selbstwirksamkeit fokussieren (siehe 8).

Bei einer ausgeprägten Null-Bock-Stimmung kann es sehr schwierig sein, irgendeinen Einstieg ins Gespräch zu finden. Neben all den anderen Möglichkeiten die anderenorts in diesem Buch beschrieben werden (Wertschätzung der Präsenz, Würdigung der Unfreiwilligkeit, alternative Kommunikationsformen), hat sich die unten beschriebene Exploration des erwünschten Lebens in zehn bis 15 Jahren als hilfreich erwiesen. Experimentiert habe ich bei Jugendlichen aus sozial benachteiligten Schichten auch mit der Frage, was sie tun würden, wenn sie den Hauptgewinn im Lotto gemacht hätten.

Das Leben in zehn Jahren

Stell dir einmal vor, es ist zehn Jahre später. Fragen:

- Wie möchtest du, dass dein Leben aussieht?
- Wo möchtest du leben, mit wem möchtest du zusammen sein?

- Welche Dinge möchtest du besitzen?
- Welche Abwechslungen wären für dich wichtig?
- Wie möchtest du, dass dein Tag aussieht?
- Welchen Tätigkeiten möchtest du nachgehen?
- Was werden andere von dir sagen?
- Wem wirst du was bewiesen haben?
- Wer wird am meisten überrascht sein über das Leben, das du führst?
- Wer hat dir dies bereits vor zehn Jahren zugetraut?

Die Wirkung dieser Beschreibung ist ähnlich wie bei der Wunderfrage. Es ist eine Einladung, sich einen erwünschten Zustand auszumalen, ohne zunächst sich Gedanken machen zu müssen, wie er erreicht werden kann. Anders als bei der Wunderfrage ist der zeitliche Abstand, in dem das Wunder als geschehen angenommen wird, viel größer.

Der Beratende muss neugierig und offen sein für die Welt, die geschildert wird. Er muss Detailfragen stellen bei der Schilderung des schnellen Autos, der schönen Kleider, der Loftwohnung, den Ferien in der Karibik und dessen, was auch immer mehr genannt wird. Meistens zeigen die Befragten dabei Energie und eine gewisse Begeisterung. Es geht darum, diese Energie zu nutzen und die Hoffnung zu nähren, dass bestimmte Teile dieser Traumvorstellung Wirklichkeit werden können. Die Jugendlichen müssen spüren, dass wir bereit sind, sie auf dem Weg zu diesem Traum zu unterstützen, und wir auch überzeugt sind, dass sie Teile davon realisieren können.

Wie bei der klassischen Wunderfrage wird exploriert, wann es bereis ein ganz klein wenig so war wie das Traumleben in zehn Jahren. Mit der Skalafrage wird die Brücke zur Realität geschlagen und ein erster Schritt formuliert.

Es kann nicht genug betont werden, dass vonseiten des Beraters das Erkennen und Benennen der bereits vorhandenen Kompetenzen äußerst wichtig ist. Viele der angeblich nicht motivierten Jugendlichen sind hoffnungslos und haben ein niedriges Selbstwertgefühl.

Mangelnde Motivation bei materiellem Überfluss

Materieller Überfluss und, damit verbunden, die Tatsache, dass der Einsatz eines jungen Menschen zum Leben nicht wirklich notwendig ist, führt oft zu mangelnder Bereitschaft, sich einzusetzen.

Beispiel: Der Gesprächsfokus verschiebt sich

Ausgangslage

Eltern wünschten eine Beratung, weil ihre beiden Kinder, 15- und 17-jährig, sich zu nichts motivieren ließen. Vor allem die Mutter fühlte sich ausgenutzt und nur gut genug, die Kinder zu bedienen und ihre Wünsche zu erfüllen. Verlangte sie etwas, kam es zu einem langen Disput. Auf meine Frage nach Ausnahmen wurde klar, dass, wann immer die Kinder einen materiellen Vorteil erlangen konnten, sie bereit waren, zum Beispiel im Haushalt etwas zu tun. Diese Belohnung mit Geld, Markenkleidern, CDs und vielem mehr wurde bereits sehr lange praktiziert. Eigentlich hatten die Kinder bis anhin nie etwas getan, ohne dafür etwas Materielles zu bekommen. Diese Verwöhnung wurde durch die Großeltern sowohl von der väterlichen wie der mütterlichen Seite noch verstärkt.

Verlauf

THERAPEUTIN: Verstehe ich Sie richtig, Sie wünschen sich von Ihren Kindern eine gewisse Mithilfe, ohne dass sie dafür materiell belohnt werden?

MUTTER: Ja, genau.

THERAPEUTIN (zum Vater): Ihre Frau hat vorhin erwähnt, dass Sie denken, es wäre gut, die Jugendlichen würden hie und da auch von sich aus etwas für die Gemeinschaft tun.

VATER: In diesem Alter ist es doch nicht zu viel verlangt, wenn sie das Geschirr abräumen oder den Geschirrspüler leeren.

THERAPEUTIN: Ich höre zwei Forderungen. Forderung eins: Gewisse Handreichungen werden erwartet, ohne dass materielle Belohnung in Aussicht gestellt wird, und Forderung zwei: Die Kinder sollten von sich aus, ohne Aufforderung, gewisse Mithilfe leisten. Ist das richtig so?

(Die Eltern nicken.)

THERAPEUTIN: Welche der beiden Forderungen ist vordringlicher? Ohne Belohnung oder aus eigner Initiative?

VATER: Da sind wir uns nicht ganz einig, ich meine, aus eigner Initiative ist ausschlaggebend, schließlich können wir uns die Belohnungen materiell ohne Weiteres leisten. Meine Frau denkt wohl eher, es sollte erreicht werden ohne Belohnung.

THERAPEUTIN: Auf was werden sie sich einigen?

VATER: Sie als Fachfrau, was, denken Sie, ist vorrangig?

THERAPEUTIN: Ich denke, beide Forderungen sind angemessen. Wichtig scheint mir aus Erfahrung, dass Sie sich einigen können und die Kinder Ihre klare Haltung spüren.

VATER: Nun gut, dann eben ohne Belohnung, meine Frau ist ja mehr um die Kinder als ich.

THERAPEUTIN: Es scheint, Sie nehmen die Bedürfnisse Ihrer Frau wahr, schön. [Pause.] Hm. [Zum Vater:] Was sagt Ihnen, dass Sie so ohne Weiteres hinter dem Anliegen Ihrer Frau stehen können? Das ist nicht immer so leicht.

VATER: Sehen Sie, ich leite einen großen Betrieb. Ich weiß, was es braucht, um im Leben weiterzukommen, und da kann es wohl nicht schaden, wenn die Jungmannschaft den Gürtel etwas enger schnallen muss, schließlich musste dies unsereins auch. Also, ich stehe hinter der Forderung meiner Frau.

THERAPEUTIN: Sie haben sehr recht, etwas zu tun, ohne dafür belohnt zu werden, ist eine Fähigkeit, die für das spätere Leben sicher von Nutzen sein kann, und ich realisiere, dass es Ihnen wichtig ist, Ihre Kinder für das spätere Leben vorzubereiten. – Also angenommen, Sie hätten das Ziel erreicht, und Ihre beiden Kinder würden Handreichungen ohne materiellen Anreiz leisten, wie genau sähe dies aus? Lassen Sie mich diese Frage anders stellen. Stellen Sie sich vor, Sie gehen nach dieser Stunde nach Hause und tun, was immer noch zu tun ist, und irgendwann gehen Sie alle zu Bett, und während Sie schlafen, geschieht ein Wunder ... und diese Schwierigkeit mit den materiellen Belohnungen ist gelöst ... einfach so. Da Sie alle geschlafen haben, weiß aber niemand, dass dieses Wunder geschehen ist. Wie würden Sie als Mutter und Sie als Vater morgen früh oder im Laufe der nächsten Tage und Wochen entdecken, dass ein Wunder geschehen ist? [Es gilt, die Konsequenzen beschreiben zu lassen, die das Erreichen des Ziels zur Folge haben wird.]

MUTTER: Das würde ich gleich am Morgen merken, wenn die beiden ihr Geschirr vom Morgenessen in den Geschirrspüler stellen würden, und dann, wenn unsere Tochter mit dem Hund einen Spaziergang macht. Sie wollte doch so unbedingt ein Tier haben, und nun liegt alle Arbeit bei mir.

THERAPEUTIN: Die Jugendlichen würden das Geschirr wegstellen, und das mit dem Hund ginge auch in Ordnung. Wie würden Sie darauf reagieren? Was würden Sie tun?

MUTTER: Ich wäre zunächst sehr erstaunt, das wäre wirklich ein Wunder. Es wäre natürlich angenehm.

THERAPEUTIN: Denken Sie, Ihre Kinder würden realisieren, dass Sie angenehm überrascht sind? Woran würden Sie dies merken?

MUTTER: Ich nehme schon an ... also loben, würde ich sie nicht dafür, schließlich erfüllen sie ja nur eine Abmachung.

THERAPEUTIN: Wie würden sie es merken?

MUTTER: Ich würde sicher ein nettes Gesicht machen und mich bedanken.

THERAPEUTIN (zum Vater): Woran würde Sie merken, dass ein Wunder geschehen ist?

VATER: Hm, weiß nicht ... ich habe Ihnen ja gesagt, dass es mich nicht so stört ... . Ich glaube, meine Frau würde weniger über die Kinder schimpfen, wenn ich nach Hause komme, ja wissen Sie, das ist so unangenehm, wenn ich nach Hause komme, muss ich mir immer diese Vorwürfe anhören ...

THERAPEUTIN: Also, was würde Ihre Frau stattdessen tun?

VATER: Nun, sie würde mich wie früher nett begrüßen oder mir etwas Gutes erzählen über die Kinder, wie damals, als sie noch klein waren. Sie hat ja unbedingt Kinder gewollt ...

THERAPEUTIN: Was genau wird sie tun, wenn sie Sie nett begrüßt?

VATER: Nun, sie würde mir einen Kuss geben.

MUTTER: Das würde ich auch heute tun, wenn du zu mir kommen würdest. Du kommst heim, rufst »Hallo!« und verschwindest hinter der Zeitung. Früher kamst du zu mir zum Beispiel in die Küche, und wir haben uns begrüßt.

THERAPEUTIN (zum Vater): Und wie werden Sie auf diesen Kuss reagieren?

VATER: Nun, ich würde ihr auch einen geben Kuss natürlich und vielleicht etwas erzählen vom Betrieb.

THERAPEUTIN: Verstehe ich recht, es könnte sein, dass Sie sich etwas über den Tag unterhalten, einfach gerade dort, wo Ihre Frau sich zu diesem Zeitpunkt gerade befindet?

VATER: Na ja ...

THERAPEUTIN (Dissonanzen beim Paar überhören! Es ist wichtig, beim Thema zu bleiben, das die Eltern vorgebracht haben. – Zur Mutter): Woran würden Sie noch merken, dass das Wunder geschehen ist?

MUTTER: Wenn auch mein Mann mehr mithelfen würde.

Die Mutter nimmt die Paardynamik nochmals auf. Es gilt, als Beraterin fokussiert zu bleiben!

THERAPEUTIN: Das Wunder ist, Ihre beiden Kinder werden auch ohne Belohnung die Aufträge, die man ihnen gibt, ausführen.

MUTTER: Sie würden akzeptieren, dass es Dinge gibt, die nun einmal getan werden müssen?

THERAPEUTIN: Hm ...

MUTTER: Ich hätte dann das Gefühl, dass alle etwas zur Gemeinschaft beitragen.

THERAPEUTIN: Und was müsste am ehesten geschehen, damit dieses Gefühl aufkommen kann, ich meine, was könnte ich nach dem das Wunder auf einem Video die Jugendlichen machen sehen, was jetzt noch nicht der Fall ist?

MUTTER: Abwechslungsweise würde jemand zum Beispiel das Nachtessen vorbereiten und einkaufen gehen. Ich hätte etwas mehr Zeit für meine künstlerische Tätigkeit.

Vater: Wissen Sie, vor unserer Heirat war meine Frau eine recht bekannte Keramikerin, aber mit den Kindern hat sie das dann aufgegeben.

Therapeutin (zur Mutter): Höre ich richtig, wenn das Wunder geschehen ist, hat jedes Mitglied der Familie die Möglichkeit, interessante Dinge zu tun und auch seine Pflichten …

Mutter: Ja, ich glaube, erst jetzt realisiere ich, um was es mir geht. Ich möchte Dinge tun, für die ich mich interessiere, für die ich wertgeschätzt werde und Anerkennung kriege. Ich meine, nicht nur die Hausarbeit erledigen.

Vater: Also, du kannst dich nicht beklagen. Im Übrigen hast du so viel Geld zur Verfügung, wie du willst.

Die Mutter bringt erneut einen Aspekt auf, der nicht nur die Kinder betrifft. Ich werte dies als Zeichen, dass allgemein das Zusammenleben wichtig ist, und nehme das Thema auf.

Therapeutin: Von Ihrer Frau höre ich, dass, wenn das Wunder geschehen ist, ein gewisses neues Selbstverständnis in Ihrer Familie herrschen wird und Sie sich gegenseitig unterstützen und Anerkennung geben. – Ich frage mich, ob Sie dies als Vater auch schätzen würden?

Vater: Einmal Anerkennung zu kriegen für alles, was ich für diese Familie tue? … Das wäre etwas!

Therapeutin: Wann war es denn in letzter Zeit schon ein klein wenig wie nach dem Wunder?

Mutter: Also, dass mein Mann heute hier ist, grenzt an ein Wunder!

Therapeutin: Sie schätzen es also sehr, dass er sich heute Zeit genommen hat?

Mutter: Ja, schließlich sind es ja auch seine Kinder.

Therapeutin: Haben Sie das nun als Anerkennung gemeint?

Mutter: Hm, ich weiß nicht, nicht nur, er sollte wirklich mehr Anteil nehmen am Leben der Kinder, jetzt, da sie groß sind.

Therapeutin: Also, Ihre Bemerkung von vorhin war zum Teil als Anerkennung gemeint, verstehe ich Sie da richtig?

Vater: Wissen Sie, jetzt, hier mit Ihnen, merke ich, meine Frau … und wahrscheinlich auch ich sagen etwas Positives, und dann hängen wir da noch so einen Nachsatz an, der alles gleich wieder dreht, wie vorhin das »… schließlich sind es ja auch seine Kinder«.

Therapeutin: Sie sagen also, dass in Ihrer Familie schon Anerkennung ausgesprochen wird?

Vater: Ich meine, schon, aber dann sind ebendiese Nachsätze, wie ich vorhin sagte …

Therapeutin: Was würden Sie sagen auf einer Skala von 0 bis 10, wenn 10 dafür steht, wir geben uns in unserer Familie regelmäßig Anerkennung und Unterstützung, 0 für das Gegenteil, wo sehen Sie die Situation zurzeit?

VATER: Wissen Sie, das kommt sehr häufig vor, aber eben, wie ich sagte, wir schütten das Wunder immer wieder zu und merken dann nicht, dass es schon geschieht. – Also, meine Frau ist bei einer 6, ich bei einer 3–4 und die Kinder zwischen 2 und 3.

THERAPEUTIN: Wie sehen Sie das als Mutter?

MUTTER: Ich hätte nie gedacht, dass mein Mann das so sieht. Ich sehe alles noch etwas tiefer, aber ich bin einverstanden, dass wir nicht bei 0 sind, es ist wechselnd.

THERAPEUTIN: Bevor ich nun eine Pause mache, gibt es noch etwas Wichtiges, was ich wissen müsste, etwas, was Sie mir mitteilen wollten?

(Die Eltern verneinen.)

Überlegungen in der Pause

Ich spreche mit Eltern, die sich wünschen, dass ihre Kinder das, was man von ihnen verlangt, ausführen, ohne besonders dafür belohnt zu werden. Das war der Ausgangspunkt. Im Verlauf unseres Gesprächs wurde klar, dass es unter anderem wahrscheinlich auch um die Verteilung der Routinearbeit geht und um gegenseitige Anerkennung. Unter den Erwachsenen wird Anerkennung ausgesprochen, aber oft mit einem Nachsatz versehen, der die Wirkung blockiert.

Die Eltern haben sich beide im Gespräch engagiert. Sie wollen ihre Kinder gut aufs Leben vorbereiten. Die Familie befindet sich in einem Übergang.

Rückmeldung

THERAPEUTIN: Ich möchte mich bei Ihnen für das offene Gespräch bedanken und hoffe, dass es auf irgendeine Weise nützlich sein wird. Sie konnten Ihre Situation sehr klar schildern, und es scheint mir, sie sind in Ihrer Familienentwicklung an einem Übergang. Ich weiß nicht, ob Sie vertraut sind mit der Idee, dass Familien verschiedene Stadien durchlaufen: Kleinkinderfamilie, Familie mit jüngeren Schulkindern, mit älteren Schulkindern, Familie mit Teenagern. In jedem dieser Stadien steht etwas anderes im Vordergrund. Und es ist ganz normal, dass es bei den Übergängen oft schwierig wird. Es scheint, Sie haben ganz richtig realisiert, dass etwas Neues kommen muss, etwas, das viele Eltern übrigens oft viel zu spät merken. Sie dürfen und müssen Dinge von Ihren Kindern verlangen, und was sie für Ihre Leistung kriegen, ist ein nettes Wort im Sinne eines anerkennenden Satzes und das Gefühl, nützlich zu sein.

Als Experiment möchte ich Ihnen vorschlagen, dass Sie einige Routinearbeiten aufschreiben und die Jugendlichen danach wählen lassen, welche Arbeiten sie übernehmen wollen. Ohne materielle Belohnung, versteht sich. Dabei muss klar sein, dass jedes Familienmitglied etwas übernimmt, das ist nicht verhandelbar. Wenn Sie Ihre Kinder wählen lassen, was sie übernehmen, bleibt eine gewisse Freiheit, und das ist etwas, was Jugendliche schätzen.

Ich möchte Ihnen außerdem vorschlagen, dass Sie als Eltern in der nächsten Zeit genau beobachten, wann, wo und wie Sie Anerkennung aussprechen und welchen Unterschied dies macht.

6. Herausfordernde Situationen

Fachwissen vermitteln – Fachwissen und das Expertentum der Klienten

Wissen wird oft wahrgenommen als etwas, das unabhängig und objektiv wahr ist. Im Konstruktivismus – und dazu gehört der lösungsfokussierte Ansatz – wird Wissen als subjektives Phänomen konzeptualisiert. Es gibt viele Hinweise, dass die Arbeit mit Erwachsenen und Kindern viel erfolgreicher ist, wenn sie auf den Behandlungsprozess Einfluss nehmen können und wenn die angewendeten Methoden mit der Theorie des Klienten bezüglich Veränderungen kongruent sind (Wampold 2001). Das heißt, unsere Expertise ist nur begrenzt nützlich und gefragt.

Die Herausforderung ist, Wissen zu haben und gleichzeitig eine Haltung des Nichtwissens einnehmen zu können. Wir müssen also eine sehr differenzierte Wahrnehmung für die Komplexität des Geschehens entwickeln. Diese Komplexität umfasst die Tatsache, dass es verschiedenste Ursachen, Auffassungen und Beschreibungen gibt von ein und derselben Situation. Wir müssen aushalten, dass das, was geschehen ist und was geschehen wird, nicht genau erfasst werden kann. Diese Unbestimmtheit löst Unbehagen aus. Es kann sein, dass wir auf die Ungewissheit mit Ängsten reagieren und uns deshalb der Komplexität verschließen. Geben wir diesem Impuls nach, vergrößern wir unsere Kontrolle oder zumindest unsere Kontrollillusion oft durch voreilige Interventionen und Vorschläge und reduzieren dadurch jedoch die Effizienz unseres Handelns.

Andersen (1990) drückte dies so aus:

> »Die Haltung des Nichtwissens umschreibt das Wissen des Therapeuten, dass er nie Zugang haben wird zu allen relevanten Informationen, dass er also einen anderen Menschen nie ganz verstehen wird und immer angewiesen sein wird auf dessen zusätzliche Angaben.«

Die Offenheit und Neugierde für die Wahrnehmung unserer Klienten, mit anderen Worten: unsere Haltung des Nichtwissens ist ganz wesentlich dafür, eine gute Klienten-Therapeuten-Beziehung zu gestalten.

Ein effektiver Berater muss demnach seine Toleranz für die Ungewissheit steigern. Eine Möglichkeit, dies zu tun, ist, sich ein fundiertes Wissen anzueignen. Dies mag paradox tönen; ein gutes Wissen vergrößert jedoch unser Verständnis für die Komplexität der Dinge und gibt uns Vertrauen und Sicherheit. Ein oft erwähntes (Sokrates zugeschriebenes) Zitat aus der griechischen Antike heißt: »Ich weiß, dass ich nicht(s) weiß.« Dieses Zitat soll unsere Aufmerksamkeit darauf lenken, dass es allumfassende Kenntnisse nicht gibt. Es ist jedoch das solide Wissen über etwas Bestimmtes, das uns den Blick für die Komplexität öffnet und uns bescheiden werden lässt im Erkennen, dass es neben unserem Wissen noch viele relevante Aspekte gibt. Dieses Erkennen lässt uns ruhig werden und die Komplexität gelassener aushalten. Wir machen fortlaufend Annahmen, ordnen und beurteilen das Geschehen aus unserer Sicht. Diese Urteile und Vorurteile sind normal, ja eine Voraussetzung dafür, das Leben meistern zu können. Breites Wissen erleichtert es, unsere Annahmen zu relativieren und Vorurteile loslassen zu können.

Vorgehen

Unser theoretisches Wissen und auch unsere Erfahrung dienen dem Klienten nur, wenn wir die Information so geben, wie sie zu dem je spezifischen Klienten in diesem Moment passen. Wir müssen also die Ruhe und die Gelassenheit haben, uns zunächst von ihm belehren zu lassen bezüglich seiner Einzigartigkeit und seiner ganz spezifischen Art, wie er Informationen am besten aufnehmen kann. Aus der Medizin kennen wir die Tatsache, dass Wirkstoffe an ganz gewissen Rezeptoren andocken müssen, um wirksam zu sein. Solche Rezeptoren sind oft hochspezifisch und können sich auch fortlaufend verändern, dies erschwert zusätzlich die Passung des Wirkstoffs. Die Rezeptoren, die unsere Klienten uns zur Verfügung stellen, sind ebenfalls einzigartig, und wir müssen unsere Information an sie anpassen. Also Fragen stellen wie: »Welche Information möchten Sie heute erhalten? Welches ist die beste Form für Sie, Informationen aufzunehmen? Was wissen Sie von sich, was nützlich ist, damit Sie Erläuterungen gut folgen können?«

Viele Informationen sollten auch als jeweils eine von verschiedenen möglichen Optionen dargestellt werden. Wir können zum Beispiel eine generelle Aussage machen im Sinne von: »Manche Eltern haben die Erfahrung gemacht, dass dies und jenes nützlich ist, ob dies in Ihrem Fall zutrifft, müssen wir gemeinsam herausfinden.« Oder: »Die Forschung hat gezeigt …« Oder: »Ihre Beschreibung lässt mich daran denken, es könnte nützlich sein, dies und dies auszuprobieren …« Oder: »Ihre Beschreibung lässt mich an folgendes Syndrom denken …«

Oft dienen Informationen auch als eine Art Normalisierung und können die Klienten entlasten. Wenn ein Klient mit einem depressiven Verhalten hört, dass sozialer Rückzug sehr häufig vorkommt, weil eine erhöhte emotionale Verletzlichkeit vorliegt, kann dies sehr entlastend wirken und nach der Erklärung des Beraters vom Klienten als eine sinnvolle Schutzreaktion wahrgenommen werden.

Heutzutage kommen viele Klienten auch mit Informationen, die sie von Dritten oder aus dem Internet erworben haben. Aus meiner Sicht ist dies eine sehr gute Ressource. Mit einer gemeinsamen kritischen Analyse dieser Angaben sowie den Informationen, die ich anzubieten habe, kann oft ein passendes Vorgehen gefunden werden.

Wird nach der Ursache von Problemen gefragt, ist es sinnvoll zu erwähnen, dass wir sie unter Umständen nicht finden werden oder sicher nicht so umfassend, wie die Eltern dies wünschen. Gleichzeitig zeigen wir jedoch Verständnis für dieses Bedürfnis die Ursache zu wissen. Wir kennen von uns selbst, wie viel Sicherheit es geben kann, wenn wir denken, wir wüssten den Ursprung eines Übels.

Beispiel: Den günstigen Zeitpunkt für Fachinformation finden

Ausgangslage

Siebenjähriger Knabe mit großen Erziehungs- und Integrationsschwierigkeiten in der Schule. Er wurde mit eineinhalb Jahren adoptiert. Sehr engagierte Eltern.

Auszug aus einem Beratungsgespräch mit der Mutter:

THERAPEUTIN: Was hat sich positiv verändert, seit wir uns das letzte Mal gesehen haben?

MUTTER: Nun, S. hat weniger häufig und weniger lange Wutausbrüche. Die Intensität ist immer noch gewaltig, aber es kommt weniger häufig vor und dauert weniger lang.

THERAPEUTIN: Wie haben Sie das geschafft, dass seine Wutausbrüche weniger wurden? Und wie schafft dies S.?

MUTTER: Das weiß ich eigentlich nicht. Wissen Sie, ich spreche häufig nach den Wutausbrüchen mit S.

THERAPEUTIN: Was meinen Sie genau mit »ich spreche mit S.«?

MUTTER: Nun, wenn er wieder ruhiger ist, nehme ich so Dinosaurierbilder, die habe ich schon einige Monate, und schaue sie mit S. an. Dann frage ich ihn, wie *er* sich fühlt und was er denkt, wie *ich* mich fühle, wenn er so tobt.

THERAPEUTIN: Verstehe ich richtig, Sie versuchen mithilfe der Dinobilder, mit S. über seine Gefühle zu sprechen?

MUTTER: Ja, genau. Die Bilder drücken verschiedene Gefühle aus.

THERAPEUTIN: Ich sehe, Sie nehmen sich viel Zeit. Was erhoffen Sie damit zu bewirken?

MUTTER: Nun, einerseits will ich, dass er endlich begreift, wie sehr er mich mit seinem Verhalten frustriert, und dann will ich auch, dass er seine Gefühle kennenlernt und sie benennen kann.

THERAPEUTIN: Sie streben also auf zwei Ebenen eine Wirkung an: auf der persönlichen von S. und auch in Beziehung zu Ihnen.

MUTTER: Genau.

THERAPEUTIN: Und woran werden Sie merken, dass dies S. weiterhilft?

MUTTER: Nun, wie ich schon sagte, so ganz sicher bin ich nicht, ob das hilft. Ich hoffe natürlich, dass er mehr Einsicht zeigt. Sie wissen ja, dass er in den ersten eineinhalb Jahren unter schrecklichen Bedingungen aufgewachsen ist. Da wurden seine Gefühle einfach unterdrückt, und er lernte auch nicht, auf die anderen Rücksicht zu nehmen und mit sich alleine zufrieden zu sein.

THERAPEUTIN: Sie möchten S. also auf diese Weise helfen, etwas nachzuholen, was er nicht mitbekommen hat.

MUTTER: Ja, genau. Aber ich muss schon sagen, innerlich koche ich oft vor Wut, wenn er wieder so mutwillig und berechnend etwas tut. Er tut viele Dinge ganz bewusst und absichtlich und eben äußerst berechnend.

THERAPEUTIN: Glauben Sie, dass er dieses Verhalten zeigt, weil er etwas erreichen will oder eher weil er keine andere Möglichkeit hat, sich auszudrücken?

MUTTER: Es ist seine berechnende Art, ich bin überzeugt, er will mich ärgern. Er steht ja auch oft da und fragt mich, ob ich jetzt nicht endlich böse werde. Ich bin sicher, er macht es bewusst und absichtlich. Er ist einfach böse, wissen Sie, ich glaube, er ist einfach so, er hat einen schlechten Charakter. Da muss ich durchgreifen und ihn bestrafen.

Ich spüre das Wohlwollen der Mutter und höre von ihren Versuchen, sich einzufühlen, und bin gleichzeitig erstaunt über die Wortwahl und die Art und Weise, wie sie das Kind beschreibt. Die Fachfrau in mir meldet sich: Das, was als berechnendes Verhalten und Bosheit beschrieben wird, löst in mir ganz andere Assoziationen aus. Ich realisiere, dass ich Gefahr laufe, die Mutter belehren zu wollen über die frühkindliche Entwicklung unter schwierigen Bedingungen. Es kommt mir die Aussage von Steve de Shazer (1996) in den Sinn:

> »In der therapeutischen Arbeit sollen wir uns mehr darum kümmern, ob eine Beschreibung (Wahrnehmung) hilfreich ist, als darum, ob diese Beschreibung, gemessen an objektiven Kriterien, wahr ist.«

Meine Einschätzung ist, dass diese Beschreibung für die Mutter zu diesem Zeitpunkt irgendwie nützlich ist, und ich entschließe mich, etwas mehr von der Situation zu erfahren.

THERAPEUTIN: Ich möchte gerne die Möglichkeit haben zu erfahren, was Sie genau als berechnend bezeichnen und welche Handlungen von S. in Ihnen diese Wahrnehmung auslösen. Es scheint doch, dass dies sehr belastende Situationen sind. Wären Sie bereit, mir ein Beispiel zu beschreiben?

MUTTER: Ja, es ist schon sehr, sehr schwierig. Ich fühle mich wirklich angegriffen, und es trifft mich zutiefst. Also nehmen wir an, ich habe am Nachmittag mit S. gespielt, es geht gegen Abend, und ich muss mich ums Nachtessen kümmern. Das passt S. nicht, da er möchte, dass ich weiterhin für ihn Zeit aufbringe. Also wissen Sie, ich habe sehr viel Geduld und Zeit aufgewendet, und einmal muss er doch auch begreifen, dass es genug ist. – Ich gehe in die Küche und beginne mit der Vorbereitung für das Nachtessen, nicht etwas Privates für mich. Da kommt er zum Beispiel in die Küche, in der Hand ein wertvolles Modellauto, bei dem er vor meinen Augen ein Rad abbricht. Er schaut mich herausfordernd und durchtrieben an und sagt: »Gell, das darf ich nicht machen, jetzt wirst du böse.« Wenn ich dann ruhig bleibe und ihm befehle, das Auto zurückzulegen, kann er sagen: »Und wann wirst du endlich böse?« Und dabei schaut er mich eben so an. Er will einfach, dass ich die Fassung verliere, und ich versuche ruhig und bestimmt zu sein, aber eigentlich hat er schon erreicht, was er will: Ich befasse mich mit ihm und bin aufgewühlt.

THERAPEUTIN: Dies tönt sehr schwierig.

MUTTER: Ja, ist es auch, und ich denke mir immer, wie kommt das nur raus, wenn er in der Pubertät ist. Das ist doch das Alter, in dem Kinder noch berechnender werden.

THERAPEUTIN: Lassen Sie mich zusammenfassen: Sie geben sich ab mit S., Sie beenden die gemeinsame Zeit, Sie künden an, dass Sie das Nachtessen vorbereiten werden, und dann erzwingt S. mit seinem Tun Ihre Aufmerksamkeit und trifft Sie emotional stark. Sie fühlen sich hilflos, und er ist mächtig und der Gewinner.

Mutter: Ja genau, ja genau, er kann sich stets durchsetzen.

Nachdem ich die Komplexität der Situation noch etwas besser erfasst hatte, veränderte sich meine Haltung der Mutter gegenüber. War ich kurz zuvor noch versucht gewesen, etwas Allgemeines über die kindliche Entwicklung und Reifung zu sagen, realisiere ich, dass es nützlicher sein könnte, auf eine spezifische Fähigkeit zu fokussieren, die bei S. gefördert werden sollte, damit auf der Handlungsebene für die Mutter eine Entlastung initiiert würde.

THERAPEUTIN: Nun, unter anderem scheint mir, S. hat noch nicht genügend die Fähigkeit, sich eine gewisse Zeit alleine zu beschäftigen. Das verlangen Sie von ihm, und dies scheint mir eine angemessene Forderung.

MUTTER: Ja, das denke ich auch, besonders, wenn ich mich so viel mit ihm abgegeben habe, muss er sich auch einmal alleine beschäftigen können.

THERAPEUTIN: Wann sind Zeiten, in denen sich S. bereits alleine beschäftigen kann?

MUTTER: Also, am Mittag habe ich ihm schon sehr früh antrainiert, dass er eine Mittagspause macht. Er geht in sein Zimmer und schaut sich ein Bilderbuch an oder hängt etwas herum. Ich habe einen Gong, und er wartet auf diesen Gongschlag, und dann kommt er wieder.

THERAPEUTIN: Das haben Sie bei ihm erreicht! Ich gratuliere Ihnen.

MUTTER: Gut, das hat schon eine gewisse Zeit gedauert. Am Anfang ist er immer nach ganz kurzer Zeit wieder aus dem Zimmer gekommen. Jetzt funktioniert das wunderbar.

THERAPEUTIN: Und wie haben Sie das erreicht?

MUTTER: Nun, ich wollte das einfach und war sehr konsequent. Ich habe ihn immer wieder in das Zimmer geführt, ohne groß mit ihm zu sprechen. Er hat wohl gespürt, dass es mir ernst ist.

THERAPEUTIN: Also, Sie haben dies ohne viele Worte, einfach mit Ihrer entschlossenen Haltung erreicht?

MUTTER: Ja, ich glaube, schon.

THERAPEUTIN: Wissen Sie, mir scheint, S. muss mit Ihrer Hilfe noch weitere solch Zeiträume antrainiert bekommen, in denen er weiß, dass er sich alleine beschäftigen muss. Wie zum Beispiel während der Zeit, in der Sie das Nachtessen vorbereiten. Es ist Ihnen ja schon einmal geglückt, das gibt Zuversicht, dass es auch erneut klappen wird. Wie Sie sagten: konsequent, ohne große Worte. Ihre entschlossene Haltung, dass Sie dies wollen und ihm auch zutrauen, dass er es schafft, scheint wirklich ein möglicher Weg zu sein. Ich frage mich, wie konnten Sie so entschlossen und konsequent sein das erste Mal, auch wenn er zu Beginn immer wieder versuchte, aus dem Zimmer zu kommen?

MUTTER: Ich weiß nicht, aber irgendwie wusste ich, dass ich diese Verschnaufpause brauche, und ich ließ mich nicht beirren.

Therapeutin: Sie ließen sich nicht beirren und, es tönt fast so, auch nicht durch sein Verhalten in Ihrer Person aufwühlen.

Mutter: Nein, damals habe ich mir keine Gedanken gemacht über seinen Charakter.

In einem späteren Gespräch gemeinsam mit dem Vater habe ich mit den Eltern mein Wissen über die frühkindliche Entwicklung unter erschwerten Bedingungen mitgeteilt. Sie waren dafür sehr dankbar. Hätte ich dieses Wissen sofort im Dialog mit der Mutter verwendet, wäre es wohl nicht auf fruchtbaren Boden gefallen.

Klienten aus anderen Kulturen

Wir haben zunehmend mit Klienten aus verschiedenen Kulturen zu tun. Dies stellt eine enorme Bereicherung unserer Gedankenwelt dar und gibt Beratenden eine gute Möglichkeit, die Haltung des Nichtwissens zu üben. Wenn wir mit Klienten aus einer anderen Kultur arbeiten, werden wir unweigerlich vermehrt mit Unbekanntem konfrontiert (von Schlippe, El Hachimi u. Jürgens 2004). Sobald etwas fremd ist, löst dies normalerweise eine gewisse Irritation aus. Dieser Zustand ist nicht selten mit Unsicherheit und Ängsten verbunden. In der Regel versuchen Beratende bei Verunsicherung, möglichst schnell wieder eine gewisse Kontrolle zu erlangen. Dabei verschiebt sich der Aufmerksamkeitsfokus auf die eigene Person. Es werden deutlich weniger Fragen gestellt, die Neugierde und Offenheit nehmen ab.

Es geht uns in solchen Situationen wie kleinen Kindern beim »Fremdeln«: Sobald eine Person oder eine Situation zu ungewohnt ist, beginnt das Kind zu weinen, und es sucht sich eine Person, die Sicherheit und Bekanntes garantiert. Erst auf dem Arm einer solchen Person kann sich das kleine Kind nach einer gewissen Beruhigungsphase und aus sicherer Distanz wieder dem Ungewohnten zuwenden und mit Neugierde das Geschehen beobachten. Als Beratende haben wir natürlich keine Person, die uns als rettender Hafen dient. Dies ist der Grund, weshalb die Aufmerksamkeit nur noch begrenzt oder überhaupt nicht mehr beim Klienten ist.

Das Arbeiten in ungewohnten Situationen erfordert vom Berater, dass er Strategien dafür hat, auch unter erschwerten Bedingungen eine emotionale Stabilität und Gelassenheit aufrechterhalten zu können. Nur eine stabile innere Verankerung erlaubt es, offen zu bleiben und

Fragen aus der Haltung des Nichtwissens zu stellen. Dies ist gerade im Umgang mit Klienten aus anderen Kulturen sehr wichtig. Bei meiner Arbeit in Afrika musste ich zunächst lernen, der Verzweiflung und dem Chaos ins Auge zu sehen, ohne von Emotionen überschwemmt zu werden, die mir das aufmerksame Zuhören und die Zuwendung verunmöglicht hätten. Ich musste einen sicheren Ort in mir etablieren, um mich nicht in schützendes Wegschauen und Überhören zu flüchten.

Bei diesem Prozess hat mir die Aussage von Kathy Weingarten (1995) geholfen. Sie sagt: Um große Unterschiede aushalten zu können, müssen wir die konstruktive Hoffnung aufrechterhalten; dies gelingt, wenn wir Widersprüche akzeptieren lernen, ohne zu verstehen, und bereit sind, unsere Energie darauf zu fokussieren, auch in sehr schwierigen Situationen mit Menschen neue Beschreibungen zu erarbeiten. Das ist das, was Insoo Kim Berg im eingangs erwähnten Zitat meint, wenn sie sagt: »Der lösungsfokussierte Ansatz erfordert diszipliniertes Denken und die Fähigkeit, einfach zu bleiben«.

Mit der wachsenden Kompetenz, den Widerspruch anzunehmen und diszipliniert vorzugehen, veränderte sich mein innerer Dialog bei der Arbeit in Afrika. Ich begann, zu mir zu sagen: »Du hörst von großem Elend, begegnest Menschen, denen Schreckliches widerfahren ist. Versuche nicht zu verstehen, dies ist unmöglich, die Situation ist voller Widersprüche. Du kannst dies nicht ändern. Was du kannst, ist, die Reaktionen der Menschen als die zurzeit bestmögliche anzuerkennen und gemeinsam mit den Klienten die vorhandenen Möglichkeiten und Ressourcen zu entdecken, damit sie einen kleinen Veränderungsschritt planen können.«

Beispiel: Erschwerter Spracherwerb aus Loyalität

Ausgangslage

Ein 13-jähriger Jugendlicher, Jim, wurde mir zur Behandlung von Wutanfällen und Aggressivität überwiesen. Obschon er hier geboren ist und seit je im schweizerischen Sprachraum gelebt hatte, verstand er Dialekt nicht und sprach nur Hochdeutsch.

Die Eltern waren vor etwas mehr als 22 Jahren als politische Flüchtlinge aus einem asiatischen Land in die Schweiz gekommen. Sie hatten sich in dieser Zeit nur wenig integriert und fühlten sich noch immer fremd.

Der Wunsch des Vaters in Bezug auf die Therapie: Er wollte, dass die anderen Kinder seinem Sohn mehr Respekt entgegenbrachten. Er zeigte viel Verständnis für die heftigen Reaktionen seines Sohnes. Er beschrieb ihn als Opfer von Fremdenhass und Intoleranz, etwas, was er selbst am eigenen Leibe erfahren hatte. Der Vater begrüßte es, dass Jim zu mir kam. Er befürchtete sonst, mit den Behörden Schwierigkeiten zu bekommen, wenn Jim sich nicht besser kontrollieren könne.

Verlauf

Jim lernte seine aggressiven Impulse kontrollieren. Ein wichtiger Auslöser für die Differenzen mit gleichaltrigen Jugendlichen war die Sprache. Sie konnten nicht verstehen, weshalb Jim nicht sprach wie sie, und sie nahmen dies als Beweis, dass er nicht zu ihnen gehören wollte. Auch Jim nahm wahr, dass seine Sprache ein Auslöser für viele Hänseleien war. Er entschloss sich, besser Dialekt zu sprechen.

Ich hatte dem Vater versprochen, ihn über den Verlauf der Therapie zu informieren. Ich wollte seine Zustimmung einholen, Jim beim Erlernen des Dialektes fördern zu dürfen. Bei dieser Mitteilung begann der Vater am Telefon zu weinen. Er äußerte die Befürchtung, dass Jim sich noch weiter von der Familie entfernen könnte und ganz seine asiatischen Wurzeln vergessen werde. Ich lud den Vater zum Gespräch ein.

Auszug aus dem Interview mit dem Vater:

THERAPEUTIN: Ich möchte mich bedanken, dass Sie sich die Zeit genommen haben, hierher zu kommen. Ich habe Sie eingeladen, um mit Ihnen darüber zu sprechen, welchen Unterschied es für Sie, für Jim, für Ihre Familie machen würde, falls Jim etwas besser Dialekt sprechen könnte. Lassen Sie mich jedoch zunächst aus Ihrer Sicht fragen, woran Sie merken würden, dass das Gespräch nützlich war.

VATER: Nun, ich weiß nicht, es ist schon gut, wenn wir über die Sprache sprechen. Es ist eben schwierig …

THERAPEUTIN: Woran würden Sie merken, dass das Sprechen über die Sprache für Sie etwas gebracht hat?

VATER (ringt mit den Tränen): Wissen Sie, es war für mich und meine Frau sehr schwierig, aus unserem Heimatland fortgehen zu müssen. Es war Krieg, wir wurden verfolgt. Wenn ich heute mit meiner Frau und meinen Kindern in unserer Muttersprache spreche, ist das wie ein kleiner Teil unseres Landes. Sie wissen ja, dass meine Tochter eine gewisse Zeit in einer Pflegefamilie aufgewachsen ist … man hat sie uns weggenommen … und nun, sie ist so anders geworden … und sie antwortet mir auch oft im Schweizerdialekt … das tut weh …

THERAPEUTIN: Das Sprechen Ihrer Muttersprache ist Ihnen sehr wichtig. Könnte es sein, dass Sie jetzt befürchten, wenn Jim im Sprechen von Dialekt gefördert wird, dass auch er auf einmal mit Ihnen Dialekt spricht und dadurch etwas sehr Wichtiges, in Ihrer Familie das Aufrechterhalten der Muttersprache, in Gefahr ist?

VATER: Irgendwie schon …

THERAPEUTIN: Würde es Sie interessieren, weshalb es gut sein könnte, wenn Jim besser Dialekt spricht?

VATER: Hm, ich weiß nicht, ich will einfach, dass er nicht verlernt, unsere Sprache zu verstehen. Er muss Asiat bleiben. Es darf nicht sein, dass auch er sich wie ein Schweizer benimmt. Die anderen sollen ihn so respektieren, wie er ist.

THERAPEUTIN: Sollten Sie nicht einverstanden sein, dass Jim lernt, Dialekt zu sprechen, versichere ich Ihnen, dass ich davon absehen werde, etwas in dieser Richtung zu tun. Sie kennen Ihren Sohn am besten, und ich habe Sie als Vater kennengelernt, der seinen Sohn schützen will und an seinem Wohl interessiert ist. Ich bin ich überzeugt, dass Sie richtig entscheiden.

VATER (lange Pause): Wie genau sehen Sie das mit dem Dialekt? Welchen Vorteil sollte das Jim bringen? Er wird ja ohnehin gemobbt von den anderen.

THERAPEUTIN: Genau, es geht darum, die Stellung von Jim unter Gleichaltrigen zu verändern. Erinnern Sie sich, im ersten Gespräch habe ich Sie informiert, dass ich mit Jim herausfinden will, wie er sich auf eine gute Art wehren kann. Jim hat sehr hart gearbeitet. In diesem Zusammenhang entdeckte Jim, dass er oft geneckt wird für die Tatsache, dass er nur Hochdeutsch spricht. Sie wissen, dass Jim sehr gerne von der Gruppe aufgenommen würde und Freunde hätte. Seit er gemerkt hat, dass dies einfacher wäre, wenn er Dialekt spricht, will er das unbedingt lernen.

VATER: Aber dann wird er bestimmt seine Muttersprache vergessen.

THERAPEUTIN: Ich hoffe, nicht, kann jedoch nicht mit Sicherheit garantieren, dass dies nicht geschieht. Es könnte jedoch auch sein, dass Jim, sobald er sich von seinen Klassenkameraden angenommen fühlt, lockerer und entspannter wird. Vielleicht hat er so genügend Energie, sich mit beiden Sprachen auseinanderzusetzen.

Der Vater stimmte der Förderung von Jim im sprachlichen Bereich zu. Als er beobachtete, wie Jim aufblühte, willigte er sogar ein, dass Jim in einer Schweizerfamilie zweimal die Woche das Mittagessen einnahm, damit er in geschütztem Rahmen üben konnte, sich im Dialekt auszudrücken.

Respekt wünschte der Vater für seinen Sohn. Respekt war das, was ich versuchte, dieser Familie entgegenzubringen. Eine wichtige Möglichkeit dazu schien mir, die Bedenken des Vaters ernst zu nehmen und mir klar bewusst zu sein, dass ich nicht die leiseste Ahnung habe, was es bedeutet, in der Lebenssituation dieses Vaters und dieses Sohns zu sein. Wie schnell sind wir doch bereit zu sagen: »Ich kann mir vorstellen, wie schwierig dies für sie ist.« Aus meiner Sicht wäre dies nicht angemessen gewesen. Ich habe in meinem Leben bis heute immer meinen Aufenthaltsort selbst bestimmen können, und ich war nie genötigt, mein Land zu verlassen, um mein Leben zu retten.

Respekt zu zeigen beginnt oft damit, solche Bemerkungen zu unterlassen. Auch wenn sie mit guter Absicht ausgesprochen werden.

Meine Arbeit mit vielen Aids-Waisen im südlichen Afrika hat mich gelehrt, wie wichtig es für Klienten sein kann, ihnen zumindest die Erfahrung des großen Leids zu lassen, indem man als Unwissende vor der Türe stehen bleibt.

Die Beratung ist ins Stocken geraten – Gespräche wieder in Gang bringen

In Workshops werde ich immer wieder gefragt, was zu tun ist, wenn sich im Beratungsprozess nichts bewegt. Die Antworten auf die folgenden Fragestellungen können den Prozess wieder in Gang bringen.

Ist die Fragestellung hilfreich?

Nützliche Fragestellungen zielen darauf ab, eine möglichst differenzierte und detaillierte Beschreibung des erhofften Zustandes und der erwünschten Interaktionen in der Zukunft zu erhalten. Fragen, die helfen, eine solche Beschreibung zu erhalten, lassen sich nicht von einer Symptombeschreibung ableiten. Die lösungsfokussierte Beraterin exploriert deshalb immer den erwünschten Zustand unabhängig davon, welches Symptom vorliegt. Dieses Vorgehen unterscheidet sich grundlegend von den meisten anderen Beratungsmodellen. Etwas salopp formuliert: Der Lösung sind das Problem und die Diagnose egal.

Es ist schwierig, sich von der Problembeschreibung und vom Fachwissen bezüglich bestimmter Störungsbilder zu befreien. Wir suchen gerade in schwierigen Situationen nach Halt und Orientierung, und dies verleitet Beratende dazu, sich an durchaus sinnvollem

Fachwissen hinsichtlich gewisser Problemstellungen zu orientieren. Wohlgemerkt: Diese Problembeschreibungen sind durchaus richtig. Sie sind jedoch (mindestens aus der Sicht der lösungsfokussierten Beratung) wenig zielführend und nicht hilfreich. Ein möglicher Grund für einen Stillstand kann also sein, dass sich die Beraterin bei ihren Fragen (ungewollt) an Symptombeschreibungen orientiert und nicht (mehr) an der Zukunftsbeschreibung. Sobald die Symptombeschreibung und das Analysieren der Problemursachen in den Vordergrund rücken – wohinter die Absicht steht, aufgrund der erhobenen Daten nun in Anwendung von allgemeinem Wissen die Störung zu beheben –, wenden wir einen Problemlösungsansatz an.

Das lösungsfokussierte Denken konzeptualisiert den Veränderungsprozess jedoch anders. Lösungsfokussiertes Fragen zielt darauf ab, eine neue, andere und befriedigende Zukunft zu beschreiben und die dazu benötigten Ressourcen und Kompetenzen zu eruieren. Es geht darum, etwas Neues zu konstruieren, und nicht darum, etwas zu eliminieren. Durch dieses Vorgehen können das Spezifische und die Stärken jedes einzelnen Klientensystems zur Wirkung kommen.

Beispiel

Nehmen wir die Problematik von »Geschwisterrivalität«. Hierzu gibt es viele interessante (Erklärungs-)Theorien und Informationen. Die lösungsfokussierte Beraterin hat die herausfordernde Aufgabe, sich trotz ihres Wissens über Theorien betreffend Geschwisterrivalität (vergleiche Kap. 6, Abschn. »Fachwissen vermitteln«) mit den Klienten eine detaillierte Beschreibung dessen zu erlangen, was die Kinder und Eltern tun werden, wenn der erwünschte Zustand erreicht ist. So muss sie sich zum Beispiel danach erkundigen, was zwischen den zwei spezifischen Kindern geschehen wird und was diese tun werden, wenn sie sich besser verstehen. Zudem muss die Beraterin explorieren, welche Kompetenzen und Fertigkeiten ein Kind entwickeln oder verbessern muss, um das beschriebene Ziel zu erreichen. Meist wird dank der detaillierten Beschreibung klar, dass die einzelnen Kinder sehr unterschiedliche Kompetenzen entwickeln müssen. Das eine Kind muss vielleicht lernen, besser zu warten, während das andere die Fertigkeit zum Teilen oder Rücksichtnehmen verbessern muss. Eine solch detaillierte Schilderung der benötigten Kompetenzen erleichtert es der Beraterin, sehr spezifische Handlungen anzuregen, die zur Lösung der Blockade führen.

Was empfand die Klientin bis anhin als hilfreich?

Steve de Shazer pflegte zu sagen, dass wir nichts über die Qualität unserer Arbeit wissen, bevor wir nicht die Klienten selber danach gefragt haben. Nutzen wir also diese Informationsquelle, und fragen wir die Klientin gleich selber: Was empfand die Klientin bis anhin als hilfreich und wertvoll? Wie sieht sie den Veränderungsprozess? Was soll der Berater weiterhin tun und was eher unterlassen?

Wurde das Problem genügend honoriert?

Von den Problemen zu sprechen ist eine Art der Klienten, mit uns zu kooperieren. Wenn wir ihrer Problembeschreibung unsere Aufmerksamkeit schenken, kann ihnen das guttun und ihnen das Gefühl geben, verstanden und mit ihren Schwierigkeiten akzeptiert zu werden. In dem Sinne ist es hilfreich, genügend lange beim Problem zu verweilen. Das widerspricht der lösungsfokussierten Beratung nicht. Keine Beratung funktioniert ohne eine gute Verbindung zwischen Berater und Klient. Erst eine solche erlaubt es, in nützlicher Weise eine neue Beschreibung der Zukunft zu entwickeln.

Hat die Klientin genügend Zeit zum Nachdenken?

Wie lange während eines Gesprächs geschwiegen wird, bevor das Schweigen als unangenehm empfunden wird, ist kulturell bedingt. Aufgrund unserer Sozialisation haben wir ein Empfinden dafür, wie ein Gespräch rhythmisiert sein muss. Im europäischen Kulturkreis sind zehn Sekunden Schweigen akzeptabel. Danach fühlen wir uns gedrängt, den Gesprächsfaden wieder aufzunehmen. Um höflich zu sein und den Klienten nicht zu belasten, stellen wir dann oft eine neue Frage. Das kann jedoch kontraproduktiv sein, weil die neue Frage den Klienten in seinem Nachdenken und seinem Suchprozess stören kann. Außerdem kann eine neue Frage die Botschaft enthalten, dass wir dem Klienten nicht zutrauen, selber gute Ideen hervorzubringen.

Statt einer neuen Frage:

- «Nehmen Sie sich ruhig Zeit zum Nachdenken. Das ist okay!«
- »Es ist normal, dass man über solche Fragen nachdenken muss, bevor man antworten kann.«
- »Ja, das ist wirklich eine schwierige Situation, in der Sie da stecken.«
- »Ich weiß, dass ich Ihnen eine schwierige Frage gestellt habe.«

Wurden genügend Kompetenzen erfragt?

Das Erfragen von Kompetenzen zu Beginn des Beratungsgesprächs fördert das Vertrauen in die Selbstwirksamkeit der Klienten. Dies trifft ganz besonders bei Kindern und Jugendlichen zu. Letztere gehen in aller Regel davon aus, dass in einem Beratungsgespräch nur ihre Schwächen besprochen werden. Konversationen über Lebensbereiche, in denen sich die Kinder und Jugendlichen als kompetent erleben, vermitteln, dass wir das problematische Verhalten nicht mit ihnen als Person gleichsetzen. Vielmehr geben wir den Klienten und uns die Gelegenheit, sich/sie als Personen mit Fähig- und Fertigkeiten wahrzunehmen. Dies erhöht die Kooperationsbereitschaft.

Nun kann es geschehen, dass wir es zu Beginn einer Beratung versäumen, genügend nach den Fähigkeiten und Fertigkeiten der Kinder und Jugendlichen zu fragen. Sollte dies der Fall sein, kann man zum Beispiel sagen:

»Ich habe gemerkt, dass ich nur wenig (oder noch zu wenig) weiß über das, was du (auch noch) gut kannst. Erzähl mir doch ein bisschen, was du gerne und gut machst.«

Ein solcher Dialog kreiert günstigere Voraussetzungen dafür, eine Beschreibung einer besseren Situation in der Zukunft zu erhalten und erste kleine Schritte festzulegen.

Wenn die Selbst- und Fremdwahrnehmung positiver ist, hat dies fast immer auch Einfluss auf die Interaktionen zwischen den Beteiligten, insbesondere zwischen Jugendlichen und ihren Eltern.

Ist das Ziel klar und für den Klienten noch relevant?

Es ist wichtig, sich immer wieder zu vergegenwärtigen, was der Klient erreichen will. Es ist normal, dass sich Ziele während des Beratungsprozesses verändern. Deshalb muss regelmäßig überprüft werden, ob das einmal definierte Ziel für den Klienten noch relevant ist oder gegebenenfalls Anpassungen nötig sind und neue Ziele formuliert werden müssen.

Fragen:

- »Ist das, wovon wir zurzeit sprechen, nützlich für Sie?«
- »Haben Sie den Eindruck, dass unser Gespräch Ihnen hilft, ihr Ziel zu erreichen?«
- »Wenn Sie heute das Ziel dieser Beratung umschreiben müssten, wie würden Sie das, was Sie erreichen wollen, beschreiben?«
- Fragen Sie den Klienten, welche Fragen Sie ihm stellen sollten:

»Welche Frage könnte sie weiterbringen?« – »Welche Frage könnte Sie Ihrem Ziel näherbringen?« – »Wissen Sie, was für eine Frage ich Ihnen stellen müsste, die für Sie nützlich wäre?«

Ist das Ziel wohlgeformt?

Ist das Ziel so definiert worden, dass es in kleinen Teilschritten erreicht werden kann? (Vgl. Kap. 8, Abschn. »Selbstwirksamkeit und der lösungsfokussierte Ansatz«).

Kleine Erfolgserlebnisse nähren die Motivation, den Durchhaltewillen und das Vertrauen in die Selbstkompetenz. Viele kleine Erfolge erhalten die Dynamik aufrecht. Große, kaum erreichbare Ziele lähmen alle Beteiligten. Bei Kindern gilt dies ganz besonders. Die ersten Veränderungsschritte müssen also so konzipiert sein, dass es sich für die Kinder lohnt, sich anzustrengen. Eine hilfreiche Frage ist zum Beispiel folgende: »Welche der erwünschten und notwendigen Veränderungen sind für das Kind wohl am ehesten zu erreichen und machen für das Kind einen positiven Unterschied aus?« Erwachsene neigen oft dazu, die für sie wichtigste Veränderung als erste anzustreben.

Bin ich bereit, das formulierte Ziel zu unterstützen?

Es kann sein, dass eine Klientin ein Ziel beschreibt, das unseren ethischen und moralischen Wertvorstellungen widerspricht. Es fällt uns meist leicht, uns von Ansinnen von Klienten abzugrenzen, die vom Gesetz her nicht erlaubt sind. Schwieriger wird es, wenn Klienten – mit aus ihrer Sicht guten Gründen – legale Ziele anstreben, die unseren persönlichen Wertvorstellungen widersprechen; es kann auch sein, dass eine persönliche Empfindlichkeit uns befangen macht.

Es scheint mir zentral, sich als Beraterin dieser Einschränkungen bewusst zu sein und entsprechend zu handeln. Erst dann ist ein respektvoller Umgang sowohl mit der Klientin als auch mit sich selbst möglich. Ein respektvoller Umgang bedeutet, das Ziel der Klientin zu akzeptieren und gleichzeitig anzukündigen, dass die Beraterin die Klientin aus persönlichen Gründen auf diesem Weg nicht begleiten kann.

Wurden alle drei Teile der Wunderfrage gestellt?

1. Teil

»Ich habe eine besondere, vielleicht etwas ungewöhnliche Frage an Sie, sicher eine Frage, die etwas Fantasie braucht …«

Pause. Warten, bis ein Signal kommt vom Klienten, wie eine kleine Erlaubnis und Aufforderung weiterzufahren.

»Angenommen …«
Pause machen, die Pause ermöglicht es dem Klienten, neugierig zu werden auf das, was da an Ungewöhnlichem und vielleicht Schwierigem verlangt wird.

»Nachdem wir unsere Sitzung hier beendet haben, gehen Sie nach Hause, und Sie tun alles, was Sie üblicherweise auch tun, Sie erledigen ihre Pflichten, nehmen das Nachtessen ein, schauen noch etwas fern und gehen dann zu Bett und schlafen …«
Pause, geben Sie dem Klienten die Möglichkeit, zu realisieren: Es geht um etwas ganz Gewöhnliches, vielleicht ist es doch nichts so Besonderes.

»Und während sie schlafen, geschieht ein Wunder …«
Pause. Der Kontext, in dem dieses Wunder geschieht, ist der Alltag des Klienten. Der Klient kann sich also irgendetwas wünschen, es braucht keine besonderen Voraussetzungen.

»Und die Probleme, die sie heute hierher gebracht haben, sind gelöst, genau so [mit den Fingern schnippen] …«
Pause. Der Aufmerksamkeitsfokus des Klienten ist nun auf einem bestimmten Wunder, nämlich dem Wunder, dass die Probleme, die ihn in Therapie gebracht haben, verschwunden sind.

»Aber, da dieses Wunder geschehen ist, während Sie geschlafen haben, wissen Sie nicht, dass es sich ereignet hat …«
Pause. Diese Art zu fragen ermöglicht es dem Klienten, sein Wunder zu konstruieren, ohne das Problem oder allenfalls damit verbundene nötige Schritte genau miteinzubeziehen.

»Wenn Sie am nächsten Morgen erwachen, wie werden Sie entdecken, dass das Wunder sich ereignet hat?«
Warten, lange warten! Als Therapeut das Schweigen nicht unterbrechen, es ist nun am Klienten, zu sprechen und zu antworten. Auch wenn die erste Antwort des Klienten in den Augen des Therapeuten »unvernünftig« ist: schweigen und warten und so dem Klienten die Gelegenheit geben, von sich aus zu vernünftigeren Antworten zu kommen.

»Ohne dass Sie etwas erwähnen – wie werden andere Leute wissen, dass das Wunder geschehen ist?«
Diese Frage hilft dem Klienten, die interaktionellen Wirkungen des Wunders zu beschreiben.

2. Teil

»Wann kam es in letzter Zeit vor, vielleicht während eines Tages, einer Stunde oder noch kürzer, dass die Situation ein wenig so war wie am Tag nach dem Wunder?«

Diese Frage soll bereits bestehende Ausnahmen evident machen. Die Frage hilft Klient und Therapeut herauszufinden, ob das Wunderbild Handlungen und Verhaltensweisen umfasst, die dem Klienten bereits möglich sind.

3. Teil

»Auf einer Skala zwischen 0 und 10 (wobei 10 für den Tag nach dem Wunder steht und 0 für die Situation, wie sie war, als Sie diese Therapiestunde vereinbart haben): Wo würden Sie sagen, dass Sie heute sind?«

Diese Skala hilft Klient und Therapeut herauszufinden, wo sich der Klient in Bezug auf sein Therapieziel befindet.

Bei der Exploration des Tages nach dem Wunder geht es darum, dem Klienten zu ermöglichen, einen Wunschzustand zu beschreiben, ohne wissen zu müssen, ob und wie er erreicht werden wird. Wir initiieren ein entspanntes Fantasieren des Klienten bezüglich einer besseren Zukunft. Mit der Beschreibung der Situation am Tag nach dem Wunder ist aber die Technik der »Wunderfrage« noch nicht beendet!

In Supervisionen und Workshops habe ich erfahren, dass die Konversation über das Wunder oft an dieser Stelle beendet wird. Damit läuft die Beraterin Gefahr, dass die wachgerufenen Fantasien und Wünsche die Klientin entmutigen, belasten oder gar blockieren, statt hoffnungsvoll und handlungsfähig zu machen. Aus diesem Grund sind der zweite und dritte Teil der Wunderfrage so eminent wichtig:

»Wann hat das Wunder schon einmal ein kleines bisschen stattgefunden?«
»Wann in letzter Zeit war es ein klein wenig so wie an dem Tag nach dem Wunder? Vielleicht nur für kurze Zeit, einige Minuten?«

Der zweite und der dritte Teil der Wunderfrage schlagen den Bogen zurück zur Realität der Klientin. Fragen nach Momenten, in den das Wunder schon einmal ein bisschen stattgefunden hat, hilft ihr zu erkennen, dass ein klein wenig von den erhofften Veränderungen schon geschehen sind.

Es ist für die Wirksamkeit der Wunderfrage als Fragetechnik entscheidend, dass der Tag nach dem Wunder mit einer Skala verbunden wird. Wobei 10 für den Tag nach dem Wunder steht und 0 für das Gegenteil von 10 oder für den Zeitpunkt, an dem das Problem am ausgeprägtesten aufgetreten ist.

Die Brücke zu schlagen zwischen dem Tag nach dem Wunder und dem Zustand jetzt enthält zwei Teile:

a) Der Klient wird gefragt, wo auf dieser Skala er sich sieht.
b) Woran wird der Klient merken, dass er sich auf der Skala eine Stufe höher befindet? (*Nicht:* Wie kommt er dahin?!)

Wenn ein Klient sich auf der Skala nahe bei null sieht, dann fragen wir nicht, wie er wissen wird, dass er eine ganze Stufe höher sein wird auf der Skala, sondern wie er wissen wird, dass er einen halbe, viertel etc. Stufe höher sein wird. Menschen, die sich in einer akuten Krise befinden, fragen wir lediglich, was ihnen hilft und wie sie es schaffen, sich auf der Stufe zu halten, auf der sie sich befinden; was sie und andere tun können, damit sich die Situation nicht verschlimmert.

Sucht der Berater angestrengt Lösungen?

Es kommt immer wieder vor, dass die Beraterin mehr Energie in die Lösungsfindung investiert als die Klientin selbst. In einem Bild gesprochen: Wir stellen uns vor die Klientin und versuchen, sie an das vereinbarte Ziel zu ziehen. Wenn dies geschieht, übersehen wir, dass die Klientin ihr eigenes Tempo hat und sie den Rhythmus des Veränderungsprozesses bestimmt. Folgende Fragen sind hilfreich: »Was von dem, was Sie bis anhin getan haben, war hilfreich?« – »Hat sich aus Ihrer Sicht etwas verändert?« – »Genügt Ihnen das bis jetzt Erreichte?« – »Macht die erreichte Veränderung einen Unterschied aus, der zurzeit eine befriedigende Situation erlaubt?« – »Wie werden Sie merken, dass es an der Zeit ist, einen weiteren Schritt zu tun?«

Sind zusätzliche Unterstützungen mobilisierbar?

Manchmal kann ein ins Stocken geratener Prozess wieder in Gang gebracht werden, indem weitere oder andere Personen einbezogen werden. Um dies zu entscheiden, kann die Beraterin sich fragen, ob die Sicht von Personen aus dem Umkreis der Klientin in irgendeiner Form nützlich wäre und vielleicht für den Beratungsprozess wichtige Aspekte einbringen könnte? Zum Beispiel: Eltern, Großeltern,

Freunde, Verwandte. Wenn dies der Fall ist, kann es sich lohnen, mit dem Einverständnis der Klientin diese Personen einzuladen.

Es gibt auch immer wieder Situationen, in denen Medikamente, materielle Unterstützung, Entlastung durch Drittpersonen für den Prozess zentral wichtig sind. In solchen Fällen zeichnet sich eine gute Beratung oder Therapie dadurch aus, dass der Klientin Informationen gegeben werden über Entlastungsmöglichkeiten, Anlaufstellen und Ämter, Wirkung von Medikamenten, Adressen von spezialisierten Fachpersonen etc.

Wurden kulturelle Aspekte genügend beachtet?

Wir dürfen nicht unterschätzen, wie stark unser kultureller Hintergrund unser Denken und Handeln beeinflusst. Wenn wir mit Klienten aus einem anderen Kulturraum in einen konstruktiven Dialog kommen wollen, ist dies eine besondere Herausforderung. Möglicherweise verwirrt uns das Fremde. Diese Verwirrung können wir als Aufforderung verstehen, in noch kleineren Schritten vorzugehen als üblich. Ich meine damit, noch weniger zu denken, wir wüssten, was die Klienten meinen, wenn sie etwas sagen. Es muss ganz genau nach Bedeutungen und Zusammenhängen gefragt werden (siehe auch Kap. 6, Abschn. »Klienten aus anderen Kulturen«). Fragen nach der Art und Weise, wie Schwierigkeiten im Herkunftsland gelöst werden, können ebenfalls aufschlussreich sein.

Gute Dienste leistet einem auch Wissen über die wichtigsten Gepflogenheiten in einem bestimmten Kulturkreis. Gleichzeitig müssen wir dem Drang widerstehen, Verhaltensweisen von Klienten automatisch ihrem kulturellen Hintergrund zuzuordnen. Dadurch können stereotype Urteile und Vorurteile vermieden werden. Vorschnell ein Verhalten als für X typisch zu bezeichnen, greift meist zu kurz und ist hinderlich für einen respektvollen Umgang mit dem Klienten. Wir müssen uns immer vor Augen halten, wie verschieden sich Menschen aus dem eigenen Herkunftsland verhalten. Dies stellt eine gute Prophylaxe gegen diese Art der Pauschalisierung dar.

Ist die Kommunikationsform adäquat?

Ist der Klient in der Lage, und ist es förderlich, vorwiegend auf der verbalen Ebene zu arbeiten? Könnte das Klientensystem von einer mehr handlungsorientierten Kommunikationsform profitieren? Wenn ja, könnten alternative Ausdrucksformen wie Malen, Modellieren mit Ton oder Musizieren zielführend sein?

Habe ich die Lösungssprache benutzt?

Eine der Grundannahmen des lösungsfokussierten Ansatzes ist: Die Beschreibung und die Sprache, die wir für das Problem benutzen, ist eine andere als die, welche hilfreich dafür ist, die Lösung zu beschreiben.

Dabei können Unterschiede bereits erreicht werden, wenn wir auf Nuancen achten.

Sobald wir zum Beispiel das Wort »aber« durch das Wort »und« ersetzen, werden zwei Satzteile gleichwertig verbunden, das heißt, die Aussage vor dem »und« sowie die Aussage nach dem »und« haben die gleiche Wertigkeit: Der Schüler ist höflich *und* unpünktlich. Es wird sowohl eine Kompetenz als auch eine mangelnde Kompetenz genannt. Formulieren wir jedoch: Der Schüler ist höflich, *aber* unpünktlich, erhält die Unpünktlichkeit mehr Gewicht als die Höflichkeit.

Die Aussage: Er *ist* aggressiv, lässt vermuten, dass sich der betreffende Mensch während 24 Stunden am Tag im gleichen Ausmaß und in gleicher Art und Weise aggressiv zeigt. Der Gebrauch des Verbs »sein«, kann eine Zuschreibung machen, die annehmen lässt, dass von einer Eigenschaft gesprochen wird, die sich nicht verändert. Benutzen wir jedoch Verben wie »sich zeigen«, »sich verhalten«, »handeln«, wird die Frage nach dem Kontext wichtig, in dem sich der Klient aggressiv verhält oder aggressiv handelt. Dadurch wird es möglich, Situationen zu finden, in denen der Klient mehr oder weniger aggressiv handelt oder sich verhält. Das Finden von Ausnahmen oder Situationen, in denen das Problem etwas weniger ausgeprägt vorhanden ist, kann also durch sprachliche Nuancen erleichtert werden.

Die zögerliche Sprache ist ebenfalls wichtig. Sie gibt dem Klienten die Möglichkeit, eine Aussage des Beraters als zutreffend oder nicht zutreffend einzustufen. Mit der zögerlichen Sprache werden Wahrnehmungen des Beraters zum Beispiel eingeleitet mit:

- »Könnte es sein, dass …«
- »Es scheint mir, dass …«
- »Vielleicht wäre …«
- »Unter Umständen könnte …«

Diese Formulierungen geben dem Klienten die Möglichkeit, die Aussage des Beraters zu überprüfen: entweder zu bestätigen oder, basiert auf seiner Wahrnehmung, zu korrigieren.

»Ich weiß nicht … « – diese Antwort nutzen

In den Workshops wird die Frage nach einem konstruktiven Umgang mit dieser Antwort mit großer Regelmäßigkeit aufgeworfen. Besonders beim Arbeiten mit Kindern und Jugendlichen gehört das »Ich weiß nicht« zum Alltag.

Steve de Shazer hat dieser Antwort die Bedeutung beigemessen, dass der Berater unter Umständen eine außergewöhnliche Frage gestellt hat, die eine etwas längere Bedenkzeit braucht.

So verstanden, kann das »Ich weiß nicht« zunächst einfach als Rückmeldung verstanden werden. Jüngere Kinder sagen in ähnlicher Weise oft Nein, wenn sie aufgefordert werden, mit Spielen aufzuhören, um etwas anderes zu tun. In beiden Fällen ist die Antwort nicht wörtlich zu nehmen und als Ablehnung oder echtes Nichtwissen zu interpretieren. Eher als: »Ich habe gehört; gib mir etwas Zeit.« Eine gute Antwort auf das »Ich weiß nicht« ist, zu warten und neugierig zu sein auf das, was kommt. Jede neue Frage oder auch jede Aufmunterung im Sinne von »Doch, doch, du weißt bestimmt etwas« wäre kontraproduktiv und würde den Denk- und Suchprozess der Klienten stören.

Nicht in jedem Fall kann dem »Ich weiß nicht« so begegnet werden.

Das »Ich weiß nicht« kann sehr viele verschiedene Bedeutungen haben. Es ist sinnvoll, sich Fragen zu stellen und je nach Antwort mit einer passenden Intervention eine konstruktive Gesprächs- und Interaktionsebene zu erreichen versuchen.

Reflexionskategorien

- Habe ich zu Beginn des Gesprächs den Ablauf und die Art und Weise meiner Arbeitsmethode gut umschrieben? Könnte es Sinn haben zu wiederholen, woran ich interessiert bin?
- Habe ich die Sprache meinem Klienten angepasst? Versteht er die Fragen, oder verwende ich zu komplexe Ausdrücke?
- Könnten Skalafragen die Kommunikation erleichtern?

- Muss ich meine Frage vereinfachen, indem ich zum Beispiel Kategorien anbiete, d. h. die Frage unter dem Aspekt des Ortes, der Zeit stelle?

Beispiel

Therapeutin: Was spielst du gerne?
Kind: Ich weiß nicht.
Therapeutin: Also stell dir einmal vor, es ist Mittwochnachmittag, und du hast frei. Draußen regnet es, und du musst drinnen bleiben, was machst du da am liebsten?
Kind: Ich weiß nicht.
Therapeutin: Wenn ich dich in deinem Zimmer besuchen könnte, was würde ich da für Spielzeuge sehen?
Kind: Legos, Spielautos, Bauklötze, Puzzle und Farbstifte.
Therapeutin: Mit was beschäftigst du dich am liebsten?
Kind: Am liebsten schaue ich fern.
Therapeutin: Du schaust gerne fern, und mit welchen deiner Spielzeuge spielst du am liebsten?
Kind: Mit den Legos.

- Habe ich bei der Fragestellung eine allfällig vorhandene Unfreiwilligkeit beachtet? Das heißt, frage ich nach Veränderungen aus der Perspektive der Person, die auch wirklich eine Veränderung wünscht, oder suggerieren meine Fragen, dass ich davon ausgehe, der Jugendliche ist einverstanden mit dem Ziel der Erwachsenen? (Näheres siehe Kap. 5, Abschn. »Unfreiwilligkeit«)
- Habe ich strukturell eine möglichst gute Gesprächssituation geschaffen? Hat das Kind etwas, womit es seine Hände beschäftigen kann? Schauen wir in die gleiche Richtung, oder besteht eher ein Visavis und dadurch eine Sitzordnung, die für das Kind unangenehm sein könnte? Hat das Kind einen Bewegungsdrang, den ich berücksichtigen sollte?
- Habe ich Interessen und Stärken exploriert, bei Jugendlichen auch aus der Außenperspektive, und sie wertgeschätzt?
- Generieren meine Fragen neue Perspektiven, und geben sie dem Kind und Jugendlichen die Möglichkeit, sich wertschätzend wahrzunehmen und seine Ressourcen zu erkennen?
- Muss die Kommunikation erleichtert werden, indem über eine Handpuppe gesprochen wird (siehe Kap. 4, Abschn. »Die Lösung nimmt Gestalt an«) oder von verschiedenen Positionen (Stühlewechsel) aus?

Beispiel

THERAPEUTIN (zum Löwen): Löwe, sag einmal, was kann ... (Name des Kindes) gut?

LÖWE: Sie kann gut zeichnen und Einrad fahren.

THERAPEUTIN: Was noch?

LÖWE: Sie ist gut in Mathematik, und sie kann gut schreiben.

THERAPEUTIN: Löwe, die Mami von ... hat mich angerufen und gesagt, ... habe dauernd Streit mit ihrer Schwester, sie, die Mami wisse sich nicht mehr zu helfen. Was meinst du dazu?

- Ist auf der verbalen Ebene zurzeit überhaupt eine Kommunikation möglich, oder muss eine nonverbale Form gewählt werden, indem ich ein Spiel wie Schnörkeln, Hühner-Hase-Igel, Befehlerlis anrege?
- Kann ich eine Aktivität initiieren, bei der ein erfolgreiches Handeln wahrscheinlich ist und diese Aktivität auf Video aufnehmen, um mit dem Klienten anschließend eine Antwort dafür zu finden, wie ihm dies gelungen ist?

Die Antwort »Ich weiß nicht« kann generell als Aufforderung verstanden werden, unser Gespräch den Bedürfnissen des Klienten gut anzupassen. Wenig sinnvoll ist es, diese Antwort als Ablehnung oder Widerstand zu konzeptualisieren.

Schwierige Mitteilung übermitteln

Immer wieder stellt sich die Frage: Wie kann ich eine schwierige Mitteilung machen? Mit schwieriger Mitteilung sind Botschaften gemeint, bei denen wir davon ausgehen, sie könnten die Klienten in irgendeiner Weise belasten, und/oder auch Mitteilungen, die der Berater als schwierig zu vermitteln wahrnimmt.

Vorbereitung des Gesprächs

- Welche Information, Botschaft muss/will ich vermitteln?
- Welches sind die guten Gründe dafür, dass diese Information zum jetzigen Zeitpunkt gegeben werden muss?
- Worüber genau will ich informieren?
- Weshalb denke ich, dass die Mitteilung »schwierig« ist? Was genau ist schwierig?
- Woran würde ich merken, dass die schwierige Mitteilung annehmbarer geworden ist?

- Woran würde ich merken, dass es für mich etwas leichter geworden ist, die Mitteilung zu machen?
- Woran werde ich merken, dass die Information aufgenommen wurde?

Beispiel 1: »Bei ihrem Kind liegt eine Debilität vor. Es handelt sich nicht bloß um eine Entwicklungsverzögerung.«

Ausganglage

Ich hatte von Eltern den Auftrag, das kognitive Potenzial eines achtjährigen Kindes zu erfassen und Vorschläge zu machen für die weitere Schulung. Das Kind war im Alter von vier Jahren erstmals im Kinderspital entwicklungspsychologisch untersucht worden. Zum Zeitpunkt meines Erstkontakts lagen zusätzlich die Befunde der Schulpsychologin vor. Die Eltern wollten eine Zweitmeinung einholen, da die Schulpsychologin eine geistige Minderbegabung diagnostiziert hatte. Ich ließ mir im Erstgespräch aus der Sicht der Eltern die Vorteile einer Zweitmeinung erläutern und versuchte, nützliche Informationen zu sammeln. Hier ein Ausschnitt aus dem Erstgespräch, das zum Ziele hatte, einen wohlgeformten Auftrag zu erhalten.

Verlauf des 1. Gesprächs

THERAPEUTIN: Wenn ich richtig verstehe, ist der Vorteil einer Zweitmeinung für Sie als Eltern der, die vorliegende Einschätzung des kognitiven Potenzials ihrer Tochter zu verifizieren. Sie selbst nehmen Ihre Tochter anders wahr als die Fachleute, und daher sind Sie verunsichert. Außerdem wollen sie ihr die bestmögliche Schulung zukommen lassen.

(Die Eltern nicken.)

THERAPEUTIN: Angenommen, einfach angenommen, meine Untersuchung bestätigt das Resultat der Schulpsychologin, was würde das für sie bedeuten?

MUTTER: Ich weiß, dass dies nicht der Fall sein wird, da Sie Larissa sicher gesamtheitlich anschauen werden. Sie ist ja so ein bezauberndes, liebes Mädchen.

THERAPEUTIN: Ich werde bestimmt mein Bestes tun, alle Fähigkeiten und Ressourcen von Larissa zu erfassen. Im Sinne einer Zweitmeinung wird es auch meine Aufgabe sein, falls ich Sie richtig verstanden habe, die erhobenen Daten in Korrelation zu stellen zu den durchschnittlich zu erwartenden Fähigkeiten in dieser Altersgruppe.

VATER: Ja, durchaus.

THERAPEUTIN: Ich frage mich, ob Sie sich schon Vorstellungen gemacht haben, wie Sie die Resultate der Zweitmeinung nutzen wollen?

MUTTER: Wissen Sie, wir werden sie sehr gut gebrauchen können, um der Schule zu beweisen, dass ein Verbleib von der Larissa in der Regelklasse gerechtfertigt ist.

THERAPEUTIN: Und falls sich die Resultate bei mir mit den vorangegangenen decken würden?

(Die Mutter beginnt zu weinen.)

THERAPEUTIN: Ich merke, wie sehr Sie von der Hoffnung erfüllt sind, dass das Resultat ein anderes sein wird. Ich kann das sehr gut verstehen, und gleichwohl scheint es mir wichtig, anzusprechen, dass es dafür keine Garantie gibt.

MUTTER: Wissen Sie, damals im Kinderspital haben sie von einer Entwicklungsverzögerung von 20 Monaten gesprochen. Dieses Wort besagt doch klar, dass die Entwicklung nur verzögert ist und unser Kind einfach etwas mehr Zeit braucht.

THERAPEUTIN: Ich verstehe, Sie gehen von der Annahme aus, dass alle Kinder sich in etwa gleich entwickeln, wenn man ihnen nur genügend Zeit lässt.

MUTTER: Ja, genau.

THERAPEUTIN: Dies ist leider nicht in allen Fällen so, und deshalb sind ja auch wiederholte Abklärungen wichtig, damit man den Entwicklungsverlauf erfassen kann. Es gibt Kinder, die, wie Sie sagen, mit dem Laufe der Zeit aufholen, und andere, bei denen man feststellt, dass sie in gewissen Bereichen weniger Fortschritte machen. Es kann gut sein, dass ein Kind in seiner Fähigkeit, logisch und vernetzt zu denken, eingeschränkt bleibt, während die manuellen Fähigkeiten und die sozialen Kompetenzen dem Vergleich mit Gleichaltrigen durchaus standhalten können. Daher scheint mir Ihr Anliegen, herauszufinden, welche Schulung für Larissa die Beste ist, wichtig und wertvoll. Es geht ja darum, vor allem ihre Anlagen zu fördern und ihre Ressourcen zu nutzen.

Meine Abklärung bestätigten die Resultate der Schulpsychologin, die eine Debilität festgestellt hatte. Sie empfahl eine Schulung in einer heilpädagogischen Schule. Aus dem Erstgespräch wusste ich, dass dies für die Eltern sehr schwierig werden würde.

Vorbereitung Auswertungsgespräch

- Welche Botschaft will ich vermitteln?
- Welche Anhaltspunkte habe ich aus dem Vorgespräch, was für die Eltern gut sein könnte, um diese schwierige Mitteilung aufzunehmen?
- Was kann ich im Vorfeld für mich tun?

Spezifische Antworten im beschriebenen Fall

- Ich will mitteilen: Alles weist darauf hin, dass es sich bei Larissa um eine Debilität und nicht bloß um eine Entwicklungsverzögerung handelt. Dies betrifft vor allem die intellektuellen Fähigkeiten. Emotional und in ihren sozialen Kompetenzen zeigt Larissa Stärken. Die manuellen Fähigkeiten sind knapp durchschnittlich.
- Aufgrund des Vorgesprächs scheint es sinnvoll, das Abklärungsresultat aufgefächert zu erläutern: emotionale und soziale Kompetenzen, manuelle Fähigkeiten, kognitive Fähigkeiten.
- Sinnvoll könnte sein, an die Eltern viele Fragen zu stellen, unter anderem die, was für sie eine eingeschränkte kognitive Fähigkeit bedeutet. Was sie damit in ihren Vorstellungen für die Zukunft verknüpfen.
- Ausdrücklich erwähnen, dass das Akzeptieren einer derartigen Einschränkung für alle Eltern sehr schwierig ist, da alle Eltern davon ausgehen, ein gesundes, sich normal entwickelndes Kind zu haben.
- Erwähnen, dass ein solcher Prozess der Akzeptanz viel Zeit und Kraft braucht und ich daher bereit bin, wiederholt mit ihnen darüber zu sprechen, falls sie dies wünschen. Hinweis darauf geben, dass die wichtigsten Fragen einem ohnehin erst nach dem Gespräch in den Sinn kommen.
- Wichtigste Resultate auf dem Flipchart festhalten, damit die Ressourcen und die Einschränkungen wahrgenommen werden können. Foto dieser gemeinsam entwickelten Information mit nach Hause geben.
- Ganz regelmäßig während des Gesprächs fragen, ob es für sie noch in Ordnung ist, mehr Informationen aufzunehmen, im Sinne von »Ich bin mir darüber im Klaren, dass im Moment sehr viel auf Sie hereinkommt; ist es in Ordnung für Sie, wenn wir unser Gespräch noch etwas fortführen, oder denken Sie, es wäre eher besser, möglichst bald einen neuen Termin auszumachen?«
- Möglichkeiten der verschiedenen Schulen, in denen das Kind am besten gefördert werden kann, je nach Verlauf erst im Nachfolgegespräch erörtern.
- Bei den Möglichkeiten zur Schulung die Wahrnehmung der Eltern öffnen: Debilität heißt nicht automatisch Schulung in einer heilpädagogischen Schule. Brainstorming über Alternativen.

- Für mich: Ich muss davon ausgehen, dass die Mutter in Tränen ausbricht. Mich empathisch zeigen und trotzdem sicherstellen, dass ich in diesem Gespräch die Hauptbotschaft (Debilität) vermittle.
- Mir im Klaren darüber sein, dass ich keine Ahnung habe, was es heißt, eine solche Botschaft zu hören, und, darauf basierend, akzeptieren, dass jede Reaktion der Eltern die bestmögliche Kooperation ist, die sie im gegebenen Moment zeigen können. Dies wird mir helfen, allfällig persönliche Bemerkungen, wie zum Beispiel »Sie haben uns enttäuscht, wir haben gehofft, dass sie fähig sind, unser Kind ganzheitlich zu beurteilen«, richtig einzuordnen und regelmäßig nachzufragen, was für sie im Moment nützlich sein kann.

Beispiel 2: Thema Übergewicht

Ausgangslage

Eine Sonderschullehrerin wurde von der Schulleitung beauftragt, Eltern mitzuteilen, dass sie bei ihrem Kind auf das Körpergewicht achten sollten, da der Junge im Turnunterricht kaum mehr mithalten konnte und sozial wegen seines Aussehens zunehmend ausgeschlossen wurde.

Die Sonderschullehrerin erachtete diesen Auftrag als besonders heikel, da sie wusste, dass alle Familienmitglieder, insbesondere die Eltern, sehr übergewichtig waren. Sie begab sich in Supervision.

Verlauf

SUPERVISORIN: Woran werden Sie merken, dass die Supervision dieser Situation für Sie nützlich war?

LEHRERIN: Nun, ich würde zuversichtlich in das Gespräch gehen und wüsste, wie ich das heikle Thema »Gewicht« respektvoll ansprechen kann.

SUPERVISORIN: Was tun Sie anders, wenn Sie zuversichtlich ein Elterngespräch führen, was nicht möglich ist, wenn Ihnen bange ist?

LEHRERIN: Nun, ich bin viel lockerer. Ich höre besser zu, bin nicht so sehr mit dem beschäftigt, was ich zu sagen habe.

SUPERVISORIN: Und welchen Unterschied macht dies?

LEHRERIN: Ich weiß nicht, wahrscheinlich fühlen sich die Eltern besser verstanden.

SUPERVISORIN: Welches ist die Botschaft, die Sie in diesem Fall unbedingt machen wollen?

LEHRERIN: Hm, wissen Sie, von mir aus hätte ich das Übergewicht wohl nicht angesprochen, aber ich habe diesen Auftrag von der Schulleitung erhalten, und nun muss ich wohl.

SUPERVISORIN: Verstehe ich recht: dieser Auftrag ist unverhandelbar?

LEHRERIN: Ja.

SUPERVISORIN: Woran wird die Schulleitung merken, dass Sie den Auftrag erfüllt haben?

LEHRERIN: Sie erwarten, dass ich das Gewicht von Luca thematisiere und im besten Fall die Eltern sich darum kümmern, dass das Kind abnimmt. Ich denke aber, es reicht, wenn ich melden kann, dass ich davon gesprochen habe.

SUPERVISORIN: Worum geht es genau?

LEHRERIN: Ich muss den Eltern mitteilen, dass ihr Kind übergewichtig ist, dass es im Turnunterricht mit den anderen nicht mithalten kann und deswegen sozial ausgeschlossen wird.

SUPERVISORIN: Diese Mitteilung enthält verschiedene Aspekte, welcher ist der wichtigste Ihrer Meinung nach für die Schulleitung?

LEHRERIN: Ich weiß nicht, ich glaube, alle sind gleich wichtig, da sie ja alle miteinander verknüpft sind; für mich ist vor allem wichtig, dass Luca sozial integriert wird.

SUPERVISORIN: Sie haben zu Beginn gesagt, dass das Thema »Körpergewicht« für Sie heikel anzusprechen sein wird, da beide Eltern massiv übergewichtig sind. Wie ist es mit dem Thema »soziale Integration«?

LEHRERIN: Da habe ich kein Problem, das liegt mir am Herzen. Warten sie einmal, wenn ich das so bedenke, wenn ich die Reduktion des Körpergewichts nicht unbedingt als Voraussetzung für die soziale Integration wahrnehme, wird mir schon etwas leichter. Es könnte ja sein, dass Luca zumindest in der Pause in die Kindergruppe reinkommt, ohne dass er zuerst abgenommen hat, und ich bin überzeugt, wenn er einmal begonnen hat mitzumachen, dann wird er sich ohnehin mehr bewegen.

SUPERVISORIN: Wie planen Sie das Gespräch zu führen?

LEHRERIN: Ich werde die Eltern fragen, was für sie das Wichtigste ist, das sie sehen möchten im Leben von Luca. Wenn sie nicht von sich aus über Kollegen (Klassenkameraden) und soziale Integration sprechen, werde ich sie fragen, was sie sich in dieser Beziehung für Luca wünschen. Dann kann ich mit einer Skalafrage herausfinden, wo sie Luca in diesem Prozess sehen. Falls sie Luca als sehr fortgeschritten wahrnehmen, frage ich, ob es sie interessiert, wie wir die soziale Integration hier in der Schule einschätzen. Wir können dann davon sprechen, woran sie und wir hier in der Schule merken werden, dass er um eine Stufe besser integriert ist. Danach können wir sammeln, was bis heute Luca alles geholfen hat, die aktuelle Integrationsstufe zu erreichen, und uns danach darüber austauschen, was sonst noch hilfreich sein könnte.

SUPERVISORIN: Es scheint mir, Sie entwickeln auf einmal viele brauchbare Ideen. Das beeindruckt mich.

LEHRERIN: Ja, irgendwie ist die Blockade gelöst. Seitdem ich mir die Freiheit gegeben habe, die soziale Integration und das Übergewicht gedanklich zu trennen. So habe ich die Gewissheit, dass ich auch die Gewichtsreduktion ansprechen werde.

Es lohnt sich, darauf zu achten, was wir kausal verknüpfen. Wittgenstein:

> »Das Verführerische der kausalen Betrachtungsweise ist, dass sie einen dazu führt, zu sagen: Natürlich, so musste es geschehen. Während man denken sollte: So und auf viele andere Weisen kann es geschehen« (Wittgenstein 1984).

Das lösungsfokussierte Gespräch hat zum Ziel, den Blickwinkel zu öffnen und alternative Handlungsstrategien zu entwickeln. In diesem Fall gelang dies durch Hinterfragen der kausalen Verknüpfung Übergewicht/soziale Integration. Es kann nicht genug betont werden, wie stark wir uns oft einengen und blockieren lassen dadurch, dass wir sprachlich eine kausale Verknüpfung etablieren. (Mehr dazu in de Shazer u. Dolan 2008.)

7. Eltern

Eltern in Überforderungssituationen

In gewissen Beratungen beschweren sich Eltern sehr stark über ihre Kinder. Sie äußern sich negativ und entwertend über sie. Es scheint, als ob die Kinder für die Eltern nur noch eine Last und Plage darstellten. Wir hören von harten Strafen oder von heftigen Reaktionen, mit denen die Erziehenden die Situation zu Hause positiv zu beeinflussen suchen. Dadurch werden wir hellhörig bezüglich eines emotionalen oder physischen Missbrauchs, der allenfalls stattfindet (vgl. Berg a. Kelly 2000). Die Eltern klagen häufig auch über ungerechte Lehrkräfte und Behörden, von denen sie sich nicht unterstützt fühlen. Irgendwie scheint nichts zu klappen, und trotz intensiven Bemühens finden sich im Gespräch keine positiven Anhaltspunkte.

In solchen Situationen ist es schwierig, unser Denken von den lösungsfokussierten Annahmen bezüglich Eltern leiten zu lassen. Sie lauten:

1. Eltern wollen stolz sein auf ihre Kinder.
2. Eltern wollen einen positiven Einfluss haben können auf ihre Kinder.
3. Eltern wollen ihren Kindern eine gute Bildung und Chancen zum Erfolg ermöglichen.
4. Eltern wollen, dass es ihren Kinder im Leben zumindest so gut geht wie ihnen selbst, wenn nicht besser.
5. Eltern wollen eine gute Beziehung haben zu ihren Kindern.

Wir tun gut daran, auch solche Eltern wie die oben beschriebenen trotz allem als Menschen wahrzunehmen, die sich für ihre Kinder engagieren und auf die die fünf Annahmen zutreffen. Zum gegebenen Zeitpunkt kann sich das Engagement der Eltern anscheinend nur noch in der geschilderten strengen und anklagenden Form äußeren. Das Verhalten der Eltern so zu verstehen legt die Basis für eine gute Zusammenarbeit und wirkt weit konstruktiver, als wenn man von der

Annahme ausginge, man hätte es mit Eltern zu tun, die ihrem Kind schaden wollen.

Hinter jeder Klage steckt ein Wunsch, den es zu entdecken lohnt!

Ressourcen finden

Es geht darum herauszufinden, was den Eltern vorschwebt, was sie für ihr Kind und sich erreichen wollen. Es ist hilfreich, sich die Klagen genau anzuhören und mit Fragen zu versuchen, das Anliegen hinter den Klagen zu entdecken. Erschöpfte, frustrierte und hoffnungslose Erziehende haben oft nicht mehr die Kraft, selbst eine Formulierung des erwünschten Verhaltens zu finden. Es gelingt ihnen nicht mehr, Wünsche zu nennen. Deshalb ist es die Aufgabe des Beraters, in zögerlicher Sprache auszudrücken, um welche Ziele es sich in der Beratung handeln könnte.

Mögliche Formulierungen:

- Verstehe ich recht, Sie möchten Einfluss nehmen auf ihr Kind und es dazu bringen, dass es die einfachsten, alltäglichen Dinge selbstständig erledigt?
- Könnte es sein, dass es Ihnen sehr wichtig ist, dass Ihr Kind Ihre Sichtweise der Dinge übernimmt? Es scheint mir, Sie wollen ihm wichtige Werte vermitteln?
- Es kommt mir vor, als ob Sie sich schon sehr lange bemüht haben, einen positiven Einfluss auf Ihr Kind auszuüben und Sie jetzt etwas die Hoffnung verloren haben, dass Sie Ihr Ziel erreichen können. Wäre es hilfreich zu besprechen, wie Sie dies auf neue Art erreichen können?
- Könnte es für Sie nützlich sein zu erfahren, was helfen könnte, dass das Kind besser kooperiert?

Diese Exploration muss in zögerlicher Sprache geschehen, und es müssen Fragen formuliert werden, damit die Klienten die Möglichkeit haben, die geäußerte Annahme abzulehnen und so auf jeden Fall die Expertise bezüglich dem Gesagten bei ihnen bleibt.

Es ist bekannt, dass in schwierigen Situationen in Familien vor allem mit kleineren Kindern Misshandlungen stattfinden. Die meisten dieser Misshandlungen geschehen, wenn die Erziehenden emotional oder auch physisch überfordert sind oder eine materielle Not herrscht. Oft versuchen Eltern, durch Bagatellisieren ihre Not und Scham bezüglich ihrer Überforderung zu verdecken, und es kann Beratern schwer fallen, einen Erwachsenen mit Fähigkeiten hinter diesem Gebaren zu erkennen. Gerade dies sollte jedoch geschehen. Den Fokus ausschließlich auf das Kind zu richten, um es vor überforderten Eltern zu schützen, greift zu kurz, da das Kind so den positiven Teil, den die Eltern trotz allem bieten können, verliert.

Es bestehen Gesetze und Richtlinien, die Fachleute beachten müssen. Der Schutz des Kindes muss gewährleistet werden. Darüber hinaus geht der lösungsfokussierte Ansatz jedoch von der Annahme aus, dass die leiblichen Eltern in den allermeisten Fällen ihren Kindern Wesentliches mit auf den Lebensweg geben können. Eltern werden in diesem Ansatz wahrgenommen als Träger von Ressourcen für ihre Kinder, auch wenn sie unter Umständen nicht vollumfänglich für sie sorgen können. Sie bleiben in den meisten Fällen ganz wichtige Bezugspersonen.

Sobald Eltern spüren, dass man sie trotz allen Einschränkungen wertschätzt und ihren Beitrag zur Erziehung als sehr wichtig einstuft, wird die Zusammenarbeit offener und konstruktiver. Zentral wichtig ist es, von den Eltern als Fachperson wahrgenommen zu werden, die gewillt ist, das Ganze zu erfassen. Das heißt, die Bedürfnisse des Kindes und die ihren!

Am einfachsten geschieht dies, wenn man sich für den Alltag der Eltern interessiert und sich danach erkundigt, wie sie Schwierigkeiten in der Vergangenheit erfolgreich bewältigt haben.

Durch die Augen der Eltern schauen:

- Wie sieht ihr Tagesablauf aus?
- Für was und wen alles müssen sie sorgen?
- Woher nehmen sie die Energie und Kraft, jeden Tag neu in Angriff zu nehmen?
- Welche Möglichkeit haben sie, sich selbst zu erholen, Zeit für sich zu haben?
- Von wem haben sie Unterstützung erhalten? Und welche Unterstützung haben sie als hilfreich empfunden?

Bei dieser Exploration erfährt der Beratende oft von vielen Bemühungen, die diese Menschen unternommen haben, die Situation so lange wie möglich im Griff zu haben. Sehr oft waren sie auch über lange Zeit erfolgreich. Erst wenn eine zusätzliche Hürde dazukommt, reichen die Strategien nicht mehr aus, und es kommt zur Überforderung. Meist ermöglichen uns die Schilderungen vom Überlebenskampf, Kompetenzen der Klienten zu erkennen und ihnen dadurch Wertschätzung entgegenzubringen.

Sobald ein Bild entstanden ist von der aktuellen Situation, bleibt der Berater in der Position des Nichtwissens und bittet die Klienten zu sagen, wie sie am besten unterstützt werden könnten. Auch Menschen in einer Überforderungssituation haben ein Expertentum bezüglich ihrer eigenen Lebenslage.

Expertentum der Eltern nutzen:

- Wenn ich mir vorstelle, unter welch schwierigen Umständen Sie all die Arbeit verrichten, frage ich mich, was aus Ihrer Sicht ihnen wohl am ehesten Entlastung bringen könnte.
- Was könnte Ihnen am ehesten etwas Luft verschaffen?
- Welche materielle Unterstützung wäre allenfalls hilfreich?
- Welche andere Art der Unterstützung wünschen Sie sich?
- Was kann ich für Sie hier in dieser Beratung tun?

Beispiel: Gefährdungsmeldung oder Kooperation

Ausgangslage

Ich wurde von einem Schulsozialarbeiter angesprochen. Er informierte mich, dass er erwäge, eine Gefährdungsmeldung zu machen bei einem Kind, das wegen einer Hyperaktivitätssymptomatik bei mir in Behandlung stand. Dem Schulsozialarbeiter war aufgefallen, dass die familiäre Betreuung den Bedürfnissen des Neunjährigen nicht gerecht wurde. Ich war mit dem Schulsozialarbeiter einig, dass sich die Situation für das Kind, Adrian, verbessern musste. Ich schlug vor, vor der Gefährdungsmeldung an die Behörde mit der Mutter, dem Schulsozialarbeiter und mir ein Gespräch zu führen. Ich war optimistisch, dass mit der Frau eine gute Kooperation gefunden werden konnte, ohne dass es zur Gefährdungsmeldung kommen musste – einem Vorgehen, das meist als starker Eingriff in die Privatsphäre empfunden wird und viele Eltern als äußerst verletzend erleben.

Verlauf

Zu Beginn des gemeinsamen Gesprächs nannte ich das Ziel unseres Treffens: für Adrian eine gute Betreuungslösung finden, damit er in der Schule wieder aufnahmefähig wurde. Die Mutter wirkte gespannt und begann sofort, sich zu verteidigen und sich zu beklagen, dass man sich in ihre familiäre Angelegenheit einmische.

Ich bat die Mutter, den Anwesenden zu berichten, wie ihr Alltag zurzeit aussah. Sie berichtete Folgendes: Sie hatte ihre Arbeit verloren. Trotzdem wollte sie nicht wie früher vom Sozialamt abhängig werden, da dies nach so vielen Jahren der Abhängigkeit für sie ein unerträglicher Gedanke war. Sie versuchte, mit Gelegenheitsjobs die Familie über Wasser zu halten. Ihre Arbeitszeiten waren sehr unregelmäßig, und dadurch war Adrian vermehrt auf sich alleine gestellt. Auf meine Frage, was ihr am meisten Entlastung bringen könnte, nannte sie eine Lösung, bei der sie ihre finanzielle Unabhängigkeit bewahren konnte und Adrian gut betreut war.

Es wurde klar, dass es für die Frau eminent wichtig war, die Familie aus eigener Kraft zu ernähren. Dies war zum gegebenen Zeitpunkt jedoch nicht vereinbar mit der Betreuungsaufgabe, die sie hatte. Ich informierte die Mutter, welche verschiedenen Betreuungsmöglichkeiten es gab: Hort und Tagesfamilie. Die Mutter hörte aufmerksam zu und war erstaunt, dass die anwesenden Fachpersonen ihren Wunsch nach finanzieller Unabhängigkeit respektierten. Als es klar wurde, dass das Geld, das die Mutter zum gegebenen Zeitpunkt verdiente, nicht ausreichen würde, die Kosten für den Hort oder eine Tagesfamilie vollumfänglich zu bezahlen, zeigte sie sich sofort bereit, für eine gute Betreuungslösung bei der Gemeinde einen Ergänzungsbeitrag zu beantragen und so einen Teil ihrer finanziellen Unabhängigkeit preiszugeben. Die Tatsache, dass sie sich als Expertin in eigener Sache respektiert fühlte, erhöhte ihre Kooperations- und ihre Kompromissbereitschaft.

In den letzten Jahren habe ich seltener eine Gefährdungsmeldung machen müssen. Dies hat damit zu tun, dass die meisten Erziehenden – wie im eben geschilderten Fall – freiwillig einer unterstützenden Maßnahme beipflichteten. Voraussetzung dafür scheint mir eine offene, wohlwollende Haltung den Erziehenden gegenüber. Sie müssen spüren, dass wir sie mit ihren Bedürfnissen ernst nehmen und interessiert sind an ihren Ideen und Lösungsvorschlägen. Meist ist diesen Menschen sehr bewusst, dass eine Veränderung ansteht. Sie sind selbst mit der Situation nicht zufrieden. Was sie oft davon abhält, Schritte zu unternehmen, ist eine große Angst vor Unabhängigkeitsverlust und eine allzu große Einmischung in ihre Beziehung zu ihrem Kind.

Erfahrungen aus der Kindheit der Eltern utilisieren

Eine Ressource, die es zu nutzen lohnt, ist es, die Erfahrungen der Eltern in ihrer Kindheit zu explorieren. Es geht darum, herauszukristallisieren, was sie als Kind als hilfreich empfunden haben und was nicht und welche dieser Erfahrungen allenfalls nutzbar sein könnten in ihrer Rolle als Erziehende. Dabei werden diese Erwachsenen als Experten angesprochen, und ihr zukünftiges Handeln wird mit ihrem Erleben verknüpft.

Exploration nützlicher Erfahrungen:

- Welche guten Erfahrungen aus ihrer Kindheit haben die Erziehenden? Was war das Prägende? Welche Rolle spielten ihre damaligen Erzieher in diesem Kontext, den sie als positiv in Erinnerung haben?
- Welche Interventionen (Belohnungen, Strafen etc.) waren rückblickend nützlich? Wie wurden sie gelobt? Wie erfuhren sie Wertschätzung?
- Was haben ihre Erzieher getan, um ihnen das Gefühl zu vermitteln, für die Gemeinschaft nützlich zu sein?
- Welche Fähigkeiten und Werte, die sie im Elternhaus erfahren haben, haben für sie heute noch Wichtigkeit?
- Welche Sprichworte, Leitgedanken fallen ihnen ein, die ihre Erzieher benutzten?
- Welche Rituale waren in ihrer Herkunftsfamilie wichtig? An welche erinnern sie sich positiv, an welche eher negativ und wieso?
- Welche Erfahrungen, die sie selbst gemacht haben, möchten sie ihren Kindern ersparen? Was müssen sie anders tun, damit dies geschehen kann?

Wenn Erziehende in dieser Art als Experten für die Gestaltung der Erziehung ihrer Kinder angesprochen werden, fühlen sie sich wertgeschätzt und sind oft sehr empfänglich dafür, ergänzende Informationen von Fachleuten aufzunehmen, wie sie ihre Kinder erfolgreich begleiten können.

Eltern wollen ihre Kinder vor Dritten schützen

Eine besondere Ausgangslage besteht, wenn Eltern das Problem ausschließlich bei einer Dritten, nicht anwesenden Person sehen, zum Beispiel bei einer Lehrkraft, dem Lehrmeister oder bei anderen Kindern und Jugendlichen. Diese Wahrnehmungskonstruktion basiert auf der Annahme, dass Probleme nicht in der Interaktion zwischen Menschen entstehen, bei der alle Beteiligten etwas beitragen, sondern dass eine Person die Schwierigkeiten verursacht und die andere Opfer der Umstände ist. Haben Eltern diese Wahrnehmung, bitten sie in der Regel den Berater, kraft seiner Fachkompetenz und Stellung auf Dritte entsprechend ihren Vorstellungen Einfluss zu nehmen. Dies ist eine Einladung, Partei zu ergreifen.

Nehmen Beratende diesen einseitigen Auftrag an, ohne sich die Möglichkeit offenzuhalten, auch die Sichtweise der Drittperson zu erfahren, laufen sie Gefahr, die Freiheit zu verlieren, nützliche neue Handlungen zu initiieren.

Wie also kann einem solchen Wunsch respektvoll begegnet werden?

Zunächst müssen die Eltern als Personen wahrgenommen werden, die sich um ihr Kind kümmern und um dessen Wohl besorgt sind. Diese Art, die Situation zu beurteilen, ermöglicht es dem Berater, den Eltern wertschätzend zu begegnen und ihnen zu sagen, wie beeindruckend es ist, dass sie sich die Mühe nehmen, den Beratenden aufzusuchen, obschon sie als Eltern davon überzeugt sind, dass Dritte sich ändern müssen.

Zunächst müssen die Wünsche und Forderungen der Eltern exploriert werden, damit der Berater eine möglichst differenzierte Beschreibung davon erhält, wie sie sich die Situation vorstellen, falls es besser geht.

Dazu ist es nützlich, im Detail die Interaktionen zwischen der oder den Drittpersonen und dem Kind zu erfragen, zum Beispiel wenn Eltern sich über den Lehrer beklagen: »Verstehe ich Sie recht, Sie möchten, dass Herr X Ihr Kind mehr fördert? Gerechter ist mit Ihrem

Kind und wahrnimmt, dass andere Kinder ebenso unruhig sind wie das Ihre? Woran würden Sie merken, dass sich die Situation bereits ein klein wenig verbessert hat?«

Sobald eine klare Beschreibung der erhofften Interaktion vorliegt, muss der Berater versuchen, gemeinsam mit den Eltern ein Gespräch mit der oder den Drittpersonen zu führen. Sind die Eltern dazu nicht gewillt, ist es wichtig zu erfahren, welche guten Gründe sie zu dieser Ablehnung beibringen und was der Berater allenfalls tun kann, um ein gemeinsames Gespräch zu erleichtern. Verharren die Eltern bei ihrer Idee, der Berater müsse alleine nach ihren Vorstellungen bei der Drittperson intervenieren, stellt dieses Ansinnen einen nicht wohlgeformten Auftrag dar, den er so nicht annehmen kann. Berater müssen darauf bedacht sein, Aufgaben zu übernehmen, die realistisch und machbar sind, um die Klienten und sich selbst vor Enttäuschungen zu schützen. Dies ist äußerst wichtig, da ein Berater sehr schnell in Gefahr ist, zwischen den Fronten verschiedenster Interessen aufgerieben zu werden.

Ein Berater sollte daher die Eltern darüber informieren, welche Handlungsmöglichkeiten sie haben, und aufzeigen, wer welche Interventionskompetenzen hat.

Ein Berater kann sich jederzeit bereit erklären, mit den Anwesenden zu erörtern, was *sie* tun können, damit sich die Situation in ihrem Sinne verbessert. Eine hilfreiche Fragestellung dafür ist: »Was können Sie tun, was der Drittperson hilft, sich so zu verhalten, wie Sie es wünschen?« Mit dieser Fragestellung bleibt der Beratende genau in der Wahrnehmungskonstruktion der Klienten, und gleichzeitig wird darüber nachgedacht, was die Anwesenden verändern können. Er muss wie üblich nach Ausnahmen suchen, nach Zeiten, in denen die erwünschte Interaktion zwischen Drittperson und Kind schon ein wenig stattfindet. Dabei ist es wesentlich, herauszuarbeiten, was die Anwesenden, zum Beispiel das Kind, in solchen Momenten tut. Durch eine solche Exploration beginnt die Dekonstruktion des Täter-Opfer Musters, und die anwesenden Klienten fangen an, auf ihre Einflussmöglichkeiten zu fokussieren.

Fokussieren auf das Gelingen im pädagogischen Alltag

Eine große Herausforderung im Zusammenleben mit Kindern und Jugendlichen ist das Fokussieren auf das Gelingen. Das regelmäßige Wahrnehmen und Wertschätzen auch kleiner Teilerfolge ist schwierig, weil der Erziehende Zeuge von vielen Misserfolgen und Verfehlungen wird. Sehr oft muss er auch Zurechtweisungen und Korrekturen anbringen und auf Fehlverhalten aufmerksam machen. Dadurch geht im Strudel des Alltags die Wahrnehmung der kleinen Fortschritte unter.

Hilfreich ist es, sich immer wieder zu vergegenwärtigen, dass Kompetenzzuwachs nur sehr langsam erfolgen kann und Kinder oft zunächst von den Dingen nur sprechen, die sie machen sollten, ohne sie jedoch auszuführen.

Dazu die Erfahrungen von Lee Shilts an einer Grundschule in Ford Lauderdale (Florida) (vgl. Berg u. Shilts 2009):

An dieser Schule wurden Kinder mit besonderen Bedürfnissen einmal die Woche für zwei Lektionen zusammengenommen. Das Ziel in diesen Stunden war es, mit den Kindern darüber zu sprechen, was sie in der letzten Woche erreicht hatten, worauf sie stolz waren und was ihnen gelungen war.

Schnell wurde klar, dass zu Beginn viele Kinder von Erfolgen sprachen, die so noch gar nicht stattgefunden hatten. Die Lehrkräfte waren an den Beiträgen der Kinder trotzdem sehr interessiert. Sie fragten nach Details der einzelnen Handlungsschritte. Sie interessierten sich für die Reaktion der anderen auf die jeweils neue Verhaltensweise und dafür, welchen Unterschied das neue Tun für die Kinder ausmachte.

Erstaunlich war, dass nach einigem Erzählen von fiktiven Erfolgen die Kinder begannen, die von ihnen im Detail beschriebenen Handlungen in die Tat umzusetzen. Es scheint, dass dieses mentale Durchgehen und Üben durchaus einen Effekt zeigt.

Wir alle kennen die Situation, dass Kinder zum Beispiel sagen: »Ich habe die Zähne geputzt«, und wir wissen genau, dass es nicht stimmt. Im Bewusstsein dessen, wie viel es braucht, bis Fortschritte sichtbar werden, könnte diese Aussage neu auch so verstanden werden: »Ich habe die Forderung gehört, ich weiß, was ich zu tun habe, ich bin noch nicht so weit, dies auch in Tat umzusetzen. Gib mir Zeit!« Wenn man das Gras wachsen hört, wie Insoo Kim Berg die Haltung des wohlwollenden Beobachtens jeweils nannte, würde man also auf die Bemerkung »Ich habe die Zähne geputzt« – und der Erzieher weiß, dass dem nicht so ist –, antworten: »Schön, dass du weißt, was zu tun ist, geh mach es nun!«

Es liegt auf der Hand, dass Erziehende nicht jederzeit so reagieren können und sollen. Oft ist es sogar nützlich, wenn Kinder unseren Unmut spüren. Die Kunst ist es, genügend häufig die wohlwollende

Position einzunehmen und sich damit zu befähigen, sich mit dem Kind über kleinste Fortschritte zu freuen und sich selbst auch für die erfolgreiche Förderung wertzuschätzen.

Am besten gelingt eine solche Haltung, wenn sich die Beteiligten gegenseitig unterstützen, regelmäßig auf die vorhandenen Kompetenzen zu fokussieren. Die 50-%-Regel ermöglicht dieses Vorgehen. Sie besagt, dass sich Erwachsene die eine Hälfte der zur Verfügung stehenden Zeit über Dinge beschweren dürfen, die das Kind noch nicht gut macht. Erziehende sind auch nur Menschen. Sie brauchen oft sehr viel Geduld, Energie und Kraft in der Förderung ihrer Schützlinge. Es tut gut und ist tröstlich, seinem Ärger und Unmut über das Fehlverhalten eines Kindes Luft verschaffen zu können. Die andere Hälfte der Zeit wird dazu genutzt, sich über kleine Fortschritte und positive Beobachtungen auszutauschen. Während sich die eine Person von den Beobachtungen der Defizite leiten lässt, hat unter Umständen ein anderer Erwachsene gerade genügend Energie und Distanz, die zweite Hälfte des Gesprächs einzuleiten und den Dialog über die kleinen positiven Veränderungen zu führen.

Die 50-%-Regel hat sich sehr bewährt. Sie ermöglicht den Erziehenden, die Balance zu finden zwischen Fordern und Fördern.

Beispiel: Herausfinden, welche Unterstützung hilft

Ausgangslage

Samuel, ein 13-jähriger Jugendlicher, der in einer Institution für verhaltensauffällige Jugendliche lebte, wurde zur Beratung angemeldet, da er angeblich in den regelmäßig stattfindenden Standortgesprächen immer wieder gute Ziele für sich formulierte und gute Vorsätze fasste, ohne jedoch »das Geringste«, so der Wortlaut der Sozialpädagogen, umsetzte.

Samuel interessierte sich für Uni-Hockey, Formel-1-Rennen und hatte die institutsinterne Schachmeisterschaft gewonnen.

Verlauf des 1. Gesprächs

THERAPEUTIN: Soweit ich informiert bin, hast du dir im letzten Standortgespräch vorgenommen, pünktlicher zu sein. Laut den Angaben deiner Bezugsperson ist es seither jedoch eher schlimmer geworden, und sie meint, dass du die Dinge einfach nicht ernst genug nimmst. Es würde mich interessieren, wie dies aus deiner Sicht aussieht.

SAMUEL: Ich weiß nicht, ich mag eigentlich nicht schon wieder verhört werden.

THERAPEUTIN: Mein Ziel ist es, so gut wie möglich deine Sichtweise kennenzulernen. Weißt du, ich arbeite ja viel mit Kindern und Jugendlichen, und ich bin immer wieder überrascht, wie viel Mühe diese sich in der Regel geben, um etwas zu erreichen.

SAMUEL: Ich weiß nicht, wenn ich etwas sage, höre ich sowieso, das sei eine faule Ausrede. Mir glaubt ohnehin keine Person.

THERAPEUTIN: Ich verstehe gut, dass du ernst genommen werden willst, wenn du dich äußerst. Das Einzige, was ich tun kann, ist, dir zu versichern, dass ich an deiner Meinung und Einschätzung interessiert bin.

SAMUEL: Was nutzt das? Mein Sozialpädagoge wird sowieso bei seiner Auffassung bleiben, und so höre ich eben sein Gejammer an, kassiere Strafen ... was soll's, ich habe mich daran gewöhnt, im Knast zu sein.

THERAPEUTIN: Wie ich höre, verläuft dein Leben im Moment nicht so, wie du es möchtest. Stimmt das?

SAMUEL: Denken Sie denn, irgendein Jugendlicher möchte im Jugendknast sitzen?

THERAPEUTIN: Du hast recht, das kann ich mir nicht vorstellen, und ich nehme an, dass du so bald wie möglich eine Veränderung wünschst. Weißt du, was du erreichen musst, damit sich die Dinge für dich verbessern?

SAMUEL (ärgerlich): Ich soll nicht aufsässig sein, ich soll nicht lügen, nicht stehlen, ich soll nicht Dinge kaputtmachen, ich soll nicht zu spät kommen, ich soll nicht aggressiv sein und noch vieles anderes mehr.

THERAPEUTIN: O. k., jetzt weiß ich, wie du nicht sein sollst. Mich würde interessieren, was ich auf einem Video sehen könnte, was Samuel tut, wenn alle Beteiligten denken, nun ist es aber höchste Zeit, bei Samuel eine Veränderung einzuleiten.

SAMUEL: Nun, ich weiß nicht ...

THERAPEUTIN: Hm.

SAMUEL: Dann wäre ich ein so ganz braver, angepasster Schleicher, der allen schön Guten Tag sagt, der zum Sozialpädagogen rennt und ihm beichtet, dass er auf eine Schnecke getreten ist, der, wenn er einen Puff kassiert, noch gleich die andere Seite hinhält aus lauter Friedfertigkeit, einer, der immer als Erster still und geduldig in der ersten Reihe sitzt und wortlos auf den Beginn der Stunde wartet, und überhaupt ...

THERAPEUTIN: Also, du würdest dich ziemlich anders verhalten als jetzt? So, wie du das beschreibst, erhalte ich den Eindruck, dass du nie in deinem ganzen Leben so sein möchtest; stimmt das?

SAMUEL: Bestimmt werde ich nie so ein Arschkriecher, aber wissen Sie, ich weiß, was die im Heim hören wollen bei den Standortgesprächen ...

THERAPEUTIN: Was möchtest du denn sein, statt eines Arschkriechers?

SAMUEL: Hm, ich weiß nicht ...

THERAPEUTIN: Stell dir vor, du bist 20 Jahre alt, ein Freund von dir beschreibt dich. Welche Eigenschaften möchtest du, dass er aufzählt?

SAMUEL: Hm ... dass ich ein cooler Typ bin, dass man sich auf mich verlassen kann, dass ich ein Informatikfreak bin und ich für mich und die anderen alle Computerprobleme lösen kann, dass ich ein super Snowboardfahrer bin und dass es mir gelingt, immer gute Frauen aufzureißen.

THERAPEUTIN: Eindrücklich ... Sag einmal, was würde dein Freund genau meinen mit coolem Typ?

SAMUEL: Einer, der lässige Kleider hat, einer, der witzige Antworten geben kann und ganz ruhig bleibt, auch wenn man ihn anzündet.

THERAPEUTIN: Lass mich zusammenfassen, was ich von dir bis jetzt gehört habe und was wichtig scheint: Du willst ein zuverlässiger, sportlicher, gut gekleideter, bei Frauen erfolgreicher junger Mann werden, der sehr gute Informatikkenntnisse hat, die er nicht nur für sich einsetzt, sondern auch gewillt ist, andere davon profitieren zu lassen. Gut. Mir scheint, du bist einer der Jugendlichen, die etwas aus sich machen wollen, eher nicht so ein Hängertyp.

SAMUEL: Stimmt.

THERAPEUTIN: Ich denke, um das zu erreichen, musst du viel arbeiten, solche Ziele fallen einem nicht in den Schoss, man muss immer wieder Rückschläge wegstecken und einfach dranbleiben ...

SAMUEL: Das ist eben nicht so einfach, ich meine, das mit den Rückschlägen.

THERAPEUTIN: Was meinst du genau?

SAMUEL: Wissen Sie, ich möchte immer alles perfekt machen und können. Ich glaube, eigentlich bin ich ein ganz pingeliger Typ. Das glaubt mir niemand, bei dem Chaos, das ich häufig habe, aber ich möchte die Dinge einfach super machen. Und ja, dann gelingt das nicht, und ich werde wütend über die doofen Regeln und Vorschriften, ich beschwere mich über alle anderen, aber eigentlich bin ich sehr enttäuscht über mich, und wenn dann noch so ein Sozialpädagoge kommt und mir vorwirft, ich nehme die Sache nicht ernst, geht die Post ab ... gerade das Gegenteil ist der Fall, aber das glaubt mir keiner, und, ja, dann gebe ich eben auf. Darum bin ich auch im Heim. Ich hatte einen super Lehrer, der hat mir viel geholfen, und ich war auf dem Weg, alles auf die Schienen zu bringen, wissen Sie, das mit dem Lügen und Stehlen und so, aber dann habe ich doch wieder etwas mitlaufen lassen im Medienmarkt, obschon ich bereits vier Monate lang nichts mehr gestohlen hatte! Das auch, wenn ich in die Geschäfte ging, also ich meine, ich hätte viele Gelegenheiten gehabt, etwas verschwinden zu lassen, ich hab es nicht getan; bis eben an jenem Samstag, und dann habe ich den Mut verloren und alles schlittern lassen.

THERAPEUTIN: Wow, du hast also ganz hart an dir gearbeitet und bist wirklich weit gekommen, du bist also jemand, der dies kann. Es scheint mir, es sind mehr die Rückschläge, die du noch nicht meistern kannst. Sag einmal, was hat der Lehrer, den du erwähnt hast, gemacht, der dir geholfen hat?

SAMUEL: Der war ein cooler Typ! Ich weiß nicht, der hat mir immer wieder gezeigt, dass ich Fortschritte mache, auch wenn ich es noch nicht ganz gut konnte. Der war mit meiner Schularbeit oft echt zufrieden, auch wenn es noch viele Orthografiefehler hatte, der konnte doch sagen: »Samuel, du hast sehr schön geschrieben, du hast die Arbeit pünktlicher abgegeben als das letzte Mal, das kommt gut.« Wissen Sie, der hat mir Mut gemacht, dass ich es schaffe. Nicht so wie hier, wo ich jetzt bin. Da käme es keinem in den Sinn zu sagen: »Samuel, du bist schon pünktlicher.« Die motzen nur: »Du warst wieder unpünktlich, du musst am Mittwochnachmittag nachsitzen.«

THERAPEUTIN: Verstehe ich recht, es hilft dir, wenn dir jemand aufzeigt, dass du Fortschritte machst. Da bist du auf andere angewiesen, weil du selbst mit dir sehr streng bist. Wenn es dir nicht perfekt gelingt, denkst du gleich, du würdest es sowieso nie schaffen. Du kannst die kleinen Verbesserungen von dir aus gar nicht wahrnehmen.

SAMUEL: Ja, ich glaube schon. Eigentlich, früher konnte ich das besser. Ich habe oft argumentiert, ich sei doch jetzt schon etwas früher nach Hause gekommen als das letzte Mal, aber dann habe ich zur Antwort bekommen, ich wolle mich nur rausschwatzen, ich sei eben zu faul, mich richtig anzustrengen, es sei ja lachhaft, wenn ich das nicht auf die Reihe bringe.

THERAPEUTIN: Wichtig ist zu wissen, was dir hilft und was sich schon einmal bewährt hat. Hast du schon einmal mit deinem Sozialpädagogen darüber gesprochen?

SAMUEL: Sicher nicht, die wissen es ja immer besser.

THERAPEUTIN: Ich weiß nicht, ich hatte den Eindruck, der Sozialpädagoge, der deine Bezugsperson ist, will dich wirklich unterstützen, und da er momentan keinen hilfreichen Weg sah, hat er dich bei mir angemeldet, damit du weiterkommst. Samuel, ich denke, es wäre sehr wichtig, wenn der Sozialpädagoge das, was du mir so eben erzählt hast, auch wüsste. Wärst du bereit, ihm dies mitzuteilen? Und wenn ja, wie und wo möchtest du am liebsten darüber sprechen?

SAMUEL: Ich weiß nicht, ob das etwas bringt ...

THERAPEUTIN: Da hast du recht, da ist keine Garantie, du kannst es dir überlegen, und vielleicht hast du ja auch andere Ideen.

Samuel entschied sich, zum nächsten Gespräch gemeinsam mit dem Sozialpädagogen vorbeizukommen.

Verlauf des 2. Gesprächs

THERAPEUTIN: Ich möchte mich bedanken, dass Sie heute hierher gekommen sind. Besonders Ihnen, Herr Müller (Name des Sozialpädagogen), möchte ich danken, dass Sie sich diese Extrazeit für Samuel nehmen. Das ist nicht selbstverständlich und zeigt mir, wie sehr Ihnen die Entwicklung von Samuel am Herzen liegt. [Zu SAMUEL:] Ich weiß nicht, wie viel du Herrn Müller von unserem letzten Gespräch erzählt hast. Auf jeden Fall hast du dich entschieden, dieses Gespräch gemeinsam mit ihm zu führen.

SAMUEL: Ich habe ihm nichts vom letzten Gespräch erzählt, einfach gesagt, dass Sie meinten, es könnte gut sein, er wüsste etwas mehr von mir, und dass ich gedacht habe, das könnte auf jeden Fall nicht schaden, ob es etwas bringt, haben Sie ja selbst gesagt, weiß man nicht.

THERAPEUTIN: Ja, das wissen wir alle nicht. Ich habe jedoch den Eindruck, dass alle hier ihr Bestes geben, und da wird sich bestimmt der eine oder andere positive Unterschied ergeben. Samuel, willst du kurz zusammenfassen, was du denkst, was wichtig war im letzten Gespräch?

SAMUEL: Nein, lieber nicht, Sie können das besser.

THERAPEUTIN: Da bin ich anderer Meinung. Ich habe dich als einen aufgeweckten Jugendlichen kennengelernt das letzte Mal [Gelegenheit zu einer Wertschätzung]. Es könnte jedoch sein, dass es dir lieber ist, wenn ich es tue, das geht in Ordnung für mich.

Ich nannte Samuels Ziele, die er in zehn Jahren erreicht haben will (Person, auf die man sich verlassen kann, guter Informatiker, der auch anderen hilft), und ging im Detail auf die Beschreibung von Samuel ein: dass er ein Perfektionist ist, dass er oft den Mut verliert, wenn ihm etwas nicht gleich gelingt, und dass er selbst oft nicht in der Lage ist, kleine Fortschritte wahrzunehmen, und daher auf eine Unterstützung in diesem Bereich von außen angewiesen ist.

SOZIALPÄDAGOGE: Also, ich glaube, ich verstehe, um was es geht, es geht um die kleinen Schritte. Ich habe jedoch sehr Mühe, mir das konkret vorzustellen, die Vereinbarungen müssen eingehalten werden.

THERAPEUTIN: Ja genau, und Sie haben sehr recht, oft ist dies gar nicht so einfach. Würden Sie, Herr Müller, es begrüßen, wenn ich meine Gedanken dazu erläutere?

SOZIALPÄDAGOGE: Ja, denn ich sehe nicht, wie das gehen soll.

THERAPEUTIN: Wie Sie erwähnt haben, ist das Wahrnehmen von kleinen Fortschritten schwierig. Das kommt unter anderem daher, dass wir das Endziel vor Augen haben und wir uns weniger bewusst sind, dass viele Teiletappen erreicht werden. Die Teilerfolge zu registrieren und dem Jugendlichen davon eine Rückmeldung zu geben macht oft einen positiven Unterschied.

SOZIALPÄDAGOGE: Ja, ich sehe das, aber ich muss sagen, das ist sehr schwierig. Ich habe noch andere Jugendliche, und ich bin nur ein Mensch, es ärgert mich einfach maßlos, wenn er sich wieder nicht an die Abmachungen gehalten hat.

THERAPEUTIN: Ich verstehe dies sehr gut und meine, Ihr Ärger und Ihre Enttäuschung sind sogar nützlich. Wissen Sie, diese Emotionen sind für mich wie das Pfeifen des Schiedsrichters bei einem Fußballspiel. Es muss ein klares Signal kommen, wenn die Grenze überschritten wird, das hilft meines Erachtens den Jugendlichen. – Beim Beachten der Teilerfolge würde es darum gehen, das eine zu tun und das andere nicht zu lassen. Wenn Sie Ihren Ärger ausgedrückt haben und Sie sich wieder beruhigt haben, könnte ja zum Beispiel im Laufe der nächsten Tage ein Gespräch stattfinden, bei dem Sie Samuel klar aufzeigen, wann und wo Sie beobachtet haben, dass er innerhalb der Grenzen war. Ich nehme nun nochmals die Metapher des Fußballspiels, also wann es ihm gelungen ist, die Abmachung einzuhalten. Vielleicht würden Samuel und Sie feststellen, dass es immer öfter gelingt und auch in immer schwierigeren Situationen, und das macht Mut und gibt Energie, dranzubleiben.

Das erste Gespräch mit Samuel verlief weitgehend auf der Reflexionsebene. Das zweite war ein Informationsgespräch, wobei es darum ging, Herrn Müller Informationen weiterzugeben, die im ersten Gespräch entwickelt worden waren.

8. Selbstwirksamkeit

Die Theorie der Selbstwirksamkeit, wie sie vor allem von Bandura (1977) beschrieben wurde, befasst sich mit dem Entstehen der Überzeugung, als Mensch die notwendigen Fähigkeiten und Strategien zu haben, um eine Aufgabe in einem bestimmten Kontext gut meistern zu können.

Selbstwirksamkeit beschreibt den Zusammenhang zwischen der Einschätzung eines Individuums, eine Aufgabe in Zukunft lösen zu können, und der in der Folge gezeigten Handlungen. Selbstwirksamkeit spielt in allen Bereich des menschlichen Tuns eine Rolle, sei dies auf der Wissensebene, in Beziehungen oder im körperlichen Bereich. Es ist wichtig festzuhalten, dass Selbstwirksamkeit sich vom allgemeinen Gefühl des Selbstvertrauens in dem Sinne unterscheidet, als Selbstwirksamkeit ein ganz spezifisches Wissen und eine starke Überzeugung beschreibt, das einem Individuum zur Verfügung steht, sinnvoll und effizient handeln zu können.

Bandura postuliert, dass die Überzeugung, selbstwirksam zu sein, die Art und Weise, wie etwas ausgeführt wird, wesentlich bestimmt. Eine positive Wahrnehmung der eigenen Selbstwirksamkeit korreliert in hohem Maße mit der Ausdauer und dem geleisteten Einsatz. Je weniger ein Individuum von seiner Selbstwirksamkeit überzeugt ist, umso schneller gibt es auf; es kommt zur Verweigerung.

Quellen der Selbstwirksamkeit:

- Erfahrung, einer bestimmten Aufgabe gewachsen gewesen zu sein und sie gemeistert zu haben
- positive Erfahrungen in anderen Bereichen (im Sinne von: Wenn ich jenes geschafft habe, wird mir auch dies hier jetzt gelingen)
- Beobachtungen von Dritten in ihren Erfolgen und auch Misserfolgen (im Sinne von Ansporn: Ich will es auch so gut können wie jener; und im Sinne von Ansporn durch Vergleichen: ich kann dies bereits besser als jener)
- Unterstützung und positive Beeinflussung durch Dritte (soziale Komponente)
- allgemeine physische und psychische Verfassung.

Die stärkste Wirkung hat ohne Zweifel die Erfahrung, das Geforderte schon einmal geschafft zu haben; daher ist es immer wieder so wichtig, mit den Klienten Situationen zu schaffen, die Erfolgserlebnisse ermöglichen.

Die Selbstwirksamkeit hat Einfluss auf das Denken, die Motivation, die Emotionen und die Wahl des Lebenskontextes und der Aktivitäten.

Denken

Menschen nehmen gedanklich das Lösen von Aufgaben voraus. Bei einer hohen Überzeugung, selbstwirksam zu sein, werden innerlich Erfolge visualisiert und damit positive Handlungsstrategien angebahnt. Bei geringer Überzeugung werden Misserfolge antizipiert. Es entstehen Selbstzweifel, die nützliche Strategien verhindern.

Motivation

Die Selbstregulation der Motivation hängt eng mit den Zielen zusammen, die sich ein Individuum setzt. Je klarer und erreichbarer ein Ziel von einem Menschen wahrgenommen wird, umso höher ist die Motivation. Die Ziele, die sich der Einzelne setzt, sind wiederum im hohen Maße mit seiner Überzeugung von der Selbstwirksamkeit korreliert. Das heißt, je nachdem, was er sich zutraut, werden die Ziele wohlgeformter, spezifischer und auch realistischer sein, da die Selbstwirksamkeit, wie oben erwähnt, ja vor allem auf positiven Erfahrungen basiert.

Bei hoher Motivation sind die Fähigkeit, auch bei Schwierigkeiten dranzubleiben, und die Bereitschaft, Misserfolge wegzustecken, sehr gut ausgeprägt.

Einige Kinder erachten zum Beispiel gute Schulleistungen als etwas, das sie beeinflussen können, andere neigen eher dazu, dies als etwas zu konzeptualisieren, auf das sie kaum Einfluss haben. Sind die Leistungen schwach sagen diese Kinder von sich, sie seien dumm.

Tatsache ist, dass eine Leistung immer eine Mischung von Begabung und Training darstellt. Da die Begabung im genetischen Sinn nicht beeinflusst werden kann, muss das Augenmerk um so mehr auf alle Faktoren gelegt werden, die variabel sind, also zum Beispiel die Bereitschaft zum Üben und Dran zu bleiben. Diese Bereitschaft wird stark gefördert durch Erfolgserlebnisse und das Prinzip der kleinen Schritte und wohlgeformten Ziele.

Emotionen

Der Glaube an positive Bewältigungsstrategien beeinflusst die Gefühle, die beim Lösen einer Aufgabe erzeugt werden.

Menschen, die kaum überzeugt sind, selbstwirksam zu sein, sehen in der Regel bei einer Aufgabe wesentlich mehr Schwierigkeiten als Individuen mit gutem Selbstvertrauen. Sie werden überschwemmt von Versagensängsten, Gefühlen der Hilflosigkeit und Ärger. Die Unsicheren brauchen ihre Energie, um eine emotionale Balance zu finden, und für das Lösen der eigentlichen Aufgabe bleibt kaum Kraft übrig.

Dagegen können Menschen, die überzeugt sind, mögliche Schwierigkeiten und Bedrohungen gut zu meistern, sich viel eher auf die eigentliche Aufgabe fokussieren.

Wahl des Lebenskontextes und der Aktivitäten

Selbstvertrauen und gute Überzeugung von der Selbstwirksamkeit bestimmen die Aktivitäten, die ein Mensch ausübt, und auch die sozialen Kontakte, die bevorzugt gepflegt werden. Menschen vermeiden in der Regel Tätigkeiten und soziale Kontakte, denen sie nicht gewachsen zu sein glauben. Über die Zeit werden so das soziale Netz, in dem sich ein Mensch bewegt, und die Fähigkeiten, die er weiterentwickelt, bestimmt.

Selbstwirksamkeit und der lösungsfokussierte Ansatz

Veränderungen sind unumgänglich

Zu den Kernaussagen im lösungsfokussierten Modell gehört unter anderen die Annahme, dass Veränderungen unumgänglich sind und dass Schwierigkeiten sich nie gleichförmig zeigen; es gibt immer Unterschiede, die genutzt werden können. Außerdem wird postuliert, dass die Sprache, die wir gebrauchen, um *Lösungen* zu beschreiben, sich von der Sprache unterscheidet, die nötig ist, um das *Problem* darzustellen.

Diese Kernaussagen haben alle eine direkte Auswirkung auf die Förderung der Wahrnehmung der Selbstwirksamkeit.

Das *panta rhei* (»Alles fließt«) ist eine Verkürzung von Heraklits Gedanken: Wer in einen bestimmten Fluss steigt, dem fließt anderes und wieder anderes Wasser zu. Wir steigen in denselben Fluss und doch nicht in denselben.

Das Nachdenken unserer Klienten über Schwierigkeiten ist im Gegensatz zum *panta rhei* oft ein sehr statisches. Zur Beschreibung ihres Problems gebrauchen sie sehr oft das Wort »sein«: Ich *bin* traurig, ich *bin* dumm, das Kind *ist* hyperaktiv, das Kind *ist* unzuverlässig. Durch diese sprachliche Formulierung wird suggeriert, dass die Traurigkeit, die Hyperaktivität und die Unzuverlässigkeit Merkmale sind, die diesem Menschen zu jeder Zeit in gleichem Ausmaß und in allen Lebensumständen anhaften. Sie werden zu unveränderlichen Tatsachen wie zum Beispiel die Geschlechtszugehörigkeit.

Indem wir im Gespräch mit unseren Klienten sprachlich auf die Variabilität von Zuständen achten, indem wir »aktive« Verben gebrauchen wie zum Beispiel ...

- verhält sich
- zeigt sich
- handelt

... implementieren wir die Wahrnehmung, dass Veränderung möglich ist. Die Aussage »Das Kind verhält sich hyperaktiv« erzeugt die Fragen: Wann und wo verhält sich das Kind hyperaktiv, und wann und wo verhält es sich eher ruhiger?

Markieren

Beim Markieren fokussieren wir auf kleine Nuancen im Verhalten und lassen den Klienten genau beschreiben, wie er solche Veränderungen ermöglicht oder auch welche äußeren Umstände ein anderes Verhalten fördern. Diese vielen Fragen nach den kleinen Unterschieden stellen nichts anderes dar als eine Unterstützung des Klienten bei dem Versuch, sich bewusst zu machen, wann und wo er was tut, damit die Dinge etwas besser verlaufen. Die Antworten auf diese spezifischen Fragen stellen eine Beschreibung der Selbstwirksamkeit dar.

Als Beratende ist es unsere Pflicht, ganz genau auf die kleinen Nuancen zu hören von denen uns die Klienten erzählen. Diese kleinsten Unterschiede müssen wir als Beratende hervorheben, da sie der

Wahrnehmung der Klienten meist entgehen. Insoo Kim Berg war eine Meisterin darin, und sie meinte immer wieder: »Wir müssen das Gras wachsen hören!« Keine Veränderung ist zu klein, als dass sie nicht der Erwähnung und Markierung würdig wäre. Dabei benutzen wir mit Vorteil die zögerliche Sprache, da wir das Expertentum der Klienten auf jeden Fall berücksichtigen wollen. Beispiel: »Als ich Ihnen vorhin zuhörte, schien es mir fast, als ob Sie letzte Woche der Versuchung, sich zu überfordern, eher widerstehen konnten.« Oder: »Wenn du mir von diesen Rechnungen erzählst, bekomme ich den Eindruck, dass du gut begriffen hast, wie sie zu lösen sind. Könnte dies zutreffen, und, wenn ja, wie ist dir das gelungen?«

Das Suchen nach Ausnahmen geht in die gleiche Richtung, zielt jedoch auf die Beschreibung von Unterschieden ab, die dem Klienten meist bereits bewusst sind.

Skala

Auch bei der Skalafrage haben wir Gelegenheit, die Wahrnehmung der Selbstwirksamkeit zu fördern. Falls der Klient auf einer höheren Stufe als 0 ist, muss er in Bezug auf einen bestimmten Sachverhalt, der mit 10 definiert ist, bereits nützliches Verhalten zeigen. Er muss der Schwierigkeit bereits mit einer gewissen Kompetenz und Zuversicht begegnet sein. Wiederum ist eine genaue Beschreibung der Aktivität, die ein Niveau oberhalb 0 möglich macht, sowohl aus der Innen- als auch aus der Außenperspektive sehr hilfreich dabei, dem Klienten seine Selbstwirksamkeit bewusst zu machen: »Was haben Sie gemacht – und wie –, und was haben Dritte beobachten können, wie Sie die Situation angegangen sind?«

Bewältigungsfragen

Als weiteres Instrument kennt der Ansatz die Bewältigungsfragen oder Überlebensfragen: Wie hat es der Klient geschafft, unter widerlichen Umständen den Schwierigkeiten zu trotzen? Auch hier ist das detaillierte Nachfragen sehr wichtig, da die meisten Klienten das, was sie tun, als selbstverständlich anschauen und diesem Tun nicht eine bestimmte Bedeutung im Sinne einer vorhandenen Kompetenz geben.

Fragen nach einer gut gemeisterten Schwierigkeit

Die Frage nach einer Schwierigkeit, welche die Klienten in der Vergangenheit gut gemeistert haben, stellt ebenfalls eine Möglichkeit dar, Selbstwirksamkeit zu explorieren.

Insoo Kim Berg berichtete von einem Experiment, das sie bei einer Gruppentherapie in einem Gefängnis angeregt hatte. Dort wurden alle Gefangenen zu Beginn der Gruppenarbeit gebeten, von einer Schwierigkeit zu berichten, die sie mit Erfolg bewältigt hatten. Bergs Beschreibung zufolge muss dieser Einstieg einen großen Unterschied bewirkt haben. Gefangene nehmen sich selbst oft als Versager wahr, und andere Personen neigen auch dazu, vor allem die Defizite der Straffälligen zu registrieren. Dadurch, dass die Gefangenen von einem Erfolg berichteten, konnte die Selbstachtung und auch die Achtung Dritter ihnen gegenüber genährt werden, und dies hat offensichtlich die Arbeitsatmosphäre günstig beeinflusst.

Einen ähnlichen Effekt beabsichtige ich zu erzielen, wenn ich bei der ersten Begegnung mit Kindern und ihren Eltern die Kinder zunächst nach ihren Stärken und Fähigkeiten frage. Dies verändert ihre Wahrnehmung in Bezug auf sich selbst und gibt oft die Möglichkeit, die Erziehungsarbeit der Eltern wertzuschätzen. Dadurch nehmen sich die Kinder wie die Eltern als kompetenter wahr als zunächst angenommen.

Fragen nach Familienmitgliedern, die Schwierigkeiten gut gemeistert haben, können den Glauben an Selbstwirksamkeit ebenfalls nähren. Diese Familienmitglieder können auch einer früheren Generation angehört haben. Gerade in Familien, die migriert sind, kann die Erinnerung an solche Personen einen Stolz hervorrufen, der genutzt werden kann. Zur Familie eines starken Menschen zu gehören, der es geschafft hat, große Probleme zu überwinden, und Nachfolger dieses Menschen zu sein mobilisiert oft Energie und Durchhaltewillen.

Wohlgeformtes Ziel

Zuletzt sei noch einmal erwähnt, dass ein wohlgeformtes Ziel, die Selbstwirksamkeit sehr positiv beeinflusst. Nur wohlgeformte Ziele können zu Erfolgserlebnissen führen!

Im lösungsfokussierten Ansatz wird das wohlgeformte Ziel wie folgt umschrieben.

Es ist *smart*:

- klein (small)
- messbar (measurable)
- auf der Handlungsebene beschrieben (actional)

- erreichbar (reachable)
- zeitlich festgelegt (time bound).

Zusammenfassung

Die Wahrnehmung der Selbstwirksamkeit wird gefördert durch:

- wohlgeformte Ziele
- Ausnahmefragen
- Skalierungsfragen
- Bewältigungs- und Überlebensfragen
- Markieren von kleinen Veränderungen und Unterschieden
- Gebrauch von »aktiven« Verben in der Beschreibung der Situation
- Frage nach erfolgreich bewältigten Schwierigkeiten in der Vergangenheit
- Frage nach Familienmitgliedern, die Schwierigkeiten gut gemeistert haben.

9. Spielen

»Show me and I will forget.
Tell me and I will not remember.
Involve me and I will understand.«
Indianische Weisheit

Allgemeine Bemerkungen

Für Kinder ist Lernen durch Spielen von großer Bedeutung. Vieles können sie im Spiel besser oder überhaupt nur durch das Spiel lernen und erfassen. Sie können sich spielend Kompetenzen und Fähigkeiten aneignen, Haltungen trainieren und Erfahrungen machen. Daher sollte das Spiel bei der Arbeit besonders mit jüngeren Kindern als äußerst wichtig angesehen werden, wichtiger sogar als das Gespräch (vgl. Vogt u. Burr 1999).

Ich möchte hier das Wort Spiel in einer umfassenden Bedeutung verstanden wissen. Bei den nachfolgenden Anregungen wird vor allem spielerisches Tun beschrieben. Es werden Aktivitäten beschrieben, die eine bestimmte Erfahrung ermöglichen und das Erreichen eines bestimmten Zieles erleichtern helfen.

Mit dem Wort »spielen« wird normalerweise Leichtigkeit, Spaß und Freude assoziiert. Dies trifft bei erstaunlich vielen Kindern und Erwachsenen nicht zu. Häufig steht das Sichmessen und damit der Konkurrenzkampf im Vordergrund. Dabei verliert das Spiel schnell an Leichtigkeit und wird bitterer Ernst; ganz besonders bei Kindern mit geringer Frustrationstoleranz kann das Spiel so zu einer Belastung werden.

Soll Spielen dafür genutzt werden, neue Erfahrungen zu generieren, muss der Berater deshalb Rahmenbedingungen schaffen, die gewährleisten, dass das Spiel seine Leichtigkeit behält, und sicherstellen, dass das Kind das Spiel als positiv erleben kann. Am besten lernt das Kind, wenn es, vertieft in seine Tätigkeit, in eine Art Trancezustand kommt, wie wir ihn von der Hypnotherapie her kennen (vgl. Signer-Fischer, Gysin u. Stein 2009). Um dies zu ermöglichen, muss der Berater achtsam die Bedürfnisse sowie die Eigenheiten jedes einzelnen Kindes beobachten und in die Spielvorbereitung einbeziehen.

Das Spiel, das wir dem Kind anbieten, damit es eine bestimmte Erfahrung macht, und mit dem wir im besten Fall einen Kompetenzzuwachs initiieren, muss also in die Welt dieses spezifischen Kindes passen, seinen Fantasien und Neigungen entgegenkommen. Es ist eigentlich wie im lösungsfokussierten Gespräch mit Erwachsenen, bei dem wir die Schlüsselworte des Klienten aufnehmen, um besser verstanden zu werden und eine therapeutische Basis zu finden: Wir beachten im Spiel die Neigungen und Vorlieben des Kindes.

Auswahlkriterien für ein Spiel

- Was tut das Kind gerne?
- Bei welcher Tätigkeit stellt sich mit großer Wahrscheinlichkeit ein Erfolgserlebnis ein?
- Wo liegen die Stärken, und welche bereits vorhandene Stärke könnte beim Erlernen der neuen Fertigkeit utilisiert werden?
- Wie groß ist die Frustrationstoleranz?
- Welche Themen, Helden und Interessen bewegen das Kind?

Einem Kind, das gerne zeichnet und malt, bietet man eine gestalterische Tätigkeit an, Kindern, die gerne etwas herstellen, können etwas nähen oder etwas aus Holz basteln, Kindern, die das Wasser lieben, werden Erfahrungen mit diesem Element ermöglicht.

Zum Nähen: Bereits sieben- bis achtjährige Kinder können mit der elektrischen Nähmaschine umgehen. Das Nähen bietet eine gute Gelegenheit zu lernen, verschiedene Arbeitstempi einzuhalten. Auf Anweisung näht das Kind schnell oder muss das Tempo reduzieren oder sogar die Maschine anhalten. Geschieht dieses »Spiel« auf weißem Stoff mit farbigem Faden, so entsteht ein Nähbild, auf das das Kind stolz sein kann.

Erst im Verlauf meiner Erfahrung bei der Arbeit mit Kindern habe ich begonnen, der sehr individuellen Anpassung vermehrt Beachtung zu schenken. Zuvor war meine Spielauswahl vor allem bestimmt durch die Fähigkeit, die mit dem Spiel gefördert werden kann. Seit ich den individuellen Bedürfnissen mehr Beachtung schenke, habe ich erfahren, dass die Kinder erstaunlich oft die von mir angebotene spielerische Tätigkeit wiederholen wollen und auch mit eigener Initiative weiterentwickeln. Außerdem tritt beim Beachten der Vorlieben der Kinder viel eher ein nützlicher tranceartiger Zustand ein.

Beispiel 1: Unbeliebte Aufforderungen erfüllen

Ausgangslage

Ein 14-jähriges, leicht lernbehindertes Mädchen, war bei mir in Therapie wegen starker Verhaltensauffälligkeiten. Selma zeigte eine ausgesprochene Eigenwilligkeit. Ihre Fähigkeit, sich auf gestellte Aufgaben einzulassen, war gering. Dinge, die sie selbst als wichtig erachtete, erledigte sie dagegen mit großer Präzision. In Hinblick auf eine Berufsausbildung war es dringend notwendig, dass sie in ihrem Verhalten flexibler wurde und auch unbeliebten Aufforderungen Folge leisten konnte.

Verlauf

Selmas Fähigkeits- und Interesseprofil: Selma liebte es, andere zu überraschen und selbst überrascht zu werden, sie liebte es, andere auszufragen. Sie beobachtete gerne und hatte großes Interesse, sich zu zeigen und zu schminken. Sie liebte Obst, sie zündete gerne Kerzen an und knetete gerne weichen Wachs.

Selma hatte einen sehr guten Ordnungs- und Gerechtigkeitssinn. Sexualität, Schwangerschaft und Geburt standen im Vordergrund ihrer Interessen. Die Frustrationstoleranz war sehr gering. Insgesamt handelte es sich also um eine Jugendliche, mit einem sehr divergierenden Entwicklungsprofil.

Aufgrund der Zusammenstellung der Interessen und Fähigkeiten, die ich von Selma machte, nutzte ich vor allem ihre Neugierde und die Tatsache, dass sie sich gerne überraschen ließ.

Ich baute folgende spielerischen Aktivitäten in den Therapieprozess ein: Zu Beginn versteckte ich Gegenstände, von denen ich annehmen konnte, dass sie Selma erfreuten und welche sie dem zufolge gerne suchen würde: ein Bild eines Babys, eine Frucht, Kerzen, die sie anzünden durfte ...

Die sehr einfache Tätigkeit des Versteckens und Suchens faszinierte sie.

In einem zweiten Schritt begann ich anstelle von Gegenständen Zettel zu verstecken, auf denen Aufgaben notiert waren. Zunächst wählte ich nur Aufgaben, die sie mit Sicherheit gerne erfüllen wollte: ein Baby- oder ein Aufklärungsbuch ansehen, sich schminken, für ihre Lehrerin eine Überraschungszeichnung machen etc.

Nach kurzer Zeit wurde für Selma das Suchspiel bei mir zur zentralen Tätigkeit. Oft stürmte sie zu Beginn der Therapiestunde in mein

Zimmer und fragte sofort: »Wie viele Zettel hast du heute versteckt«? (Zum Zettelverstecken siehe Kap. 9, Abschn. »Versteckte Zettel«.)

Mit der Zeit begann ich, die an sie gerichteten Aufforderungen zunehmend schwieriger zu gestalten. Ich schrieb zum Beispiel auf einen Zettel: »Spiel mir vor, was dir in der letzter Woche gelungen ist, und ich muss raten, was es war.« Auf diese Art konnte ich ihre Erfolge explorieren. Sie konnte bei dieser Art der Exploration kooperieren, da ihr Interesse, sich zu zeigen, beachtet wurde. Nach einer gewissen Zeit bat ich sie, ihre Erfolge zu zeichnen, etwas später forderte ich sie auf, die Erfolge auf Zettel zu schreiben, und zuletzt war es möglich, dass sie auf meine Frage direkt Antwort gab.

Mit all diesen spielerischen Tätigkeiten erreichte Selma ihr Ziel, und der Übertritt in die Anlehre gelang ihr gut.

Beispiel 2: Mutiger werden

Ausgangslage

Die elfjährige Laura war mit Anomalien zur Welt gekommen, die besonders im Kleinkindesalter viele Hospitalisationen erforderten. Sie war ein sehr ängstliches Kind und zeigte ein niedriges Selbstwertgefühl. Sie fiel in der Klasse immer wieder durch Verhaltensweisen auf, die sie zur Außenseiterin stempelten: So hatte sie eine ausgeprägte Abneigung gegen verschiedenste taktile Reize, zeigte oft, bevor sie eine Tätigkeit in Angriff nahm, flatternde Bewegungen mit den Armen, und bei Anspannung bediente sie sich einer kleinkindlichen Sprache. Lauras Ziel war, sich möglichst so zu verhalten wie alle anderen Mädchen in ihrer Klasse. Sie musste ihre taktile Abwehr überwinden und ihre Erwartungsspannung regulieren lernen und auch mutiger werden.

Verlauf

Lauras Fähigkeit- und Interessenprofil: Laura bewegte sich sehr gerne, liebte es, zu zeichnen und zu gestalten, sie wurde gerne angeleitet, spielte gerne mit Wasser, liebte das Geheimnisvolle. Sie konnte gut singen und war begeisterungsfähig.

Die Frustrationstoleranz war altersgemäß. Ihre Themen: Geheimsprache, Freundschaften.

Über folgende Spiele konnte Laura ihre Kompetenzen erweitern:

- Zum Thema Mut und Vertrauen: führen und blind geführt werden, dies zum Teil auch über Hindernisse.
- Tandemzeichen (siehe Kap. 9, Abschn. »Tandemzeichnen«).
- Zum Thema taktile Erfahrungen: Fensterscheibe bemalen mit Fingerfarben, Spiegel mit Rasierschaum einsprühen und mit den Fingern Bilder malen.
- Taktiles Memory herstellen: Ungefähr 20 Gegenstände, die sich untereinander bezüglich ihrer Oberflächenstruktur deutlich unterscheiden, werden zusammengestellt, von jeder Sorte zwei Stück: Schleifpapier, Pelz, Samt, Hülle von Edelkastanien, Knetmasse, Bürstchen, Seife etc. Die Gegenstände werden wie bei einem Memory auf einem Tisch ausgelegt. Das Spiel muss mit verbunden Augen durchgeführt werden, damit nur der taktile Sinn zum Einsatz kommt. – Zunächst war Laura nur bereit, ein Tastmemory zu spielen, das sie selbst zusammengestellt hatte, bei dem sie also wusste, was sie berühren wird. Später machte es ihr auch Spaß, überrascht zu werden, und sie stellte auch für mich ein solches Spiel zusammen.
- Backen: Brotteig kneten und Brot backen. Laura fand Gefallen am Backen. Für ihre Schulklasse erfand sie den Zettelkuchen, d. h. sie arbeitete in den Teig Zettelchen ein, auf denen sie entweder ein Rätsel oder Teile eines Puzzles aufklebte. Dieser Kuchen fand großen Anklang in ihrer Klasse und brachte ihr die Erfahrung, einmal im Mittelpunkt des Interesses zu sein.

Spielbälle

Manfred Vogt (Dr. med., Kinderpsychiater vom Norddeutschen Institut für Kurzzeittherapie in Bremen) hat eigens einen Spieleverlag gegründet und bietet viele Spiele an, welche in der Kinder- und Familientherapie sehr nützlich sind (vgl. Vogt o. J.).

Unter anderem werden geniale Bälle angeboten, auf denen lösungsorientierte Fragen aufgedruckt sind. Diese Bälle werden zwischen dem Interviewer und dem Kind bzw. allen Anwesenden der Sitzung hin- und hergeworfen, und die Frage, die am nächsten zum rechten Daumen steht, wird von der Person, die den Ball gefangen hat, beantwortet.

Diese Bälle sind in meiner Praxis bei den Kindern sehr beliebt. Da ich relativ viel reise, musste ich Wege finden, diese sehr gute Idee leicht transportfähig zu machen. Ich begann, zunächst die Fragen, die auf den Originalbällen standen, mit Kugelschreiber auf Luftballons zu schreiben.

Im Zusammenhang mit der starken Individualisierung des Spielmaterials fing ich etwas später an, Luftballons mit Fragen und Aufforderungen zu beschriften, die sehr spezifisch auf ein einzelnes Kind abgestimmt waren. Da dies relativ einfach zu bewerkstelligen ist, kann vor jeder neuen Begegnung ein neuer Ballon beschrieben werden. Dies ermöglicht es, erfolgte Fortschritte zu berücksichtigen und neue Aspekte aufzunehmen.

Ähnlich wie bei den Zetteln, die gesucht werden müssen, können die Ballone dafür benutzt werden, das Kind spielerisch auf positive Veränderungen zwischen zwei Sitzungen zu fokussieren. Bei den Originalbällen werden verschiedene Bereiche unterschieden: der Bewegungsball, der Ich-du-wir-Ball etc. Meine Erfahrung hat gezeigt, dass sich Fragen gut mischen lassen. Bewährt hat sich, je jünger die Kinder, umso mehr Bewegungsaufforderungen müssen eingebaut werden. Diese Spielidee ist auch für Gruppen und Schulklassen geeignet.

Im Nachfolgenden einige Beispiele von Fragen, die nach Kategorien geordnet sind und, wie erwähnt, sinnvoller Weise gemischt werden.

Fragen nach positiven Veränderungen

- Was würde dein Papi sagen, was du letzte Woche gut gemacht hast?
- Wofür wurdest du in letzter Zeit gelobt?
- Rate mal, was ich denke, was du gut gemacht hast?
- Wie ist es dir gelungen, den Mädchen Eindruck zu machen? Zeig vor, wie sie geguckt haben.
- Wie hast du deine Mutter positiv überrascht?
- Was ist dir besser gelungen als erwartet?

Aktivitäten

- Hüpfe durch den Raum.
- Nimm eine Handpuppe, und spiel kurz etwas vor.
- Verstecke mir einen Gegenstand.
- Verbinde meine Augen und führe mich herum.
- Mach ganz laute Geräusche.
- Schließ die Türe mit einem Knall, und danach ganz leise.

- Bewege dich wie ein bestimmtes Tier, und lasse mich raten, welches Tier du nachahmst.
- Baue ganz schnell einen Turm mit 10 Klötzen.
- Rufe laut die drei schlimmsten Schimpfworte, die du kennst.
- Bring die andern zum Lachen.
- Wähle ein Bilderbuch, das ich dir am Ende der Stunde erzähle.
- Rülpse, so laut du kannst.

Fragen nach Ressourcen

- Nenne drei Fähigkeiten, die du hast.
- Was tust du, damit die Kinder dich mitspielen lassen in der Pause?
- Wie gelingt es dir, dem Lehrer zu zeigen, was du in Mathe draufhast?
- Was hat dir geholfen, im letzten Streit mit deinem Bruder die Faust im Sack zu behalten?

Veränderungswünsche

- Was sollte sich möglichst schnell verändern?
- Was sollte Mami, was Papi anders tun?
- Was soll geschehen, wenn jemand dich hänselt?
- Welche Strafe möchtest du nie mehr bekommen?
- Du darfst drei Befehle erlassen, was befiehlst du wem?

Fragen nach der Befindlichkeit

- Was macht dir zurzeit Freude?
- Was macht dir am meisten Kummer?
- Was soll unbedingt so bleiben, wie es ist?
- Wann ist es wichtig, dass du wütig wirst?
- Was ärgert dich ganz besonders?
- Was möchtest du schon lange jemandem antun?
- Über was willst du gar nicht sprechen?
- Angenommen, ein Zauberer rächt sich für dich bei Peter, der dich verpetzt hat, was wird er tun?

Das Unerlaubte

Nach meiner Erfahrung ist es bei der Arbeit mit Kindern wichtig, Raum für Regungen und Handlungen zu geben, die von der Umwelt meist negativ wahrgenommen werden. Zum Beispiel rülpsen, sich rächen, Schimpfworte nennen etc. Besonders im zielorientierten Vorgehen ist es wichtig, für die Kinder Möglichkeiten zu schaffen, spielerisch innerhalb des Therapie- oder Beratungsrahmens solche Seiten ausleben zu können – zum Beispiel während fünf Minuten abwechslungsweise möglichst viele verschiedene oder möglichst originelle Schimpfwörter nennen. Und dies, nachdem man das Bilderbuch *Du hast angefangen! Nein, du!* (McKee 2006) vorgelesen hat. Das streng fokussierte Vorgehen kann für die Kinder nämlich schnell zur Überforderung werden.

Außerdem gilt die Aussage: was wir bekämpfen, verstärken wir.

Kinder entwickeln Spiele

Individualisierte Spiele animieren Kinder und Jugendliche, angebotene Aktivitäten weiter zu entwickeln, oder neue zu erfinden.

Beispiel: Ein Spielball löst Lernprozess aus

Ausgangslage

Ein 13-jähriger Jugendlicher war wegen eines ADHS und einer ausgeprägten Selbstwertproblematik in Behandlung. Der Junge machte sich durch ein unangenehmes Prahlen und spöttische, meist entwertende Bemerkungen in der Klasse zum Außenseiter.

Verlauf

Er fand Gefallen an den individualisierten Luftballons. Eines Tages schlug er mir vor, dass er in der nächsten Therapiestunde für mich einen Ballon beschriften wolle. Die meisten Aufforderungen, die er auf dem Ballon notierte, waren für mich nicht erfüllbar. So wollte er, dass ich einen Kopfstand mache, mit fünf Bällen jongliere, voraussage, was auf Seite 17 eines bestimmten Buches steht etc. Ich versuchte, jede dieser Forderungen, so gut ich konnte, zu erfüllen, obschon ein Gelingen unmöglich war. Mein Versagen nahm der Jugendliche mit großer Genugtuung zur Kenntnis. Nach dem dritten im ähnlichen Stil beschrifteten Ball meinte er, es sei langweilig, er wolle das nächste Mal keinen Ball mehr beschriften. Ich schlug ihm vor, das nächste Mal noch einmal einen Ball zu beschriften, jedoch so, dass wir gemeinsam Spaß haben können. Ganz bewusst vermied ich eine Reflexion des bisherigen Geschehens, da ich eine Veränderung rein über das Erleben und Gestalten initiieren wollte.

Es gelang ihm in der darauffolgenden Stunde, witzige und angemessene Forderungen zu formulieren. Sein Kommentar: »Es hat mir gutgetan, Sie so hilflos zu sehen, aber mit der Zeit hatte ich genug davon, ich glaube, ich habe etwas begriffen.« Ich nahm diese Bemerkung mit Gefallen zur Kenntnis. Ich sagte einfach »Das freut mich« und verzichtete darauf, im Detail darüber zu sprechen. In der nächsten Stunde bereitete ich einen Ballon vor mit der Frage: »Wo und wie hast du das, was du letzte Stunde verstanden hast, genutzt?«

Er berichtete, dass er sein Verhalten in der Pause geändert habe, da es ja eigentlich auch dort langweilig sei, wenn nur immer er das Sagen habe.

Der Wirkung des Spiels vertrauen

Beratende haben oft die Tendenz, nach dem Erzählen von Geschichten, nach dem Gestalten und Spielen die Erfahrungen mit den Kindern zu reflektieren. Aus meiner Sicht ist diese Reflexion nur bedingt nützlich. Sie bedient vor allem das Bedürfnis des Beratenden, verbal zu überprüfen, ob das Kind eine Einsicht gewonnen hat. Für Kinder steht jedoch das Handeln im Vordergrund. Um das Vertrauen des Beraters in die Handlungsebene zu stärken, hilft es, sich zu erinnern, dass Kinder mehrheitlich über das Tun lernen und *trial and error* das häufigste Lernprinzip darstellen.

Versteckte Zettel

Ziel

Das Verstecken von Zetteln, auf denen Fragen und kleine Aufgaben aufnotiert sind, bietet eine Möglichkeit, Kinder in eine Tätigkeit zu involvieren und gleichzeitig auf ein bestimmtes Thema fokussiert zu halten. Diese Aktivität ist bei vielen Kindern sehr beliebt und wird von ihnen einer reinen verbalen Befragung vorgezogen.

Mit dieser Methode können Fortschritte zwischen zwei Sitzungen exploriert werden, es können Fragen nach Ausnahmen gestellt oder zum Beispiel auch Drittmeinungen exploriert werden.

Vorgehen

Auf Zettel werden spezifische Fragen geschrieben, die für das jeweilige Kind oder auch die Familie relevant sind. Die Zettel werden versteckt. Die Klienten werden danach aufgefordert, die Zettel zu suchen, wobei unter Umständen mit »warm« und »kalt« eine Hilfestellung gegeben werden kann. Je nach Bedürfnis können zuerst alle Zettel gesucht und danach erst die Fragen beantwortet werden, oder aber jede Frage wird sofort nach dem Finden des Zettels beantwortet. Je nach Alter des Kindes können fünf bis zehn Zettel versteckt werden.

Zettelfragen

- Zeichne den Ort, an dem du besonders erfolgreich warst.
- Welches Tier passt am besten zu deinen Fortschritten? Gehe wie dieses Tier durch den Raum.
- Mache vor, wie dir etwas Schwieriges gelungen ist.
- Stell dir vor, du bist deine Lehrerin: sie stuft dich auf der Skala von 0 bis 10 ein, wo sieht sie dich bezüglich: Ordnung, Pünktlichkeit und Leistung in Mathe? Schreibe die drei Zahlen auf einen Zettel auf, und ich muss raten, welche Stufe du in den einzelnen Fähigkeiten erreicht hast.
- Gehe durch den Raum, so wie du es getan hast, als dir etwas gelungen ist. Wie hast du geschaut? Wo in deinem Körper hast du den Erfolg gespürt?
- Sing (erfinde) ein Lied, das zu deinem Erfolg passt.
- Gib deinem Erfolg einen Fantasienamen.

Tandemzeichnen

Ziel

Das Tandemzeichnen gibt dem Klienten eine Möglichkeit, die Erfahrung zu machen, was es braucht, um zu führen oder sich führen zu lassen. Das Erlebnis auf der körperlichen Ebene gibt Anhaltspunkte dafür, wie es einem ergeht, wenn man fremdbestimmt ist, und auch dafür, was nützlich sein kann, damit der andere einem folgt. Es werden beim Führen wie auch beim Geführtwerden Emotionen erlebbar gemacht, die mit Worten nur schlecht beschrieben werden können.

Anwendung und Material

Diese Erfahrung auf der zeichnerischen Ebene setze ich unter anderem ein, wenn Kinder und Jugendliche sehr dominant sind, oder auch in der Beratung mit Eltern und unter rivalisierenden Partnern.

Großes Zeichenblatt, Stift.

Ausführung

Die Person, die geführt wird, hält den Stift und schaut vom Zeichenblatt weg. Die andere Person nimmt die Hand des Stifthalters und zeichnet etwas aufs Blatt.

Je besser sich der Stifthalter führen lässt, umso leichter gleitet der Stift über das Blatt, und es kann eine Zeichnung entstehen. Je mehr Widerstand geleistet wird, umso härter und krampfhafter ergreift der Führende die Hand des Stifthalters, und es wird schwierig, etwas Erkennbares zu zeichnen.

Variation

Das Tandemzeichnen kann variiert werden, indem man die Person, deren Hand geführt wird, auffordert zu erraten, was sie mithilfe der Drittperson gezeichnet hat. Durch diese kleine Veränderung der Anweisung wird der Beobachtungsfokus jedoch komplett verschoben, und aus dem Tandemzeichnen wird primär ein Ratespiel, bei dem der Ratende auch noch geführt wird.

Wegwerfgeschichten

Ziel

Das gemeinsame Erfinden einer Geschichte kann einerseits Lust am Fabulieren und sich Überraschen erlauben, andererseits gibt es die Möglichkeit, eigene Verhaltensmuster in der Interaktion zu variieren.

Anwendung

Ich konstruiere Geschichten mit Kindern und Jugendlichen, wenn die Antwort »Ich weiß nicht« sich häuft und es angezeigt ist, die Art der Kommunikation zu wechseln. Für den Klienten kann es auch nützlich sein, verschiedenes Verhalten in der Interaktion zu erproben.

Erfahrungen die gemacht werden können:

- mitgehen, indem auf den Miterzähler gehört wird und der von ihm angefangene Gedanke weitergesponnen wird
- aktiv sein und etwas Neues einbringen
- aktiv die Geschichte vorantreiben (Tempo bestimmen)
- Füllsätze bilden und es der anderen Personen überlassen, für die Geschichte relevante Entscheidungen zu treffen

- oppositionellen Geist einbringen und der Geschichte wiederholt eine neue Wende geben
- sich die Freiheit geben, die Geschichte zu beenden.

Vorgehen

Gemeinsam wird eine Geschichte konstruiert, wobei jede Person jeweils nur einen Satz aufs Mal anfügen darf. Nicht selten schlage ich dieses Spiel vor, nachdem ich mit dem Kind geschnörkelt habe. Ausgangspunkt für die Geschichte kann in diesem Fall eines der Schnörkelbilder sein, welches das Kind auswählt. Die Geschichte wird so lange weiterentwickelt, bis eine Person mit einem Satz das Ende markiert.

Kommunikation mit dem Stift oder Pinsel

Ziel

Die verbale Ebene verlassen und eine Kommunikation zum Beispiel mit dem Zeichenstift initiieren.

Anwendung und Material

Dieses Vorgehen kann gewählt werden, wenn die verbale Exploration stockt und der Beratende häufig die Antwort erhält: »Ich weiß nicht.«

Großes Zeichenblatt, Buntstift oder Malkasten und Pinsel.

Vorgehen

Die Beteiligten malen gemeinsam und gleichzeitig ein Bild, das gegenständlich oder auch abstrakt sein kann. Wichtige Bedingung: während des Malens wird nicht gesprochen oder, wie ich es rahme: »Wir malen ein Bild, und die Pinsel sprechen miteinander.«

Variation

Es werden auf dem Zeichenblatt Bereiche ausgeschieden, in denen nur eine bestimmte Person malen darf, und es gibt andere Bereiche, die für alle Malenden zugänglich sind.

Diese Variante eignet sich zum Beispiel ausgezeichnet, will man das Thema »Respekt/Respektieren von Grenzen« in einer Familie erfahrbar machen.

Kommunikation mit der Stimme oder mit Instrumenten

Ziel

Verbale Ebene verlassen. Mit Tönen interagieren und dadurch gewisse Dynamiken erlebbar machen, die sich abwechseln, aufeinander eingehen, aufeinander hören, Raum einnehmen.

Material

Instrumente wie Trommeln, Triangeln, Glocken, Pfeifen, Klangstäbe sind gut geeignet.

Vorgehen

Die beteiligten Personen singen oder spielen auf einem Instrument eine Grundmelodie oder geben einen Grundrhythmus an. Abwechslungsweise improvisiert eine Person zu dieser Grundmelodie und gibt ihre Eigenheit ein. Reihum kommt jede Person, die an der Beratung teilnimmt, zum Einsatz und kann sich ihren Raum nehmen.

Variation

Jeder Beteiligte singt seinen Namen zu einer Grundmelodie, die von den anderen gesummt wird.

Es können sich Gruppen bilden und gegeneinander ansingen oder anspielen.

Jede Person erhält ein verschiedenes Instrument, und gemeinsam wird gespielt. Dabei versuchen die Einzelnen, aufeinander zu hören und ein gemeinsames Spiel zu finden. Das Ende des musikalischen »Dialogs« muss über das Spielen der Instrumente gefunden werden und darf nicht verbal abgesprochen werden.

Modelliermasse

Ziel

Auf gestalterischer Ebene sich mit gewissen Themen auseinandersetzen und Kompetenzen entwickeln.

Anwendung

Kinder, besonders aber auch Jugendliche arbeiten gerne mit Modellierton. In Folgesitzungen kann dieses Material gut gebraucht werden, will man Kinder und Erziehende auf der Handlungsebene involvieren.

Vorgehen

Der Modellierton kann zum freien Gestalten angeboten werden, oder es kann themenfokussiert modelliert werden:

- Form finden, die zum momentanen Zeitpunkt passt (Tagesform).
- Form gestalten, die zu einer guten Situation passt; unter Umständen beschreibt der Berater, was er sieht, und lässt danach den Klienten ergänzen.
- Modellieren von Gegensatzpaaren: Heimweh – Trost, Hunger – Sättigungsgefühl, Angst – Zuversicht/Mut, Vertrauen – Misstrauen, ausrufen – zuhören.
- Familienskulptur machen.
- Als Gruppe zum Beispiel einen Spielplatz modellieren oder ein Haus möblieren.
- Modellieren auf Befehl, wobei zum Beispiel abwechslungsweise jeder befehlen darf, was geformt werden muss.

Das Wasserexperiment

Ziel

Beim Wasserexperiment wird die Kontrolle von Impulsen visualisiert, und es bietet die Möglichkeit, mit Grenzen zu experimentieren.

Anwendung

Besonders bei Jugendlichen, die sehr risikofreudig sind und häufig auch über Grenzen hinausgehen, kann auf diese einfache Weise Risikoverhalten visualisiert werden (Risiken sind z. B. Alkoholkonsum, verminderte Nahrungsaufnahme bei anorektischem Essverhalten). Je nach Situation bietet das Experiment einen guten Ausgangspunkt folgende Frage zu stellen: »Wie, wann und in welchem Kontext wählst du im jetzigen Leben das richtige Ausmaß an Risiko, welches du eingehen willst?«

Das Wort »wählen« ist in diesem Zusammenhang wichtig, da es impliziert, dass der Klient seine Handlung bewusst steuert.

Material

Eine größere Schüssel mit Wasser; darin ein kleineres Gefäß, das ebenfalls mit einigem Wasser gefüllt ist. Eine PET-Flasche, gefüllt mit Wasser.

Vorgehen

Aus der PET-Flasche wird Wasser ins innere Gefäß gegossen, in dem sich schon eine kleine Wassermenge befindet. Ziel ist es, nur so viel Wasser in das innere Gefäß zu gießen bzw. zu tröpfeln, dass es nicht absinkt. Dabei muss der Klient sehr aufmerksam sein. Sobald nämlich das Gewicht des kleineren Gefäßes inklusive der darin enthaltenen Wassermenge größer wird als das Gewicht des Wassers, das durch dieses Gefäß verdrängt wird, sinkt es, dem archimedischen Prinzip folgend, ab. Das Absinken des Gefäßes visualisiert dem Klienten, dass er ein zu großes Risiko eingegangen ist. Also zum Beispiel zu viel getrunken hat oder zu wenig Nahrung zu sich genommen hat, um das erforderte Körpergewicht zu halten.

Literatur

Andersen, T. (1990): Das reflektierende Team. Dialoge und Dialoge. Dortmund (modernes lernen).

Baeschlin, L. u. F. Haas, M.Wehrli u. H. H. Wittwer (2007): Lernen oder Leiden? Einblicke in das lösungsorientierte Denken und Handeln im Schulalltag. Winterthur (ZLB Selbstverlag).

Baeschlin, M. u. K. Baeschlin (2001): Einfach, aber nicht leicht. Winterthur (ZLB Selbstverlag).

Baeschlin, M. u. K. Baeschlin (2004): Fördern und Fordern. Winterthur (ZLB Selbstverlag).

Bandura, A. (1997): Self-efficacy. The excercise of control. New York (Freeman).

Berg, I. K. a. S. Kelly (2000): Building solutions in child protective services. New York (Norton). [Dt. (2001): Kinderschutz und Lösungsorientierung. Erfahrungen aus der Praxis – Training für den Alltag. Dortmund (modernes lernen).

Berg, I. K. u. L. Shilts, (2009): Einfach Klasse: Das WOWW-Coaching in der Schule. Dortmund (modernes lernen). [Amer. Orig. (2005): Classroom Solutions: WOWW Coaching. Milwaukee (BFTC).]

De Jong, P u. I. K. Berg (1998): Lösungen (er)finden. Das Werkstattbuch der lösungsorientierten Kurztherapie. Dortmund (modernes lernen). [Amer. Orig. (1998): Interviewing for solutions. Pacific Grove, CA (Brooks/Cole).]

de Shazer, S. (1984): Death of resistance. *Family Process* 23: 11–21.

de Shazer, S. (1996): Worte waren ursprünglich Zauber ... Dortmund (modernes lernen). [Neuaufl. (2009): Worte waren ursprünglich Zauber. Von der Problemsprache zur Lösungssprache. Heidelberg (Carl-Auer), 2. Aufl. 2010.] [Amer. Orig. (1994): Words were originally magic. New York (Norton).]

de Shazer, S. (2010): Der Dreh. Überraschende Wendungen und Lösungen in der Kurzzeittherapie Heidelberg (Carl-Auer), 11. Aufl. [Amer. Orig. (1998): Clues: Investigating solutions in bief therapy. New York (Norton).]

de Shazer, S. u.Y. Dolan (2008): Mehr als ein Wunder. Lösungfokussierte Kurzzeittherapie heute. Heidelberg (Carl-Auer). [Amer. Orig. (2007): More than miracles. New York (Haworth).]

Dolan, Y: (1991): Resolving sexual abuse. Solution-focused therapy and Erickson Hypnosis for adult survivers. New York (Norton).

Drosdowski, G. (Bearb.) (1989): Etymologie. Herkunftswörterbuch der deutschen Sprache. (Duden, Bd. 7.) Mannheim/Leipzig/Wien/Zürich (Dudenverlag).

Foerster, H. (1993): Wissen und Gewissen. Versuch einer Brücke. Berlin (Suhrkamp).

Foerster, H. von u. B. Pörksen (1998): Wahrheit ist die Erfindung eines Lügners. Gespräche für Skeptiker. Heidelberg (Carl-Auer), 8. Aufl. 2008.

Foerster, H. von (1999): 2 x 2 = grün. [2 Cds.] Köln (Supposé).

Hargens, J. (2004): Aller Anfang ist ein Anfang. Gestaltungsmöglichkeiten hilfreicher systemischer Gespräche. Göttingen (Vandenhoeck & Ruprecht).

Isebaert, L (2005): Kurzzeittherapie – Ein praktisches Handbuch. Die gesundheitsorieniterte kognitive Therapie. Suttgart/New York (Thieme).

James, T. a. W. Woodsmall (1988): Time line therapy and the basis of personality. Capitola, CA (Meta).

Liechti, J. (2010): Dann komm ich halt, sag aber nichts. Motivierung Jugendlicher in Therapie und Beratung. Heidelberg (Carl-Auer), 2. Aufl.

McKee, D. (2006): Du hast angefangen! Nein, du! Aarau (Sauerlaender).

Müller, K. (2009): Lernen lernen in Schulen zweiter Ordnung. Vortrag beim 4. Internationalen Heinz-von-Foerster-Congress, Wien, 12.–14. November 2009).

Schiepek, G. (2004): Neurobiologie der Psychotherapie. Stuttgart (Schattauer).

Schiepek, G. u. S. Cremers (2003): Ressorucenorientierung und Ressourcendiagnostik in der Psychotherapie. In: H. Schemmel, J. Schaller (Hrsg): Ressorucen. Ein Hand- und Lesebuch zur therapeutischen Arbeit. Tübingen (DGVT), S. 147–193.

Wege der Ressourcendiagnostik in der sozialen Arbeit. Vortrag auf der Internationalen Fachtagung „Soziale Diagnose“, 8.–9. Mai, St. Pölten.

Schlippe, A. von, M. El Hachimi u. G. Jürgens (2004): Multikulturelle systemische Praxis. Ein Reiseführer für Beratung, Therapie und Supervision. Heidelberg (Carl-Auer), 4. Aufl. 2009.

Schmidt, G. (2007): Liebesaffäre zwischen Problem und Lösung. Hypnotisches Arbeiten in schwierigen Kontexten. Heidelberg (Carl-Auer), 3. Aufl. 2010.

Signer-Fischer, S., T. Gysin u. U. Stein (2009): Der kleine Lederbeutel mit allem drin. Hypnose mit Kindern und Jugendlichen. Heidelberg (Carl-Auer).

Steiner, T. (2010): Youth2Youth. Handbook for the work with the solution focused approach. Basel (Terre des Hommes Schweiz).

Steiner, T. u. I. K. Berg (2005): Handbuch Lösungsorientiertes Arbeiten mit Kindern. Heidelberg (Carl-Auer), 5. Aufl. 2011. [Amer. Orig.: Berg, I. K. a. T. Steiner (2003): Children's solution work. New York (Norton).]

Vogt, M. (Hrsg.) (2007): Wenn Lösungen Gestalt annehmen. Externalisieren in der kreativen Kindertherapie Dortmund (borgmann).

Vogt, M. (o. J.): Die FangFragen-Bälle. Bremen (Manfred Vogt Spieleverlag).

Vogt, M. u. W. Burr (Hrsg.) (1999): Kinderleichte Lösungen. Lösungsorientierte kreative Kindertherapie. Dortmund (borgmann).

Wampold, B. E. (2001): The great psychotherapy debate. Models, methods, and findings. London (Lawrence Erlbaum).

Weingarten K. (1995): Cultural resistance. Challenging beliefs about men, women, and therapy, New York (Harrington Park).

Wittgenstein, L. (1984): Vermischte Bemerkungen. Eine Auswahl aus dem Nachlass. (Werkausgabe Bd. 8.) Frankfurt a. M. (Suhrkamp).

Wittgenstein, L. (1994): Tractus logico-philosophicus (Werkgabe Bd. 1.) Frankfurt a. M. (Suhrkamp).

Wittgenstein, L. (2003): Philosophische Untersuchungen. Frankfurt a. M. (Suhrkamp).

Index

A

Abgrenzung 161
ADHS 92, 111, 235
Aggressives Verhalten 83, 147, 149, 184
Aktivitäten 76
- genaues Hinhören 77
- Grenzen beobachten 78
- Kooperation und Abwechseln 77
- Nähbild 229
- Tastmemory 232
- Teamplay und das Einhalten von Absprachen 76
- versteckte Zettel 236
- Zettelkuchen 232

Alkohol 35, 142, 144
Ausnahmen 13, 16, 21, 38, 67, 95, 115, 213, 225
Aussenperspektive 48, 51, 163, 170, 217, 225

B

Befehlen 45
- mit Überraschungsmoment 46

Bohnenbad 112

E

Eltern 32, 206
- Annahmen 206
- Expertentum 209
- Misshandlungen 208
- Wertschätzen 208

Erinnerungsvermögen 35

F

Fachwissen 177, 187
- Expertentum des Klienten 177

Fragen
- auf Bällen 232
- auf Zettel 237
- Ausnahmen 25
- Bewältigungsfragen 25
- Einstiegsfrage 29
- Fragestellung 187
- nach guten Gründen 96, 141, 160, 162

Wunderfrage 23, 31, 170
Fremdbestimmt 237
Frustrationstoleranz 228, 230

G

Gefängnis 161, 226
Geheimnisse 161
Gespräch
- Ausgangslage für nützliche Gespräche schaffen 30
- Auswertung 201
- Fördergespräch 48
- Krisengespräch 50
- Lösungsfokussiertes Gespräch 16
- Oasengespräch 51
- Standortgespräch 46

Grenzen setzen 43

H

Handeln 36
- Ablauf 67
- Ebene 49, 56, 91, 236
- Vorstellungen 68

Handlung 18, 31, 51, 193, 214
- Ebene 53

Handpuppen 84, 199
- Vorgehen 85

Heraklit 224
Hoffnung 39, 56, 184

I
Illusionen 69
Informieren 69, 178
  Beginn der Sitzung 27
  Rückmeldung 27
  sich Zeit nehmen 189
  Vermitteln 45
  Vorbereitung der Information 45
Interaktion 213, 238

K
Kommunikation 17, 239, 240
  adäquat 195
  Beschreiben ohne kausale Verknüpfung 17
  Ebenen im pädagogischen Alltag 43
  in nonverbaler Form 199
  mit Stift oder Pinsel 239
  mit Stimme oder Instrumenten 240
Kontext 45, 79, 153, 196
Kooperation
  Bereitschaft 124, 190

L
Langsamer Kompetenzerwerb 154
  Mein/Dein 154
  Wahrheit sagen 154
Lösungssprache 13, 47, 196, 223
  », aber ...« 117
  aktive Verben 224
  und du 50
  zögerliche Sprache 43, 116

M
Medikamente 195
Metapher 117, 18, 21, 23, 145, 225
  nicht arithmetisch 118
Milwaukee Modell 13, 20
Misserfolge 169, 221
Misshandlung
  emotional und physisch 206
Motivation 167, 222

N
Nähen 231
Nichttriviale Maschinen 68
Normalisierung 179

O
Opfer 123, 131, 138, 212

P
Pause 37
Problem 13, 26
  Bedürfnis davon zu Sprechen 24
  Distanz 83, 87
  Würdigung 30, 189

R
Ratschläge 20
Reframing 134
Regel 50 % 215
Respekt 15, 71, 185, 187
  Expertentum 162
  Expertentum der Kinder 46
  Klienten und Experten 143
  Umgang mit Klienten 191
  Versprechen 162
Risiko 241
Rückfälle 144
Rückmeldung 30, 37, 110, 175, 197

S
Schimpfworte 235
Schule
  ADHS 111
  Alltag 43, 140
  Gespräch im pädagogischen
  Hausaufgaben 48
  »ich weiss nicht ...« 197

Konflikte zwischen Kindern 130, 131
pädagogischer Alltag 46
Regelüberschreitungen 139
Unterstützung bei Rückschlägen 218
unverhandelbare Regeln 113
Schweigen 21, 42
Schweigepflicht 164
Sein Bestes tun 40
Selbstwirksamkeit 221
Selbstbestimmung 114
Selbstbewusstsein 161
Selbstvertrauen 148, 223
Sensibilisieren 37
Setting
Einzeln 73
Mehrpersonen 111
Skala 16, 158, 225
in Wunderfrage 193
Skalieren 48
Spannungsabbau
Bohnenbad 112
Zupfball 47
Stehlen 150, 156
Strafe 140
Sanktionen 155

T

Täter 131, 139

U

Unerlaubtes 234
Unfreiwilligkeit 123
Unverhandelbare Regeln 113

V

Versprechen 163
Verwirrung 116, 195
Visualisierung
Des Unlösbaren 31, 87
Goldmedaille 157
Murmeln im Glas 42

W

Wertschätzen 31, 156, 213, 219
direktes Lob 33
Grundleistung 32
indirektes Lob 34
Widerstand 69, 199
Wiedergutmachung 140, 155
Wirkung des Spiels vertrauen 236
Wissen 20, 45, 197
Fachwissen 15
Geschwisterrivalität 188
Haltung des Nicht-Wissens 49, 177, 183
Störungsbilder 187
subjektives Phänomen 177
Wunderfrage 191
Wunsch 207, 212

Z

Ziel 191, 226
wohlgeformtes, 152, 226
Zwangskontext 71

Über die Autorin

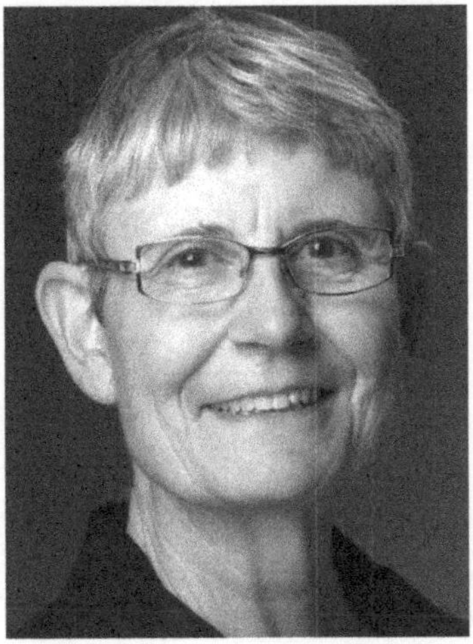

© Konrad Gös

Therese Steiner, Dr. med., Fachärztin für Kinder- und Jugendpsychiatrie und -psychotherapie FMH; Ausbildung in lösungsorientiertem Denken und Handeln, in Hypnose und in Paar- und Familientherapie. Sie unterrichtet im In- und Ausland die Anwendung des lösungsfokussierten Ansatzes besonders bei Kindern und arbeitet für *terre des hommes basel* in Afrika und in Mittelamerika, dort vor allem mit Jugendlichen mit Gewalterfahrungen. Veröffentlichungen u. a.: *Handbuch lösungsorientiertes Arbeiten mit Kindern* (zus. mit Insoo Kim Berg, 8. Aufl. 2019) und *Wenn Kinder und Jugendliche sich zurückziehen* (2015) in der Reihe »Spickzettel für Lehrer«.

Therese Steiner

Wenn Kinder und Jugendliche sich zurückziehen

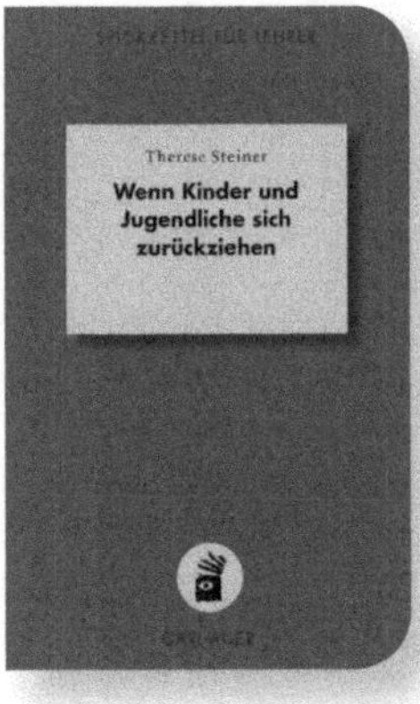

109 Seiten, Kt, 2015
ISBN 978-3-8497-0082-9

Wenn junge Menschen sich emotional und sozial zurückziehen, belastet das Pädagogen und Eltern umso mehr, als sie der Situation meist ratlos gegenüberstehen. Sie ist um so brenzliger, als der Rückzug häufig mit Folgen einhergeht, die sich auf die Entwicklung der gesamten Persönlichkeit und damit auf das ganze spätere Leben auswirken können.

Therese Steiner vermittelt in diesem „Spickzettel für Lehrer“, wie es gelingt, mit jungen Menschen einen Weg zu finden, auf dem sie eine schwierige Situation anders als durch Rückzug meistern können. Sie beschreibt den Unterschied zwischen Rückzug als adäquater Reaktion und solchen Situationen, die eine Intervention erfordern, und vermittelt die notwendigen Kenntnisse, um die Verhaltensweisen der Kinder und Jugendlichen adäquat einstufen zu können. Steiner fokussiert auf nützliche Vorgehensweisen und beschreibt konkrete Interventionsmöglichkeiten bis hin zur Reaktion auf eine Suizidabsicht als radikalster Form des Rückzugs.

Als Leser profitiert man von der reichen Erfahrung der Autorin als Fachärztin für Kinder- und Jugendpsychiatrie und -psychotherapie und dem wertschätzenden Zugang zu den Kindern und Jugendlichen. Pädagogen und Eltern eröffnet das konstruktive Strategien und eine zuversichtliche Haltung, die nicht ohne Wirkung bleiben werden.

Carl-Auer Verlag • www.carl-auer.de